SOMOS
ELECTRICIDAD

Sally Adee

SOMOS ELECTRICIDAD

La nueva ciencia del
electroma humano

Pinolia

Título original: *We are Electric*

© Editorial Pinolia, S. L., 2024
© Sally Adee, 2023, 2024
© Traducción: Equipo Pinolia

Publicado por acuerdo con Canongate Books Ltd, 14 High Street, Edimburgo EH1 1TE.

www.editorialpinolia.es
info@editorialpinolia.es

Colección: Divulgación científica
Primera edición: junio de 2024

Reservados todos los derechos. No está permitida la reproducción total o parcial de este libro, ni su tratamiento informático, ni la transmisión de ninguna forma o por cualquier medio, ya sea mecánico, electrónico, por fotocopia, por registro u otros métodos, sin el permiso previo y por escrito de los titulares del *copyright*.

Depósito legal: M-12169-2024
ISBN: 978-84-19878-52-6

Corrección de estilo: Laura López
Diseño y maquetación: Laura López
Diseño cubierta: Óscar Álvarez
Impresión y encuadernación: Liberdúplex, S. L.

Printed in Spain - Impreso en España

Para Ann

ÍNDICE

Introducción 9

PARTE 1. LA BIOELECTRICIDAD EN LOS ORÍGENES 23

1. Artifical *vs* animal:
galvani, volta y la batalla por la electricidad 25

2. Pseudociencia
espectacular: caída y auge de la bioelectricidad 55

PARTE 2. BIOELECTRICIDAD Y MAGNETISMO 79

3. El electroma y el código eléctrico: como entender el lenguaje
eléctrico de nuestro cuerpo 81

PARTE 3. ELECTRICIDAD EN EL CUERPO Y EL CEREBRO 107

4. Electrificar el corazón: cómo podemos encontrar patrones útiles
en nuestras señales eléctricas 109

5. Memorias artificiales e implantes sensoriales:
a la caza del código neuronal 121

6. La chispa curativa:
el misterio de la regeneración espinal 163

Parte 4. La bioelectricidad en el nacimiento y la muerte 199

7. Al principio:
la electricidad que te construye y te reconstruye............201
8. Al final: la electricidad que te rompe...................231

Parte 5. La bioelectricidad en el futuro..............261

9. Cambiando la siliciona por los calamares.
La bioelectrónica 263
10. Electrificarnos nuestros cerebros y cuerpos a través de la bioelectrónica 289

INTRODUCCIÓN

Ya estaba de vuelta en el puesto de control. El tráfico se movía con normalidad. Soldados de aspecto aburrido saludaban a civiles a pie, coches polvorientos y camiones desvencijados llenos de ganado y productos agrícolas.

Entonces el Humvee frente a la puerta explotó.

En medio de la explosión, distinguí la figura de un hombre que corría hacia mí a toda velocidad. Llevaba un chaleco explosivo. Le disparé. Un destello de movimiento a mi izquierda reveló a un francotirador que acababa de empezar a levantar su arma. También le di a él.

Entonces, un grupo de personas —¿tal vez siete?— entró en el puesto de control, todos ellos con ametralladoras. Examiné al grupo para determinar quién estaba más cerca, a quién tenía que eliminar primero.

Tres hombres más se lanzaron por el tejado de un edificio bajo que daba al puesto de control. Los vi de todos modos. *Bang. Bang. Bang.*

El ruido cesó, dejando solo el silbido silencioso del viento del desierto. Seguí esperando, tranquila y alerta, oteando el horizonte.

Se encendieron las luces y entró el técnico.

—¿Qué ocurre? —pregunté.

—Nada —dijo el técnico, sorprendido—. Ya has terminado.

—¿Cómo que he terminado? —Me sentía decepcionada. No podía haber estado dentro de la simulación más de tres minutos—. ¿Puedo seguir?

—No, se acabó.

—¿A cuántos le he dado? —pregunté, mientras entregaba mi rifle y mi casco, cortando el flujo de electricidad que había estado corriendo por mi cerebro.

Ella se encogió de hombros.

—A todos.

Me encontraba en un grisáceo parque empresarial del sur de California, lejos de cualquier tipo de puesto de control o conflicto. En mis manos sostenía un fusil M4 de combate cuerpo a cuerpo modificado para disparar cartuchos de CO_2, los cuales, aunque pueden ser un poco potentes, no causan ningún daño. Las personas a las que disparaba no eran reales; eran proyecciones creadas por los programadores de una simulación de entrenamiento del ejército del tamaño de una pared.

Lo que sí era real era el dispositivo de estimulación eléctrica que llevaba en la cabeza. Me había inscrito para que me enviaran unos miliamperios de una pila de 9 voltios a través del cráneo para comprobar si así mejoraría mi puntería. La hipótesis de los científicos era que la corriente eléctrica recalibraría otro tipo de electricidad en mi cerebro: las señales bioeléctricas naturales en las que se basa el sistema nervioso para comunicarse. Al sobrecargar estos delicados flujos naturales con una descarga artificial en la parte ejecutiva de mi cerebro, esperaban que mi mente entrara en un estado de alerta y concentración suficiente para pasar de ser una periodista perezosa a una asesina lista para la batalla.

En 2011 era redactora y editora de *New Scientist*. Era el trabajo de mis sueños y por el que acababa de cruzar el charco. Antes de eso, escribía sobre microchips y neurotecnología para una revista de ingeniería estadounidense llamada *IEEE Spectrum*, un puesto inevitable para alguien con mi infancia. Mi padre es un antiguo ingeniero de radio que llenaba el sótano de nuestra casa familiar de artilugios intrigantes —placas de circuitos, cables envueltos en colores de caramelo, un soldador— y un catálogo bastante completo de mediados del siglo xx de una revista de ciencia ficción llamada *Analog*. Parte del motivo por el que me convertí en escritora científica fue para ver cómo las ideas de esas viejas historias de ciencia ficción se convertían en ciencia de verdad.

Eso explicaría también por qué me obsesioné desde el primer momento en que me enteré de este alucinante experimento militar de estimulación cerebral. Había visto esta técnica, conocida como estimulación transcraneal por corriente directa (tDCS), en la prensa científica hacía unos años. Entre otros resultados intrigantes, podía llegar a mejorar desde la depresión resistente al tratamiento hasta las malas habilidades matemáticas. Este flujo de electricidad, según los científicos que me conectaron, podría alterar la fuerza de las conexiones entre las neuronas de mi cerebro, haciéndolas más propensas a dispararse en concierto. Esa sincronización natural es la base de todo aprendizaje, y activarla con un campo eléctrico, en teoría, aceleraría la velocidad a la que podría aprender una nueva habilidad (o, en este caso, convertirme en James Bond).

Cuando vi por primera vez este nuevo y extraño uso de la electricidad en 2009, era material de oscuros ensayos médicos y proyectos militares secretos. Hoy en día, la idea de llevar un estimulador eléctrico en la cabeza no es tan extraña como parecía entonces; sin duda, es el tipo de cosas que puedes imaginar que hace alguien en Silicon Valley para obtener una ventaja mental adicional, como el ayuno intermitente o la microdosis de psilocibina.

Pero no se trata solo de aumentar la capacidad cerebral con una descarga de voltios: hay muchas otras formas de utilizar la electricidad para tratar las dolencias del cuerpo y la mente. Tomemos como ejemplo la estimulación cerebral profunda, un tratamiento que se usa como último recurso para la enfermedad de Parkinson, y consiste en introducir dos electrodos del tamaño y la forma de unos espaguetis crudos en las partes más profundas del cerebro para calmar los síntomas destructivos de la enfermedad. Después de conseguir un éxito apabullante, los científicos están probando el tratamiento en otras dolencias, como la epilepsia, la ansiedad, el trastorno obsesivo-compulsivo y la obesidad. También está el auge de los elementos «electrocéuticos»: estos implantes eléctricos del tamaño de un grano de arroz, fijados en los nervios del cuerpo, supuestamente interrumpen sus señales y, en ensayos con ratas y cerdos, parecen revertir la diabetes, la hipertensión y el asma. En 2016, los excelentes resultados de los primeros ensayos en humanos, en los que parecían revertir la artritis reumatoide, convencieron a la empresa matriz de Google, Alphabet, para asociarse con una multinacional farmacéutica en una empresa de 540 millones de libras para aprovechar las señales eléctricas del cuerpo e intentar tratar dolencias como la enfermedad de Crohn y la diabetes.[1] Así que, cuando vi la oportunidad de convertirme en conejillo de indias para un proyecto del Departamento de Defensa de Estados Unidos, por supuesto que me lancé, y no me decepcionó: mi propia experiencia con la tDCS fue transformadora. El campo eléctrico que sacudía mis neuronas agudizó al instante mi capacidad de concentración y, por la propiedad transitiva, mi puntería. Además, me sentí increíble, como si por fin alguien hubiera apagado todas las distracciones negativas que, hasta ese momento, habían sido la principal música de ascensor de mi mente. Me había convertido y quería predicar el poder positivo de la electricidad a todo el que quisiera escucharme.

Cuando mi relato sobre la experiencia se publicó en *New Scientist*, se hizo viral. El momento era perfecto: a principios de la década de 2010, el pensamiento mágico de Silicon Valley estaba en auge y todo el mundo aspiraba a convertirse en un duende de la productividad afluyente de Soylent. Los transhumanistas buscaban desesperadamente nuevas formas de mejorar sus tristes cuerpos de carne. La electricidad estaba a punto de unirse al conjunto de herramientas que podían ayudar a las personas a superar sus limitaciones humanas fundamentales. El artículo se convirtió en un elemento recurrente en los foros de «DIY tDCS», donde neuroingenieros aficionados intercambiaban diseños de circuitos y especificaciones de equipos que les permitirían acelerar sus cerebros en sus sótanos. La cobertura mediática vio tantas promesas como peligros: los productores del podcast científico *Radiolab* estaban intrigados por la capacidad de la tDCS para crear un zen artificial. Por el contrario,

---

1 Condliffe, Jamie. «Glaxo and Verily Join Forces to Treat Disease By Hacking Your Nervous System», *MIT Technology Review*, 1 de agosto de 2016.

el escritor y antropólogo Yuval Noah Harari me incluyó en su libro *Homo Deus* como una advertencia sobre los humanos que intentan convertirse en dioses. Algunos directores de documentales surcoreanos querían que especulara sobre si la neuroestimulación transformaría la condición humana. Un entrevistador me llamó la vendedora de Avon de la tDCS.

Yo no era, ni de lejos, la primera periodista que indagaba en la idea de manipular con la electricidad natural del cuerpo. Desde principios de la década de 2000, miles de estudios —muchos realizados en prestigiosas universidades como Oxford, Harvard y Charité— han señalado la tDCS como una forma de mejorar la mente. Un poco de electricidad mejoraba la memoria, las habilidades matemáticas, la atención, la concentración y la creatividad; incluso se mostraba prometedora para el trastorno de estrés postraumático y la depresión. Los datos y los titulares se habían ido acumulando durante años, pero mi estrambótica experiencia lo extrapoló del seco ámbito clínico para traerlo a la categoría de «¡Me ha pasado a mí!» Al ver que la combinación de estos intrigantes resultados de laboratorio y el creciente interés del público era rentable, muchas empresas emprendedoras empezaron rápidamente a promocionar sus propias versiones comerciales del casco que yo había probado y que mejoraba el cerebro. Estos simpáticos dispositivos, que costaban unos cientos de dólares, tenían poco en común con el equipo de 10 000 libras de la maleta del Departamento de Defensa. Sin embargo, pronto fueron adoptados por personas que buscaban una ventaja mental adicional, incluidos atletas de alto nivel. Antes de cada partido, los Golden State Warriors —un equipo tan imbatible que lo han acusado de «acabar con el baloncesto»— los llevaban en las sesiones de entrenamiento para que sus cerebros se sincronizasen.[2] El equipo olímpico de esquí de Estados Unidos utilizaba auriculares en los ejercicios de entrenamiento, lo que suscitó varias acusaciones de «dopaje cerebral».[3]

---

2 Hutchinson, Alex. «For the Golden State Warriors, Brain Zapping Could Provide an Edge», *The New Yorker*, 15 de junio de 2016. <https://state-warriors-brain—zapping-could-provide-an-edge>

3 Reardon, Sarah. «Brain doping may improve athletes performance». *Nature*, 531 (2016): 283-4.

Y entonces llegó la inevitable reacción. Los escépticos empezaron a preguntarse si todo esto era demasiado bueno para ser verdad. ¿De verdad cura la depresión? ¿Aporta mejor concentración? ¿Aporta una memoria más larga? ¿Una mejoría en álgebra? Pronto, una oleada de estudios empezó a desacreditar la avalancha de resultados esperanzadores: para demostrar que las corrientes implicadas en la tDCS no podían tener ningún efecto sobre las neuronas, un grupo estimuló eléctricamente a un cadáver y llegó a la conclusión de que eran patrañas pseudocientíficas; otro analizó todos los efectos de cientos de estudios de tDCS —un metaanálisis— y llegó a la conclusión de que si se calculaba la media de todos los efectos, no se obtenía nada.

Tenían la historia de su parte. Los escépticos señalaban 200 años de engaño eléctrico, en los que los charlatanes afirmaban que sus diversos cinturones eléctricos, anillos, bañeras y otros artilugios podían curarlo todo, desde dolencias perennes como el estreñimiento y el cáncer, hasta dolencias de sabor más claramente victoriano, como la pérdida de «vigor masculino» y la masturbación excesiva. Para los críticos, era la prueba de que los que hoy pregonaban los beneficios de la estimulación eléctrica del cerebro no tenían más base científica que los charlatanes que vendían cinturones eléctricos para el pene en la década de 1870.

Se llegó al consenso de que la tDCS era, si no charlatanería pura y dura, desde luego se encontraba en la misma rama. ¿Tenían razón? ¿Me había convertido yo en una nueva víctima del efecto placebo? ¿Había caído en la vieja estafa del bálsamo mágico de Fierabrás?

Yo misma había empezado a preguntármelo. Aún hipnotizada por el resplandor de aquel primer nirvana de tDCS, rápidamente me dispuse a probar las delicias craneales que ofrecían otros laboratorios. Descubrí que el departamento de psicología experimental de Oxford estaba investigando el papel potencial de la tDCS en la mejora de la capacidad matemática. Como este no era, bueno, mi fuerte, sería la forma perfecta de comprobar mi posible sesgo placebo: repetir el experimento para ver lo buena que era la estimulación eléctrica.

Entré en ese lugar esperando grandiosidad. Me imaginaba mi mano bailando despreocupadamente sobre una pizarra, poblándola con ecuaciones del calibre de las que se ven en *El indomable Will*

Hunting y *Una mente maravillosa*. Estaba entusiasmada. Pero, cuando salí del laboratorio varias horas después, lo más parecido a un momento de luz fue la rojez de mi cara, humillada por varias horas de lo que había sido en esencia un examen público y muy mal ejecutado mientras llevaba un gorro muy feo de electrodos. No había conseguido sacar el genio matemático que llevaba dentro. Quizá todo era una tontería.

Pero si *se trataba* de charlatanería, ¿por qué parecía seguir funcionando en un abanico tan amplio de dolencias? ¿Seguro que todos esos médicos no podían estar equivocados? Por aquel entonces, veía investigaciones sobre electricidad médica por todas partes, y no solo con las pequeñas sacudidas de tDCS, relativamente inofensivas. Estimuladores invasivos implantados en la columna vertebral ayudaban a los paralíticos a volver a caminar; los implantes en el cerebro ayudaban a personas con depresión intratable a levantarse de la cama; los implantes en el nervio vago curaban la artritis reumatoide. ¿Qué tenía la electricidad? ¿Qué mecanismo podía estar utilizando para curar el cuerpo? No podía sacarme la pregunta de la cabeza: ¿qué relación había entre la electricidad y la biología?

Si esta tecnología funcionaba, no tenía ni idea de cómo. Así que decidí descubrirlo. Una vez que caí de lleno en la madriguera del conejo, tardé una década en volver a salir. He pasado los últimos diez años de mi vida electrizada por estas preguntas y sus respuestas, y ahora quiero transmitirte esa sacudida a ti.

Somos electricidad trata de la electricidad natural que recorre todos nuestros cuerpos y de las formas realmente alucinantes en que cambiará el mundo si aprendemos a manipularla. A lo largo de los próximos cientos de páginas te enseñaré la sustancia que recorre todos los seres vivos y que subyace en cada uno de sus movimientos e intenciones. Esta corriente eléctrica natural es anterior a los sistemas nerviosos e incluso a la propia humanidad; recorría los cuerpos de nuestros antepasados mucho antes de que los primeros mutantes piscívoros pisaran tierra firme. Es lo más antiguo de nosotros. Es incluso más antiguo que la vida misma.

Mi breve incursión en el tiro profesional es solo un ejemplo de la promesa y el peligro de aprovechar la electricidad natural de nuestro cuerpo. Somos criaturas fundamentalmente eléctricas, pero el alcance total de nuestra electrificación te sorprendería. Es difícil exagerar hasta qué punto todos y cada uno de nuestros movimientos, percepciones y pensamientos están controlados por señales eléctricas. No se trata de la electricidad que proviene de una pila o del tipo que enciende las luces y hace funcionar el lavavajillas. Ese tipo de electricidad está formado por electrones, que son partículas cargadas negativamente que fluyen en una corriente.

El cuerpo humano funciona con una versión muy diferente: la «bioelectricidad». En lugar de electrones, estas corrientes son creadas por los movimientos de iones, en su mayoría cargados positivamente, como el potasio, el sodio y el calcio. Así es como viajan todas las señales dentro del cerebro y entre este y todos los órganos del cuerpo a través del sistema nervioso, permitiendo la percepción, el movimiento y la cognición. Es fundamental para nuestra capacidad de pensar y hablar y caminar y por qué nos duele la rodilla después de una caída, y por qué se cura la piel raspada. Es lo que hace que las gominolas sepan agrias, lo que hace que podamos coger un vaso de agua para quitarnos el sabor y por lo que sabemos que teníamos sed.

Las cosas que salen de tu enchufe son creadas por una central eléctrica. En el caso de tu cuerpo, la central eléctrica eres tú. Cada una de los 40 billones de células de tu cuerpo es una pequeña batería con su propio voltaje: cuando está en reposo, el interior de una célula tiene una carga negativa media de 70 milivoltios superior a la del caldo extracelular del exterior. Para mantenerse así, la célula está constantemente introduciendo y sacando iones de la membrana que la rodea, esforzándose siempre por mantener esos -70mv. Puede que todo esto te suene a poco, que no te llame la atención. Y, sí, a escala de nuestras vidas, una diferencia de 70 milivoltios es insignificante; es aproximadamente una milésima parte de la cantidad de electricidad necesaria para alimentar un audífono. Pero, desde la perspectiva de una neurona, es cualquier cosa menos eso. Cuando un impulso nervioso baja rugiendo por una fibra nerviosa, se abren canales en la neurona y millones de iones son aspirados instantáneamente a través de ellos hacia y desde el espacio extracelular, llevándose consigo toda su carga. El campo eléctrico generado por esta migración masiva de carga es de aproximadamente un millón de voltios por metro, lo que a esa escala sería como pasar un rayo entero de una mano a la otra. Eso es lo que se siente al ser una neurona en tu cuerpo, en cada momento de tu vida.

Los biólogos saben desde hace tiempo que este tipo de señales bioeléctricas son responsables de la comunicación entre el cerebro y el sistema nervioso: se puede pensar en ellas como en los cables telefónicos que ayudan al centro de mando del cerebro a comunicarse con los músculos y conseguir que las extremidades funcionen.

Pero la bioelectricidad no se limita al cerebro. En las dos últimas décadas ha quedado claro que estas señales son utilizadas por todas las células del cuerpo, no solo por las que gobiernan el movimiento.

Cada una de las células de la piel tiene su propio voltaje, que se combina con el de las células vecinas para generar un campo eléctrico. Incluso es posible medir la electricidad de tu piel con un voltímetro: basta con estirar un trozo de piel y conectarlo a unos electrodos para que la «batería de tu piel» encienda una bombilla. Podrías encender la misma bombilla con una batería de próstata. O una batería mamaria. Cuando ese campo se interrumpe por una lesión, puedes sentirlo. ¿Ese hormigueo cuando te muerdes la lengua o el interior de la mejilla? Es la corriente de la herida, que pide ayuda al tejido circundante.

Del mismo modo, las células de tus huesos son eléctricas. Los dientes son eléctricos. Tus órganos son eléctricos, al igual que la capa de tejido epitelial que los recubre. Las células sanguíneas también. Cada una de ellas es una central eléctrica microscópica que genera un minúsculo voltaje para comunicarse entre sí.

Antes pensábamos que estas células no nerviosas utilizaban las señales bioeléctricas principalmente para tareas triviales de limpieza y mantenimiento, como la eliminación de residuos y la gestión de la energía. Pero las nuevas investigaciones dejan cada vez más claro que hacen mucho más. Tú y yo somos mucho más eléctricos de lo que creemos.

Recientemente se ha descubierto que las señales eléctricas también envían señales mientras crecemos en el útero para amoldarnos en la forma que finalmente adoptaremos: dos brazos, dos piernas, dos orejas, una nariz. Cuando esta señal se interrumpe en el útero, es porque hay algo que va mal, y los científicos están buscando formas de prevenir los distintos defectos fisiológicos de nacimiento reajustando nuestras señales eléctricas. Y lo que sucede en el nacimiento, también sucede en la muerte: las células cancerosas tienen su propio voltaje inusual, y las pruebas recientes indican que utilizan las señales eléctricas para comunicarse en su entorno de acogida. Interrumpir estas señales podría impedir la metástasis de las células cancerosas.

Esta electricidad natural no es exclusiva de los animales: las mismas señales se han detectado en todo tipo de organismos, desde algas hasta *E. coli*. Las plantas las utilizan para enviar mensajes a partes remotas de sí mismas, por ejemplo, para avisar de posibles depredadores y para activar las defensas. Los hongos las utilizan para comunicar que sus delicados zarcillos han encontrado una buena fuente de alimento. Las bacterias las utilizan para decidir cuándo convertir sus comunidades en bastiones resistentes a los antibióticos. Incluso los organismos que aún no sabemos cómo clasificar de forma taxonómica —los metemos en un cajón desastre con el nombre de «protistas»— utilizan estas señales eléctricas de comunicación.

Te cuento todo esto para subrayar que la «bioelectricidad» no es una mera metáfora, ni un elegante estiramiento de una monótona verdad bioquímica. Tú y yo somos literalmente eléctricos. La base de toda vida es eléctrica. Cuando nuestra batería celular se agota, todos morimos.

¿Y si aprendiéramos a controlar el interruptor?

Si todavía no te lo acabas de creer (o sigues desconfiando de mis entusiastas argumentos), no eres el único. Toda la historia de la bioelectricidad ha estado marcada —y en cierto modo definida— por el escepticismo de los investigadores, tanto por parte de la física como de la biología.

La historia está llena de historias sobre las duras batallas a las que se enfrentaron los biólogos cuando intentaron sugerir que los fenómenos biológicos tenían una base eléctrica. Hoy en día, observar las lecturas del electroencefalograma (EEG) de la actividad cerebral es algo habitual, pero es posible que no seas consciente del ridículo que sufrió su inventor, Hans Berger, o de que acabó suicidándose en 1941 antes de poder ver cómo su dispositivo cambió el mundo. Incluso las funciones eléctricas más cotidianas de la electricidad en el cuerpo únicamente fueron aceptadas tras una lucha sin cuartel; en los años 60, Peter Mitchell invirtió diez años y gran parte de su propio dinero en construir su propio laboratorio para convencer a la clase científica de que la electricidad es fundamental en la forma en que una célula genera energía. (Fue uno de los pocos que vivió lo suficiente para ver cómo sus ideas alcanzaban la fama, ya que recibió el Premio Nobel de Química en 1978).

Tal vez todo este escepticismo tenga su origen en la polémica que asistió a la historia del origen de la bioelectricidad. El descubrimiento de Luigi Galvani, a finales del siglo XVIII, de que la electricidad es lo que nos permite mover los músculos es quizá la controversia eléctrica original: puede que hayas oído hablar de sus experimentos con ranas, pero quizá no sepas que las dudas sobre sus descubrimientos desencadenaron una guerra científica que dividió a toda Europa. Esta historia del origen de la bioelectricidad marcó profundamente el modo en que las generaciones posteriores de científicos abordarían el tema, sobre todo al configurar la estructura de la propia ciencia. Como resultado, el conocimiento científico de los fundamentos eléctricos de la vida está ahora disperso en un amplio abanico de disciplinas, muchas de las cuales piensan que las demás están diciendo tonterías.

Incluso hoy, es probable que muchos biólogos no conozcan toda la historia de la bioelectricidad. En 1995, cuando Mustafa Djamgoz, investigador oncológico del Imperial College de Londres, propuso por primera vez su teoría de que las señales eléctricas estaban implicadas en el cáncer, sus colegas rechazaron abiertamente sus ideas. Incluso ahora, con los premios de investigación acumulándose a su alrededor, Djamgoz se ve continuamente obligado a repetir su investigación y a empezar de cero, porque a veces el mismo concepto que suscita un «bueno, obviamente» de un investigador suena a ciencia ficción para otro.

Esto refleja un conjunto de nociones calcificadas incrustadas en el marco de la ciencia: los biólogos se ciñen a la biología, dejando el estudio de la electricidad a los físicos e ingenieros. No hablan el mismo idioma. «Si te especializas en biología, tienes medio semestre de física, si acaso», dice otro biofísico del cáncer, Richard Nuccitelli. «Ni siquiera tocas la ingeniería eléctrica». Y olvídate de la informática. Esto podría parecer una división del trabajo obvia, pero significa que a los aspirantes a doctorado en física se les enseña sobre Tesla y sus corrientes alternas, pero no sobre la bioelectricidad que recorre sus propios cuerpos, y a los estudiantes de biología no se les enseña ni lo uno ni lo otro. Esta suposición tácita de que cada campo debe «permanecer en su carril» ha estado poniendo limitaciones tanto a la biología como al avance científico durante décadas. Lo que necesitamos es un nuevo marco que reúna los distintos parámetros eléctricos del cuerpo bajo un mismo techo y los estudie de forma coherente y conjunta.

Llamémoslo «electroma».

La identificación del genoma y el microbioma fueron pasos cruciales para comprender toda la complejidad de la biología, pero algunos científicos creen que ha llegado el momento de trazar los contornos del electroma: las dimensiones y propiedades eléctricas de las células, los tejidos que colaboran para formarlas y las fuerzas eléctricas que están implicadas en todos los aspectos de la vida. Del mismo modo que la descodificación del genoma nos llevó a las reglas por las que la información se codifica en nuestro ADN (como el color de los ojos), los investigadores de la bioelectricidad predicen que la descodificación del electroma nos ayudará a descifrar los sistemas de comunicación de múltiples capas de nuestro cuerpo y nos dará una forma de controlarlos.

En los últimos diez o quince años, los experimentos han sugerido que no solo podemos descifrar este código, sino que incluso podemos aprender a escribirlo nosotros mismos. Los investigadores buscan formas precisas de activar los circuitos internos de nuestras células, responsables de todo, desde la curación hasta la regeneración y la memoria. Cuando las células sanas se vuelven cancerosas, por ejemplo, sus señales eléctricas cambian radicalmente. Pero, si se restablece la normalidad de estas señales eléctricas, las células tumorales dan marcha atrás y vuelven a estar sanas. Otros experimentos indican que ciertos patrones de actividad eléctrica en el cerebro forman experiencias sensoriales específicas, y que estas pueden grabarse y sobrescribirse. Esto podría ayudar a crear prótesis avanzadas que una persona pueda sentir tan plenamente como siente la piel con la que nació. Si en realidad las células transmiten distintos tipos de mensajes en sus comunicaciones bioeléctricas, descifrar su código bioeléctrico podría resolver algunos problemas que han permanecido impasibles ante todas las intervenciones genéticas y químicas que les hemos lanzado. Sería como abrir la caja eléctrica y poder recablear nuestros sistemas a nuestro antojo.

Si fuera posible manipular la bioelectricidad en su origen, las consecuencias serían asombrosas. ¿Podríamos interpretar estos códigos lo suficientemente bien como para arreglar nuestra biología? Algunos investigadores de la bioelectricidad llegan a afirmar que aprender las reglas de este *software* podría hacer que nuestros cuerpos y mentes fueran tan programables como el *hardware*. Se han barajado todo tipo de posibilidades: editar nuestro código eléctrico para aumentar la inteligencia, reprogramar personalidades problemáticas, regenerar miembros amputados o remodelar por completo el cuerpo. Si realmente somos eléctricos, todos deberíamos ser programables a nivel celular.

¿Qué ocurrirá cuando empecemos a utilizar nuestros conocimientos sobre el electroma para sacar mejores notas en lugar de para curar el cáncer? La tecnología de edición genética CRISPR provocó una oleada de preocupaciones sobre los bebés de diseño, y nuestra capacidad para editar el código bioeléctrico será muy parecida. En un estudio, un simple ajuste del electrólito hizo que a una rana le crecieran ojos funcionales en el trasero y, en otro, que a un gusano le crecieran dos cabezas.[4] Existe una clara relación entre nuestro electrólito y la

---

    4   Blackiston, Douglas J., y Micheal Levin. «Ectopic eyes outside the head in Xenopus tadpoles provide sensory data for lightmediated learning». *Journal of Experimental Biology* 216 (2013): 1031-40; Durant, Fallon, Junji Morokuma, Christopher Fields, Katherine Williams, Dany Spencer Adams y Michael Levin. «Long-Term, Stochastic Editing of regenerative Anatomy via Targeting Endogenous Bioelectric Gradients». *Biophysical Journal*, vol. 112, nº 10 (2017): 2231-43.

forma que adoptan nuestros cuerpos, desde las ranas a los gusanos, pasando por los humanos, así que tenemos que investigar mucho más antes de que alguien se haga crecer un tercer ojo para tener influencia en las redes sociales. La investigación sobre la bioelectricidad podría malversarse con demasiada facilidad por ese impulso vago pero innegable de ver a los humanos como meros habitantes de piel, cuyos cuerpos inferiores podrían mejorarse añadiendo y sustituyendo *hardware* y *software*; esa idea de que algún día saltaremos con nuestra conciencia a los inmaculados cielos de silicona de la Nube. Entonces, ¿qué limitaciones deberíamos poner a la mejora o alteración de los seres humanos? ¿Quién dictará las normas sobre la reasignación del cableado eléctrico del cuerpo? ¿Y si los departamentos de defensa de todos los países sometieran a sus soldados al mismo entrenamiento que yo hice en California?

Este libro te ayudará a entender la bioelectricidad, tanto en el cerebro y el sistema nervioso, donde tradicionalmente se ha entendido que funciona, como en los contextos más amplios e inesperados que se están encontrando ahora. Te explicará por qué queremos aplicar la electricidad artificial para averiguar cómo funciona la biológica. Conocerás a los investigadores que van más allá de la estimulación eléctrica artificial para construir nuevos implantes capaces de hablar con nuestro cuerpo en su propio idioma: desde robots hechos con células de rana hasta nuevos implantes electrónicos fabricados con quitina de gamba. Si vamos a intentar manipular el cuerpo humano, lo menos que podemos hacer es manipularlo en sus propios términos, términos perfeccionados durante millones de años de evolución, y no con artilugios inventados por nosotros. Hemos llegado a una nueva etapa de la bioelectricidad.

«Con la bioelectricidad, nos encontramos en el punto en el que estaba la astronomía cuando Galileo inventó el telescopio», afirma Djamgoz, uno de los investigadores del cáncer que miran hacia lo desconocido. Si el siglo xix se denominó el «siglo eléctrico», el siglo xxi podría pasar a la historia como el siglo bioeléctrico.

PARTE 1

LA BIOELECTRICIDAD EN LOS COMIENZOS

*Considera: el héroe perdura; incluso su caída
no hace sino presagiar su eventual renacimiento.*

Rainer Maria Rilke, «Primera Elegía»

Por lo general, es difícil elaborar una historia coherente a partir de todas las complejas mezclas de cultura e historia que intervienen para que algo sea como es hoy. Pero, en el caso de la confusión sobre la bioelectricidad, hay una cadena de causalidades identificables: una batalla salvaje que ayudó a dividir la ciencia en las disciplinas constituyentes que vemos hoy en día, enfrentando a biólogos y físicos en un combate a muerte que, en última instancia, determinó quién se quedaba con la custodia de la electricidad. La biología perdió, la física ganó, y las consecuencias se extenderían a lo largo de los siguientes 200 años de ciencia. Este cisma original marcó profundamente la forma en que las generaciones posteriores de científicos abordaron la idea de la electricidad en la biología.

CAPÍTULO 1

ARTIFICIAL *VS* ANIMAL: GALVANI, VOLTA Y LA BATALLA POR LA ELECTRICIDAD

Alessandro Volta estaba asombrado. En sus manos tenía una primera impresión de un manuscrito cuyo autor afirmaba haber resuelto un antiguo misterio: ¿cuál es la sustancia que recorre todos los seres vivos, que sustenta cada uno de sus movimientos e intenciones? La respuesta: la electricidad.

Volta, un fortachón de constitución compacta, de cuellos altos y extravagantes, y cuya espesa cabellera negra parecía enzarzarse en una furiosa batalla con su frente, se sentía especialmente cualificado para evaluar las afirmaciones de este autor. Poco más de una década antes, en 1779, había sido ascendido al puesto de catedrático de Física Experimental en la Universidad de Pavía, tras idear una nueva herramienta que dispensaba un rápido suministro de descargas estáticas. Había sido ampliamente adoptado por otros científicos (y presagiaba el dispositivo que más tarde cimentaría su nombre en la historia), pero sus escasos elogios no eran suficientes. Volta quería más elogios. Se lo merecía. Había ascendido de cargo varias veces, había recorrido los centros científicos más importantes y se había creado una red social muy influyente de mecenas, formada no solo por científicos, sino también por políticos y otros miembros de los estratos más altos de la sociedad italiana. Estaba a punto de establecerse como una de las autoridades mundiales en el controvertido, glamuroso y novedoso estudio del misterioso fenómeno de la electricidad.

La electricidad era —y es— una fuerza de la naturaleza, cuyos misterios empezaban entonces a ceder a la investigación científica. Nadie entendía gran cosa de este fluido invisible. Producía descargas eléctricas, a veces mataba desde el cielo y no se sabía si era el mismo material que los peces eléctricos utilizaban para aturdir a sus presas. Además, la electricidad acababa de salir del ámbito de los trucos y las especulaciones absurdas (se afirmaba que los hombres con mucha electricidad podían producir chispas durante las relaciones sexuales). Hacía poco que se habían desarrollado las primeras herramientas rudimentarias para contener esta materia salvaje y así poder realizar investigaciones y experimentos científicos serios. Sus inventores eran la versión científica de las estrellas de rock del siglo XVIII. Volta era uno de ellos y se había ganado la reputación de estrella emergente entre los científicos que descifraban los misterios de la electricidad para convertirlos en verdades empíricas. Algunos de sus colegas físicos empezaban incluso a referirse a él como el «Newton de la electricidad».[5] Pero, ahora, este autor, el anatomista Luigi Galvani, afirmaba haber encontrado una variante biológica.

Galvani era un patán estirado de un Estado italiano que acababa de empezar a adquirir el equipamiento necesario para ponerse al día con el siglo actual. Un obstetra piadoso cuyo manuscrito estaba lleno de vocabulario muy poco sofisticado. ¿Este personaje pretendía tener un conocimiento superior de las cosas que habían confundido a los hombres más inteligentes de la filosofía y la ciencia?

En el manuscrito se puede percibir que Galvani era consciente de la magnitud de lo que se proponía. «Nunca podría suponer que la fortuna fuera tan amistosa conmigo como para permitirme ser el primero en manejar, por así decirlo, la electricidad oculta en los nervios»,

---

5   Pancaldi, Giuliano. *Volta: Science and Culture in the Age of Enlightenment*. Princeton, NJ: Princeton university Press, 2005.

escribió en el prefacio, con una inquietud que rayaba en el presagio.[6] De hecho, esa pretensión acabaría siendo su ruina.

¿Cómo pudo ser tan controvertida la afirmación de Galvani de que el cuerpo está animado por una especie de electricidad? Para entender por qué Volta se indignó tanto, debemos comprender hasta qué punto la biología iba a la zaga de la física a finales del siglo XVIII.

La revolución científica en Europa había puesto patas arriba la comprensión del mundo físico por parte de los científicos, derribando la sabiduría recibida y sustituyéndola por leyes comprobables y ecuaciones predictivas. Copérnico y Galileo arrancaron nuestro planeta del centro de la creación y lo situaron en un rincón anodino del cosmos. Kepler descubrió las leyes que rigen el movimiento de los planetas alrededor del nuevo sol central. Y a partir de ellas, Newton dedujo la ley de la gravedad y extrapoló cómo caen las cosas a la Tierra. La biología, en cambio, descubrió pocas novedades de esta magnitud.[7] Este prometedor siglo terminó en un punto muerto para el estudio de los seres vivos. Los microscopios permitieron a los fisiólogos examinar las minucias de las bacterias, las células sanguíneas y las levaduras. Los anatomistas elaboraron mapas detallados de los nervios que se infiltraban en todas las extremidades del cuerpo. Incluso, se llegó a la conclusión de que estos nervios estaban estrechamente relacionados con nuestra capacidad para mover las extremidades. ¿Pero cómo? A finales del siglo XVIII, los científicos aún no sabían casi nada del mecanismo que permitía a los humanos caminar y hablar y mover los dedos de las manos y los pies, sentir o rascarse un picor. ¿Cómo dirigía el alma inmaterial los movimientos de la máquina animal? Nadie tenía la menor idea. Decir que la comprensión de este fenómeno en el siglo XVIII estaba estancada en la Edad Media sería quedarse corto. Se había atascado mucho antes, con Claudio Galeno, un brillante médico y filósofo influyente en

---

6   Galvani, Luigi. *Commentary on the effect of electricity on muscular motion.* Trad. Margaret Glover Foley. Norwalk, CN: Burndy Library, 1953.

7   Pancaldi, Volta, 54; y Morus, Iwan Rhys. *Frankenstein's Children: Electricity, Exhibition, and Experiment in Early-Nineteenth-Century London.* Princeton, NJ: Princeton university Press, 1998

la Roma del siglo II.[8] Él dio el pistoletazo de salida a 1500 años de reflexiones filosóficas sobre lo que fluía por nuestros cuerpos que nos permitía movernos y pensar. Las conjeturas de Galeno procedían de siglos de pensamiento aristotélico y se perfeccionaron con la ayuda de multitud de cadáveres disecados. Los nervios, concluyó, son tubos huecos que envían la voluntad del hombre a través de sustancias etéreas llamadas *pneuma psychikon* —«espíritus animales»— para ejecutarse en sus miembros y músculos; y el término «animal» no era en el sentido zoológico, sino en el sentido de *anima*, la traducción latina de *psique*, la palabra griega para vitalidad. Estos espíritus, proponía Galeno, se producían en una compleja serie de interacciones dentro del cuerpo, que comenzaban en el hígado, se destilaban en el corazón, reaccionaban con el aire inhalado y, finalmente, llegaban hasta el cerebro[9]. Cuando se requería movimiento, el cerebro funcionaba como una bomba hidráulica, que movía estos espíritus animales en los nervios huecos para su distribución, a todas las partes sensibles y móviles del cuerpo. Cuando fluían del cerebro al músculo, los espíritus creaban contracciones. Cuando fluían en sentido contrario, transmitían sensaciones.

Aparte de otras teorías cada vez más barrocas, este dogma permaneció prácticamente incontestado durante al menos los siguientes 1 300 años. Los avances teóricos en este campo no dependían de sondeos experimentales, sino de razonamientos filosóficos. Por ejemplo, a mediados del siglo XVI, René Descartes —el progenitor del dualismo mente-cuerpo— conjeturó que, en lugar de «fuego-aire», la constitución de los espíritus animales era probablemente más parecida a un líquido, como el agua que impulsa la maquinaria. A los médicos no les fue mucho mejor. El fisiólogo y físico siciliano Alfonso Borelli propuso que, en lugar de ser acuosos, los espíritus animales estaban hechos en realidad de una «médula» alcalina altamente reactiva —en su jerga, *Succus nerveus*, o jugo nervioso— que se exprimía de los nervios con la

---

8   Needham, Dorothy. *Machina Carnis: The Biochemistry of Muscular Contraction in its Historical Development*. Cambridge: Cambridge university Press, 1971.
9   Needham, *Machina Carnis*, 7.

menor perturbación. Cuando este jugo reaccionaba con la sangre del músculo, provocaba la ebullición del tejido circundante.

Todas estas interpretaciones tropezaban con el mismo problema: con la invención del microscopio a finales del siglo XVII, pronto quedó claro que los nervios no podían ser huecos. Eso significaba que no había lugar para que los espíritus animales o los jugos nerviosos fueran las sustancias que gobernaban nuestros miembros. Pero, aunque estos primeros microscopios eran lo bastante potentes para descartar los tubos, seguían siendo demasiado débiles para sondear la estructura nerviosa con mayor precisión. Esto dejaba sin respuesta una pregunta crucial: ¿cómo podía transportarse algo a través de un cuerpo sin la ayuda de tubos? Nuevas teorías se apresuraron a llenar esta incógnita.

La falta de pruebas abrió el debate a todos los interesados, desde los más creíbles hasta los más cuestionables. Isaac Newton sugirió que los mensajes del cerebro viajaban por los nervios mediante vibraciones, del mismo modo que vibran las cuerdas de una guitarra. En el otro extremo del espectro se situaban las conjeturas de un médico de balneario de Bath (los médicos que se instalaban en balnearios, entonces en pleno apogeo en Inglaterra, para recetar dietas muy estrictas de bebida y baño, a cambio, por supuesto, de una cuantiosa cantidad de dinero): David Kinneir afirmaba en un tratado de 1738 que, como los espíritus animales se transportaban en la sangre, tomar las aguas del balneario ayudaría a desatascar los vasos que los transportaban.[10]

Cabe señalar que, antes del siglo XIX, la ciencia era mucho menos exigente con sus límites académicos. En aquella época no se exigía tanto a los estudiosos del mundo natural que se ciñeran a disciplinas rígidas, en gran medida porque estas aún no existían. Todo eso vendría después. De hecho, a los científicos ni siquiera se les llamaba científicos. Las personas que estudiaban el mundo natural se autodenominaban filósofos naturales o, a veces, filósofos experimentales. El arquetipo por excelencia era Alexander von Humboldt, que viajaba por el mundo estudiando todo lo que se le antojaba. Hombres como

---

10   Kinneir, David. *A New Essay on the Nerves, and the Doctrine of the Animal Spirits rationally Considered.* Londres (1738): 21 y 66-7. <https://archive.org/details/b30525068/page/n5/ mode/2up>

él y Galvani eran libres de investigar lo que les interesaba, podían ir (y lo hacían) de la estructura ósea a la anatomía comparada, pasando por la electricidad.

Sobre todo, las distinciones entre las ciencias físicas y las ciencias de la vida estaban muy mal definidas. La movilidad entre campos era la norma. Si tratamos de clasificar a las personas que estudiaban biología en el siglo XVIII, nos veremos obligados a incluir desde teólogos radicales hasta físicos. Sin embargo, una cosa estaba clara. Los médicos —encargados de dispensar remedios prácticos— no gozaban de un estatus elevado, debido a la creciente conciencia de la brecha existente entre sus aires científicos y su capacidad real para tratar a los enfermos.

Una nueva esperanza

En el siglo XIX sabíamos tan poco sobre nuestro cuerpo como un milenio atrás. Mientras tanto, la revolución científica había impulsado el conocimiento de la electricidad. Al igual que los espíritus de los animales, los fenómenos eléctricos se habían observado durante siglos sin generar grandes conocimientos. Los antiguos griegos, por ejemplo, habían observado extrañas piedras que parecían atraer el metal hacia ellas como por una fuerza invisible. Habían visto que, cuando un rayo caía sobre las personas, a menudo las mataba. Las anguilas eléctricas provocaban descargas fulminantes a sus presas. Luego estaba el ámbar, la resina que atrapaba insectos, y que también tenía una extraña tendencia a atraer trozos de polvo y pelusa, del mismo modo que las piedras atraían el metal. Si uno frotaba enérgicamente un ámbar, podía comprobar cómo se producía un pequeño chispazo. Pero, antes del siglo XVII, todas estas observaciones no se habían compilado en ningún tipo de marco explicativo.

De hecho, la electricidad recibió su nombre mucho antes de que comprendiéramos cómo intervenía en cualquiera de las cosas anteriores. La palabra fue acuñada en 1600 por William Gilbert, que, en consonancia con lo que he mencionado antes sobre las disciplinas, se identificaba como médico, físico y filósofo natural. Tomó prestada la palabra del griego antiguo *elektron*, que significa ámbar, debido a la capacidad única de este material para provocar de forma fiable esta chispa mágica.

La revolución científica mejoró enormemente las herramientas para investigar el fenómeno. En 1672, Otto von Guericke inventó el primer dispositivo que permitía a los científicos generar electricidad por sí mismos: un «generador electrostático», que era un globo de cristal que se podía frotar con seda para acumular una pequeña cantidad de carga eléctrica. Si lo tocabas, recibías una chispa. (De ahí viene la expresión «electricidad estática». El globo atrapaba la electricidad en su superficie para que no fuera a ninguna parte, y no se moviera. Estaba en éxtasis). Los generadores electrostáticos permitían disipar la electricidad acumulada en sacudidas más grandes que el ámbar, y eso permitió a la gente decidir por primera vez cómo, cuándo y dónde dirigir las sacudidas. Siguieron más máquinas, algunas de las cuales facilitaban la carga del generador con manivelas, para que uno no cansase los brazos de tanto frotar vidrio con seda. Los tubos de vidrio más grandes producían sacudidas más fuertes. La sacudida que generaban era débil, pero suficiente para iniciar un siglo de ciencia de los juegos de salón, desde la «El beso de Venus» —una mujer electrificada cuyos besos picaban los labios de los caballeros con una chispita— hasta jóvenes cargados con energía eléctrica que atraían trozos de papel y otros baratijas como por arte de magia.

Pero todos estos generadores tenían el mismo problema: el mero hecho de tocar estas fuentes de electricidad estática acumulada la liberaba toda de golpe (que es también lo que ocurre cuando tocas el pomo de la puerta: te salta una aguda chispa de dolor). No había forma de almacenar una gran cantidad de electricidad para su uso posterior.

Aproximadamente un siglo después del primer generador electrostático, varios científicos convergieron por separado en la idea de un tarro especial que pudiera extraer la misteriosa sustancia invisible de un generador y almacenarla para más tarde. Para evitar la espinosa cuestión de la paternidad, el nuevo invento se bautizó como la botella de Leyden, un reconocimiento indirecto a Pieter van Musschenbroek, que realizó gran parte de los primeros trabajos en esta ciudad holandesa. Los científicos compitieron para ver quién concentraba más electricidad en su tarro, porque claro que lo hicieron, y esto tuvo exactamente las desafortunadas consecuencias que cabría esperar. Cuando van Musschenbroek llenó su botella de Leyden hasta los topes, como quien llena demasiado una maleta, le explotó encima. El impacto fue suficiente para que el físico, temporalmente paralizado, permaneciera en cama durante dos días.

A medida que la gente se las ingeniaba para llenar estos recipientes cada vez más grandes, las demostraciones de las botellas de Leyden se volvían cada vez más espectaculares, desde una multitud de 200 monjes conectados por cables de hierro y electrocutados por una sola botella de Leyden, hasta una broma práctica en la que se electrificaba una copa de vino, diseñada exclusivamente para divertir a los invitados a un picnic (menos divertido, claro está, le resultaba a su desafortunada víctima).[11] Aunque a la alta sociedad le encantaban estas demostraciones, incluso ellos coincidían en que la electricidad era, en el mejor de los casos, una novedad, y nadie podía deducir cómo este circo de maravillas podría resultar útil… hasta mediados de la década de 1740, cuando un electricista escocés llamado Dr. Spencer envió su aparato a la residencia en Filadelfia de un joven Benjamin Franklin.[12]

A menudo se atribuye a Franklin el mérito de haber convertido por sí solo el carnaval de la electricidad en una ciencia. Y aunque es un poco más complicado que eso, la famosa demostración de la cometa de Franklin inició el proceso de unión que demostró que los distintos fenómenos eléctricos —los relámpagos, el ámbar, los generadores electrostáticos— no eran más que diferentes manifestaciones de la misma sustancia etérea.

Franklin, famoso polímata y político, estaba en la vanguardia de los investigadores que intentaban desarrollar una gran teoría unificada de la electricidad que relacionara la «electricidad natural» (rayos) con que se producía por generadores y que era contenida en las botellas de Leyden («electricidad artificial»). Durante una tormenta eléctrica, ató una llave a una larga cuerda suspendida de una cometa.

---

[11] O'reilly, Michael Francis, y James J. Walsh. *Makers of Electricity*. New York: Fordham University Press, 1909.

[12] Cohen, I. Bernard. *Benjamin Franklin's Science*. Cambridge, MA: Harvard University Press, 1990.

Si conseguía cargar una botella de Leyden con el producto de una tormenta eléctrica, su teoría quedaría demostrada. Era un experimento peligrosísimo, pero funcionó tan bien que los niños todavía se ven obligados a leer sobre él en la escuela. El resultado: el rayo *era* electricidad.

El experimento de Franklin tuvo enormes consecuencias y contribuyó a allanar el camino para un nuevo conocimiento que se formalizó en una rama de la ciencia, cuyos practicantes se denominaban a sí mismos electricistas. (Esta palabra tenía una connotación bastante más glamurosa por aquel entonces: se puede pensar en los electricistas del siglo XVIII como los «científicos de cohetes» de su época). Además, entonces se entendía la electricidad como un fluido invisible que podía recogerse en un frasco, atravesar grandes distancias y viajar por cuerdas, huecas o no.

¿Qué otra cosa era la electricidad? En 1776, la gente empezó a preguntarse si este «fluido inmaterial» no estaría relacionado con esos espíritus animales sobre los que todo el mundo se preguntaba. Ese mismo año, John Walsh experimentó con una anguila eléctrica, lo que supuso la primera prueba de su existencia.

Walsh era un filósofo natural clásico: coronel, diputado en la Cámara de los Comunes, persona rica en todos los sentidos. Se movía en los mismos círculos que Franklin, que empezaba a desarrollar una obsesión por los peces eléctricos. Una vez que se describieron sus órganos eléctricos, Franklin estaba convencido de que la descarga que producía la criatura era otra manifestación del fenómeno de la electricidad, así que convenció a Walsh para que dedicara sus «energías científicas» (léase: una buena parte de su cuantiosa fortuna) a idear experimentos que demostraran que la «electricidad de los peces» era real.[13]

La forma de hacerlo era colocar un pez eléctrico en una habitación a oscuras y provocar que diera una sacudida, con la esperanza de que al hacerlo se produjera una chispa visible. Esa sería

---

13   Finger, Stanley, y Marco Piccolino. *The shocking history of electric fishes: from ancient epochs to the birth of modern neurophysiology* Oxford: Oxford university Press, 2011.

la pistola humeante. Increíblemente, parece que Walsh fue capaz de hacerlo. Varios relatos históricos de personas que presenciaron su demostración en 1776 informaron de esta prueba convincente de que las anguilas eléctricas eran, de hecho, eléctricas. El *British Evening Post* informó de «vívidos destellos».

Aunque el experimento no aportó pruebas directas de la relación entre la «electricidad de los peces» y los procesos humanos, la idea estaba ahí: una forma de electricidad podría estar presente en la acción de nuestros nervios y músculos. Si una anguila podía crear una chispa, quizá nosotros podríamos crear nuestras propias chispas internas.

Y así fue como la electricidad encontró a Luigi Galvani.

El hombre que quería conocer el secreto de Dios

No se conoce mucho sobre la familia y la juventud de Luigi Galvani. Sabemos que nació en 1737 en el Estado Pontificio de Bolonia, un estado rico y progresista de Italia. Según el historiador Marco Bresadola, Galvani nació en el seno de una familia de comerciantes; su padre, Domenico, era orfebre con su cuarta esposa (Barbara) y su segunda ronda de hijos cuando Luigi llegó al mundo.[14] Los Galvani tenían dinero suficiente para que más de uno de sus hijos recibiera una educación universitaria, lo que suponía un gasto nada desdeñable. Tener un estudiante en la familia era una señal de prestigio social para las clases mercantiles, así que Domenico envió a sus hijos a la escuela.

Luigi se opuso inicialmente a este destino. Era un niño soñador, que prefería la vida familiar a las travesuras estudiantiles boloñesas. Lo que más le gustaba era pasar el tiempo conversando con los monjes de un monasterio cercano a Bolonia, encargados de aconsejar a los moribundos en sus últimas horas.[15] Galvani estaba fascinado por las

---

14 Bresadola, Marco y Marco Piccolino. *Shocking frogs: Galvani, Volta, and the Electric Origins of Neuroscience*. Oxford: Oxford university Press, 2013.

15 Bergin, William. «Aloisio (Luigi) Galvani (1737-1798) and Some Other

ideas que los monjes traían de su estancia con personas al borde de la vida y la muerte. Allí, Galvani también absorbió los valores e ideales de la progresista Ilustración católica, incluidas las teorías del Papa reinante sobre la «felicidad pública». En lugar de centrarse en el ritual y el esplendor, como habían hecho muchos de sus predecesores, el progresista Benedicto XIV trató de inspirar la devoción de sus ciudadanos mejorando realmente sus vidas, lo que se tradujo en proyectos de ingeniería civil, como el drenaje público, pero también en mejoras del sistema educativo, como dotando a las universidades de las herramientas más modernas, incluidas las eléctricas.[16] Redefinió la fe como una acción caritativa, no como una superstición competitiva.

Esta filosofía caló en el joven Galvani y, cuando era adolescente, pidió ingresar en la orden. Sin embargo, su familia convenció a los monjes de que no lo hicieran, deseosos de desviar a este niño, obviamente dotado, hacia un camino de mayor movilidad social. Así que Galvani retiró su petición y se matriculó en la universidad de Bolonia para estudiar medicina y filosofía. (Su padre tenía razón sobre su potencial: Galvani llegaría a escribir veinte tesis sobre la estructura, el desarrollo y la patología de los huesos. Tras doctorarse, Galvani comenzó a investigar y dar clases de anatomía en la universidad. Aunque no era una persona extrovertida por naturaleza, sus conferencias eran populares.[17] Fue uno de los primeros profesores en amenizar sus charlas con experimentos, y su entusiasmo era tan contagioso y sus enseñanzas tan accesibles que los estudiantes de la vecina academia de artes a menudo se agolpaban en la sala. Galvani acumuló muy rápidamente cargos académicos y honores en la universidad de Bolonia, y pronto ocupó un puesto simultáneo en el Instituto de Ciencias de Bolonia, una de las primeras instituciones experimentales modernas de Europa.

Catholic Electricians». En: Sir Bertram Windle (ed.), *Twelve Catholic Men of Science*. Londres: Catholic Truth Society (1912): 69-7.

16   Bresadola & Piccolino, *Shocking Frogs*, 27

17   O'reilly & Walsh, *Makers of Electricity,* 152; y Bergin, «Aloisio (Luigi) Galvani», 75

Pero nunca perdería de vista el camino que no pudo tomar: según todos los testimonios, siguió siendo un católico devoto hasta el final de su vida. Si no podía consagrarse a Dios en el monasterio, al menos quería hacerlo en el laboratorio. Vivió sus principios lo mejor que pudo, convirtiendo su trabajo en una expresión de su devoción. Además de su puesto en la universidad, se convirtió en médico en ejercicio en el hospital local. Daba un trato preferente a las personas en situación de extrema pobreza, especialmente a las mujeres. Como obstetra, Galvani cultivó una profunda obsesión por la creación. Lo que más deseaba era comprender los fundamentos científicos de cómo Dios había dado a los seres humanos la chispa de la vida.

Galvani estaba en el lugar ideal, en el momento ideal. Fundada en 1088, la universidad de Bolonia no solo era la más antigua de Europa, sino también la más progresista y avanzada.

Por ejemplo, la universidad había ascendido recientemente a Laura Bassi, su primera profesora de física experimental. Bassi era un prodigio que enseñaba física newtoniana desde el laboratorio de su casa y establecía vínculos con electricistas de todo el mundo, entre ellos Benjamin Franklin y Giambattista Beccaria, considerados los principales teóricos de la electricidad de la época.[18] A diferencia de algunos de sus contemporáneos, Galvani no se escandalizaba en absoluto de las mujeres en puestos de autoridad o en las ciencias en general; aunque nadie podía atribuirle la anacrónica etiqueta de feminista, le resultaba ridícula la idea de que era «jocoso» recibir educación por parte de una mujer. Por ejemplo, se mostraba indiferente ante sus colaboraciones con la escultora de cera Anna Morandi, cuyos exquisitos modelos anatómicos utilizaba para impartir su clase de anatomía,[19] incluso cuando algunos colegas palidecían ante la idea de que una mujer pudiera tener algo que enseñarles.[20] Ajeno a tales prejuicios, Galvani asistió a muchas

---

18   Cavazza, Marta. «Laura Bassi and Giuseppe Veratti: an electric couple during the Enlightenment». *Contributions to science* 5.1 (2009): 115-124.
19   Messbarger, R. M. *The Lady Anatomist: The Life and Work of Anna Morandi Manzolini*. Chicago: University of Chicago Press, 2010.
20   Frize, Monique. *Laura Bassi and science in 18th century Europe*. Berlín/Heidelberg: Springer, 2013; véase también Messbarger, The Lady Anatomist, 171-3.

de las conferencias de Bassi, y pronto ella y su marido, el profesor de medicina Giuseppe Veratti, se convirtieron en sus mentores.

En el apogeo de su influencia, Giambattista Beccaria les envió su libro de texto, en el que —al igual que Franklin— empezaba a esbozar su propia gran teoría unificada de la electricidad. Beccaria exploró con cautela la idea de que tal vez la electricidad natural pudiera estar presente en los animales, tras haber leído la explosiva nueva publicación de John Walsh en la que se detallaba la anatomía de los peces eléctricos. Bassi y Veratti empezaron a animar a sus protegidos a electrocutar animales con las botellas de Leyden y les ofrecieron el laboratorio de Bassi para realizar pruebas eléctricas en el corazón, los intestinos y los nervios de las ranas.

En el laboratorio de Bassi, Galvani se obsesionó cada vez más. Empezó a confundir los espíritus animales con el fluido eléctrico en sus conferencias. En una charla de anatomía sobre las causas de la muerte, Galvani afirmó que esta tenía su origen en la extinción de «ese nobilísimo fluido eléctrico del que parecían depender el movimiento, la sensación, la circulación sanguínea y la vida misma».[21]

Aunque muchos estudiosos empezaban a converger en este tipo de interpretación, caminaban con cautela en torno a la conclusión, cargada como estaba de asociaciones poco científicas. El problema más práctico era que no había forma experimental de probar la hipótesis. Sin embargo, Galvani estaba fascinado por la idea de que la electricidad —la materia de los relámpagos— pudiera ser el mismo mecanismo por el que Dios había dado aliento al hombre y a todas las demás criaturas. También le obsesionaba la idea de ser el primero en descubrir esta faceta de la beneficencia divina.

Así que, en 1780, creó un programa de investigación sobre el papel de la electricidad en el movimiento muscular, y luego se dedicó a construir un laboratorio casero que le permitiera dedicar más tiempo a estos experimentos. El laboratorio estaba formado por una máquina

---

[21] Foccaccia, Miriam, y Raffaella Simili. «Luigi Galvani». En: Harry Whitaker, C. u. M. Smith y Stanley Finger (eds.), *Brain, Mind and Medicine: Essays in Eighteenth-Century Neuroscience*, Boston: Springer, 2007, 145-58.

electrostática, una botella de Leyden y otras variantes de este equipo eléctrico inventadas de forma más reciente.

A partir de ahí, empezó a experimentar con ranas. ¿Por qué ranas? Sus nervios son fáciles de localizar, sus contracciones musculares son fáciles de ver y pueden funcionar hasta cuarenta y cuatro horas después de que la rana haya sido tallada en la espeluznante configuración a la que Galvani se refería como su «preparación». Todas las publicaciones de Galvani contienen ilustraciones gráficas de los experimentos con anfibios. Una de ellas mostraba una rana a la que le faltaban casi por completo la cabeza y la sección media, salvo los hilos de los dos nervios crurales que aún conectaban las patas a la columna vertebral.[22] En otras, las ranas aparecían cortadas por la mitad de abajo de las extremidades superiores, despellejadas y destripadas. Solo les quedaban las patas, unidas entre sí por un nudo de espina dorsal. En otra, Galvani y sus colaboradores científicos, Giovanni Aldini (su sobrino) y Lucia (su mujer), se encontraban en el sótano de su laboratorio, rodeados de docenas de estos cadáveres desollados.

Este método tan particular de preparar sus ranas —que Galvani nunca abandonó— fue inspirado por Lazzaro Spallanzani, uno de los naturalistas más importantes de la época y un frecuente corresponsal de Galvani. Las especificaciones de Spallanzani hacían que distinguir causa y efecto resultara extremadamente fácil. Sin nada más que el nervio, no podía haber confusión sobre lo que ocurría cuando se introducía electricidad en un músculo o nervio.

Galvani inició sus investigaciones con una serie de experimentos destinados a ayudarle a comprender por qué la corriente eléctrica procedente de fuentes artificiales provocaba contracciones musculares. Aplicar una chispa a un músculo provocaba obviamente su contracción, pero ¿por qué ese mecanismo? Al principio se limitó a repetir experimentos anteriores, tocando con un contacto eléctrico diversas partes del cuerpo de la rana. Para enviar la electricidad del generador a las partes concretas que quería atacar, utilizó alambres

---

22   Bresadola & Piccolino, *Shocking Frogs*, 76.

y otros objetos metálicos llamados arcos, conectados a la fuente de electricidad externa y clavados en diversas partes de la rana.

Normalmente, los resultados se ajustaban a sus expectativas… hasta que un día no fue así. Ese día, una rana saltó a pesar de que no había habido contacto entre ella y un generador. Galvani había estado tocando el nervio crural expuesto de la rana mientras yacía sobre su placa. En ese momento, a unos dos metros de distancia, Lucía acercó el dedo a la máquina, lo que provocó una chispa inesperada. La rana se estremeció. Galvani se quedó estupefacto. En ausencia de las conexiones habituales entre el generador y la rana, no podía concebir ninguna forma obvia de que la electricidad se hubiera transmitido al animal muerto. ¿Cómo podía moverse sin electricidad externa que la animara?

Ninguna hipótesis existente ofrecía una explicación satisfactoria y, a partir de ese momento, Galvani se «inflamó», como escribiría más tarde en su manuscrito.[23] Comenzó a repetir obsesivamente variaciones del experimento, utilizando cualquier fuente de electricidad «artificial» disponible —botellas de Leyden, generadores electrostáticos— y acercando y alejando a la rana por turnos. La rana siempre saltaba. Esto llevó a Galvani a varios callejones sin salida. Primero pensó que en el laboratorio había una especie de electricidad atmosférica que se acumulaba en la rana y se liberaba al tocarle la pata. En 1786, Galvani decidió realizar un nuevo experimento para intentar obtener el mismo resultado a partir de una fuente de electricidad diferente. En un eco un tanto grotesco de la investigación sobre el rayo de Franklin, puso en marcha el experimento que ha llegado a definirle en la imaginación pública. Colgó varias ranas desolladas con ganchos de la barandilla metálica de su terraza, con los músculos conectados a un largo cable metálico que apuntaba hacia el cielo, mientras las nubes negras se acumulaban y tronaban los truenos. En efecto, los relámpagos lejanos tenían el mismo efecto en las ranas que colgaban de la barandilla metálica que la chispa artificial: sus patas daban patadas como si se tratara de un cancán zombi. (Décadas más tarde, esto le valió a Galvani el perdurable apodo de «maestro del baile de las ranas»).

---

23 Bresadola & Piccolino, *Shocking Frogs*, 89.

Decidió que la diligencia debida le exigía hacer el mismo experimento en un día despejado. A pesar de ser un día soleado, de vez en cuando, las ancas de las ranas pataleaban de todos modos. Galvani miró al cielo. Ni rastro de «electricidad atmosférica tormentosa». Galvani se acercó a las ranas. Después de observar sus contorsiones durante un rato, empezó a darse cuenta de que sus sacudidas no coincidían con las tormentas, sino más bien con los movimientos de los ganchos de latón que repiqueteaban contra la barandilla metálica. Se acercó a una rana y presionó el gancho del que estaba suspendida contra la barandilla. El anca de la rana se contrajo. La soltó. La pata de la rana se aflojó. Volvió a presionar una y otra vez y, cada vez que lo hacía, las patas de la rana respondían a la orden.

El hecho de que saltara cada vez que se manipulaba el anzuelo sugería que había algo dentro de la propia rana, tal vez una especie de rayo propio. O una botella de Leyden, como Galvani especuló más tarde. Esto podría cambiarlo todo.

Galvani llevó a las ranas a su laboratorio, buscando ahora aislarse de cualquier rastro de relámpago exterior, que era lo que suponía que estaba inflamando sus nervios, igual que lo había hecho la chispa de su experimento anterior. Colocó una de ellas, aún empalada en su anzuelo, sobre una placa metálica, lejos de cualquier máquina eléctrica. La pata saltó. En el manifiesto de Galvani se percibe la tensión y la excitación al describir este experimento. No había ninguna fuente posible de electricidad externa: las había eliminado todas. Esto solo podía significar una cosa: la prueba de que el impulso eléctrico procedía del interior del propio animal. O, como él decía, del mecanismo que permite al cuerpo actuar «bajo la dirección del alma». Era la primera vez en el documento —después de varias páginas que catalogan sus numerosos experimentos— que se atrevió a deletrear la frase «electricidad animal».[24]

Pero no publicó enseguida. El científico, monje católico y biógrafo de Galvani, el Hermano Potamian, atribuyó este hecho a su sólido carácter: «No tenía ese intenso deseo de publicidad que hace que los hombres más pequeños se apresuren a publicar sus descubrimientos

---

24   Bresadola & Piccolino, *Shocking Frogs*, 122.

embrionarios en el momento en que vislumbran por primera vez una nueva verdad».[25] Pasó otra media década antes de que se convenciera de que no podía haber otra explicación para el fenómeno. En enero de 1792, Galvani publicó sus resultados en una carta de cincuenta y tres páginas que tituló *De viribus electricitatis in motu musculari* («Sobre el efecto de la electricidad en el movimiento muscular»). Apareció en *Commentarii*, la publicación oficial del Instituto de Ciencias de Bolonia, impresa en latín y con una pequeña tirada. Sin embargo, se extendió como la pólvora. Los historiadores creen que Alessandro Volta obtuvo un ejemplar antes,[26] lo que explicaría por qué pudo desvirtuarlo tan rápidamente.

El electricista con ambición

Las circunstancias de Alessandro Volta no eran muy diferentes de las de Galvani. Había crecido en Como, una pequeña ciudad de Lombardía a orillas del lago de Como, y su familia provenía de la nobleza menor.

El dinero de los Volta procedía de las rentas de la tierra y la propiedad, y Alessandro y sus hermanos habían heredado bastante de algún que otro pariente rico. La familia poseía varias fincas en Como y Milán.[27] Volta podría haberse limitado a disfrutar de su dinero y satisfacer su curiosidad como filósofo natural aficionado, como estaba de moda en la época, pero le molestaba la perspectiva de una cómoda y oscura existencia provinciana. Aunque formalmente se adhirió al catolicismo, su primera prioridad fue ascender a las filas de los filósofos naturales, a los que veneraba como heraldos de una nueva era ilustrada. «La nueva era está haciendo estallar la superstición ciega y el delirio del pueblo de los viejos tiempos», escribió cuando tenía

---

25 O'reilly & Walsh, *Makers of Electricity*, 133-3.

26 Véase Bernardi, W. «The controversy on animal electricity in eighteenthcentury Italy. Galvani, Volta and others». En: F. Bevilacqua y L. Fregonese (eds), *Nuova Voltiana: Essays about Volta*. Vol. 1. Milán: Hoepli, (2000): 101-12. Puede consultarse una traducción en<http://www.edumed.org.br/cursos/neurociencia/controversy-bernardi.pdf; y Bresadola & Piccolino, Shocking Frogs, p. 143, entre otros.

27 Pancaldi, *Volta*, 14-15.

dieciséis años, en un bombástico canto a la ciencia.[28] Haciéndose eco del desprecio general por la fisiología teórica —con sus espíritus animales y jugos nerviosos— Volta apodó a las ciencias físicas, con sus hipótesis comprobables, como «las ciencias útiles».

En particular, la incipiente ciencia de la electricidad le parecía una manifestación del triunfo de la Edad de la Razón sobre la superstición. En su opinión, la prueba de Franklin de que el rayo era un fenómeno eléctrico, por ejemplo —y no causado por «el elemento del fuego» como decían las antiguas supersticiones—, ya demostraba que los filósofos naturales modernos habían establecido incuestionablemente su comprensión superior del mundo. Volta deseaba más que nada alcanzar el rango de filósofo natural, pero no solo el de un *letterati* académico. Volta codiciaba el título de electricista.

Devoraba las lecturas de las estrellas, entre ellas: Franklin, Musschenbroek y Giambattista Beccaria, que, junto con Bassi, había introducido las ideas de Franklin en Europa. Para infiltrarse en este eminente grupillo, Volta adoptó un enfoque inusual: comenzó a escribirles. A menudo. En aquella época, dirigirse a personalidades como estas sin credenciales ni contactos se consideraba una osadía. Solo tenía dieciocho años y, sin embargo, invitaba a que le hicieran comentarios sobre una teoría juvenil de la electricidad, como si se tratara de un catedrático entablando una charla colegial con iguales. Finalmente, envió su larga tesis a Beccaria.

Beccaria tardó un año en responder, y cuando por fin lo hizo, su única misiva consistió en la impresión de un artículo reciente, en el que había expuesto *su* última nueva teoría de la electricidad, una torturada derivación basada en la fricción de diferentes sustancias y su respectiva inclinación a dar o recibir fluido eléctrico. Sin embargo, su hipótesis fue cortésmente ignorada por otros electricistas influyentes de la época. A Beccaria probablemente ya le había molestado bastante este rechazo, pero tener que enfrentarse a la desfachatez de un joven Volta señalando que no estaba de acuerdo con su propia teoría de la electricidad (totalmente desacreditada) habría sido la gota que colmó el vaso. Después de algunos intercambios infructuosos,

---

28   Pancaldi, *Volta*, 20.

Beccaria, claramente ofendido, «invitó» a Volta a «guardar un silencio eterno sobre el tema de la electricidad».[29]

Volta se apresuró a cambiar de tema en las cartas siguientes, pero en su fuero interno le escocía el desdén. Así que cuando planteó su teoría a otro miembro de su creciente red de corresponsales, se mostró abierto a cualquier sugerencia. Paolo Frisi, que compartía la reacción general de Volta ante la idea de Beccaria, le aconsejó que, en lugar de intentar dialogar con él en más cartas, debería «poner tanto énfasis en los instrumentos científicos como en la teoría controvertida».[30]

Por aquel entonces, Volta alimentaba una nueva ambición: convertirse no solo en electricista, sino en profesor de electricidad. Para ello, primero tendría que hacerse famoso. Se puso a trabajar en un nuevo aparato que cimentaría su reputación al demostrar su teoría sobre el papel de la atracción en la electricidad: el electróforo, una nueva herramienta que proporcionaba una fuente «perpetua» de electricidad. Perpetua es quizá una palabra demasiado fuerte, pero el electróforo, que suponía una mejora considerable con respecto a las botellas de Leyden, podía emitir cien descargas antes de tener que recargarse, e incluso se podía utilizar un botella de Leyden para recargarlo en lugar de utilizar ámbar y seda. «Soberbio y útil», así calificó a Volta Carlo Firmian, su principal mecenas político en Pavía. No se contuvo: «Honra a tu país y a toda Italia, madre de las ciencias y las artes». Unos meses más tarde, a la edad de treinta y cuatro años, Volta ocupaba la cátedra de física experimental de la universidad y, sin embargo, aún no había alcanzado el nivel de respeto que tanto anhelaba.

Una de las razones era que otros dos filósofos experimentales habían inventado algo parecido al electróforo unos años antes, y resultaba difícil imaginar que Volta no hubiera oído hablar de él o de ellos. Estas sospechas no se disiparon por el hecho de que Volta —siempre un hombre más de instrumentos que de teorías— nunca pudo explicar satisfactoriamente cómo funcionaba o por qué leyes se regía. Cuando se le planteó la cuestión, empezó a escribir un artículo, pero mientras trabajaba (muy lentamente) en su redacción, se dio cuenta de que, en

---

29   Pancaldi, *Volta*, 31..
30   Pancaldi, *Volta*, 91.

realidad, nunca tendría que publicarlo. Lo que realmente importaba era que el invento ya había mejorado su reputación como electricista. Gracias a la red social y profesional que Volta había fomentado, el electróforo se envió a varias electricistas de ciudades como Londres, Berlín o Viena. Aparte de unos pocos comentarios mordaces, a la mayoría de los electricistas no les importaba la teoría mientras les proporcionara una herramienta útil que les ayudara a hacer una mejor ciencia. Pero mientras algunos de ellos le llamaban ahora «el Newton de la electricidad», los comentarios mordaces nunca desaparecieron del todo: se burlaban de su endeble artículo —que había publicado a pesar de su continua falta de explicaciones convincentes—[31] y continuaban manteniendo vivo el rumor a voces de que había robado el crédito de la invención del dispositivo. No pudo quitarse ese rumor de encima durante dieciséis años, ni siquiera a partir de la invención de una herramienta que realmente cambiaría las reglas del juego, el *condensatore*. Este podía *detectar*, no generar, electricidad. Era el detector más sensible jamás construido.

Sin embargo, sus detractores seguían mofándose de él por considerarlo el inventor de los *amusants electriques* o diversiones eléctricas.[32] Fue entonces cuando, en 1791, Volta —defensivo, puntilloso y un poco picado— leyó por primera vez un ejemplar de *los Commentarii*.

Un cambio de parecer

Al principio, a Volta le encantó el manuscrito de Galvani. Aunque el electricista debería haberse sentido desanimado por sus prejuicios contra los fisiólogos, cuando repitió los experimentos de Galvani por sí mismo, se convenció. Aquella primavera, declaró entusiasmado: «He cambiado de opinión [sobre la idea de la electricidad animal], he pasado de la incredulidad al fanatismo». Inmediatamente, escribió un artículo en respuesta al manuscrito de Galvani, presentándolo en la primavera de 1792 como «uno de los más grandes y brillantes descubrimientos, que merece ser considerado

---

31 Pancaldi, *Volta*, 111.
32 Pancaldi, *Volta*, 111.

como definitorio de una era en las ciencias físicas y médicas». En la conclusión de su artículo, Volta escribió que Galvani tenía «todo el mérito y la paternidad de este gran y estupendo descubrimiento».[33] Pero este entusiasmo a gritos no duraría. En su siguiente publicación, apenas catorce días después de la primera, el fervor de Volta se había enfriado sustancialmente.[34] Volta propuso casualmente una explicación alternativa para las contracciones de las patas de rana (los metales utilizados por Galvani eran, según él, los únicos responsables de la carga eléctrica) y acusó a Galvani de desconocer algunas leyes fundamentales de la electricidad. Volta había visto cómo los materiales podían responder a una fuente eléctrica lejana sin necesidad de contacto. Tal vez, empezó a preguntarse, si Galvani hubiera sido consciente de esta ley, habría identificado correctamente el material de los ganchos como la causa de la contracción en lugar de alguna electricidad intrínseca a la rana.

Volta no fue el único que pasó del entusiasmo al escepticismo. El médico italiano Eusebio Valli visitó la *Académie des sciences* francesa para demostrar allí los experimentos de Galvani.[35] Valli había sido uno de los primeros en publicar un artículo de apoyo sobre la electricidad animal, en el que escribía que «el descubrimiento de Galvani» le había robado «el sueño durante varias noches». Tras presenciar las demostraciones, la Academia puso en marcha una serie de réplicas, su método habitual para poner a prueba investigaciones prometedoras o controvertidas.[36] Nombró a varias autoridades científicas para formar parte de la comisión, entre ellas a Charles Coulomb, el físico francés que describiría la fuerza electrostática de atracción y repulsión, y cuyo nombre es ahora sinónimo de la unidad internacional estándar de carga eléctrica. Sin embargo, las esperadas conclusiones de la comisión nunca llegaron a materializarse. La historiadora de la ciencia Christine Blondel apunta a la «incertidumbre sobre la interpretación teórica» que Galvani dio a sus experimentos:

---

33 Bresadola & Piccolino, *Shocking frogs*, 152.
34 Bresadola & Piccolino, *Shocking frogs*, 143-4.
35 Bernardi, «The controversy », 104-5.
36 Blondel, Christine. «Animal electricity in Paris» En: Marco Bresadola y Giuliano Pancaldi (eds), Luigi Galvani International Workshop (1998): 187-204.

existía la sospecha de la comisión de que Galvani no hacía más que disfrazar viejas supersticiones de nueva ciencia.[37] En cualquier caso, el informe desapareció y la Académie permaneció impasible.

Volta no tenía tales reservas: había hecho más réplicas por su cuenta y había empezado a sospechar que Galvani estaba malinterpretando sus propios resultados. El problema era el siguiente: cuando Volta realizaba los experimentos, los músculos de la rana no siempre se contraían. A veces lo hacían, a veces no, y Volta creyó ver un patrón emergente. Cuando conectaba los elementos de la rana utilizando un alambre hecho de dos metales diferentes (por ejemplo, estaño y plata), podía confiar en que las patas saltarían. Pero ¿si utilizaba un alambre de un solo metal? Era tan probable que las ancas de rana se movieran como que permanecieran sin vida. Este patrón llevó a Volta a sospechar que tal vez Galvani estaba enfocando el experimento al revés: en lugar de surgir de algún flujo eléctrico biológico inherente dentro de la rana, tal vez la electricidad había estado entrando en la rana desde el exterior todo el tiempo. Quizá era el metal de los cables lo que generaba la electricidad.

Aún molesto por el hecho de que su electróforo le había valido una cátedra pero no el reconocimiento filosófico, Volta continuó su búsqueda de una teoría general de la electricidad para cimentar su reputación de teórico brillante, y pensó que la había encontrado en los resultados mal interpretados de Galvani. Seis meses después de la publicación del *De viribus* de Galvani, Volta publicó esta explicación alternativa a partir de las contracciones que encontró. En primer lugar, desacreditó agresivamente a Galvani: «equiparar los espíritus animales con el fluido eléctrico que fluye a través de los nervios es una de esas explicaciones "plausibles y seductoras" que hay que retirar ante los experimentos contrarios», escribió.[38] En su opinión, las contracciones de las patas demostraban en realidad el poder de la «disimilitud de los metales» en el alambre que se había insertado en la rana. Después de todo, si la razón por la que la rana

---

37   Blondel, «Animal electricity » 189.
38   Volta, Alessandro. «Memoria seconda sull'èlettricita animale» (14 de mayo de 1792). En: Pera, Marcello. *The Ambiguos Frog*. Trad. Jonathan Mandelbaum. Princeton, NJ: Princeton University Press, 1992.

sacudía las patas hubiera sido simplemente el desequilibrio de la electricidad animal, la composición del alambre que conectaba las extremidades de la rana no debería haber influido en los resultados. Pero sí importaba, como demostraron los propios experimentos de Volta. Para garantizar el salto, se necesitaba un alambre hecho de «dos metales de diferentes tipos o diferentes de alguna otra manera, como en dureza, suavidad, brillo, etc.».

Volta formuló la hipótesis de que el contacto entre dos metales diferentes generaba automáticamente electricidad por sí mismo. Los metales, decía, «no deben considerarse ya como simples conductores, sino como verdaderos motores de la electricidad, ya que la transportan con su mero contacto».[39] A medida que aumentaba su confianza en esta explicación, su lenguaje se volvía más agresivo. «No hay ninguna razón para suponer que aquí actúe una electricidad natural y orgánica», escribió en un artículo. En una carta abierta publicada a finales del mismo año, lanzó el guante blanco. «Si las cosas son así, ¿qué queda de la electricidad animal reivindicada por Galvani? Todo el edificio corre peligro de derrumbarse».

Muchos científicos indecisos se dejaron influir por estas musculosas sentencias. Las ranas de Galvani estaban en apuros. Galvani respondió con un nuevo experimento. Volta respondió con uno propio, y así sucesivamente: experimentos y contraexperimentos, cada uno destinado a demostrar de forma concluyente que el otro estaba equivocado. Sin embargo, ambos mantuvieron (en gran medida) una conducta caballerosa: en 1797, cuando las diferencias en su interpretación del experimento de la rana se habían vuelto insalvables, Galvani aún destacaba la «erudición» y la «profundidad de ingenio» de Volta, y este, a su vez, calificaba los experimentos de Galvani de «muy buenos».

No podía decirse lo mismo de sus contemporáneos, que hacía tiempo que se habían dividido en biliosas facciones enzarzadas en un combate por poderes. Las declaraciones de Volta habían sido

---

[39] A menos que se indique lo contrario, las citas de los artículos científicos de esta sección se han tomado de Bresadola & Piccolino, *Shocking Frogs* y Pera, *The Ambiguous Frog*.

hechas «con el trueno de la verdad», según el médico Giovacchino Carradori. El químico Valentino Brugnatelli anunciaba con bombo y platillo «la ruinosa caída de la teoría de Galvani» bajo los «repetidos ataques de un terrible adversario». Uno de los más leales partidarios de Galvani era su sobrino Giovanni Aldini, que no solo había colaborado en los experimentos, sino que había escrito él mismo algunas de las publicaciones. Estaba indignado por lo que él consideraba como ataques infundados. «Si la buena reputación y la integridad de la opinión científica se pusieran en tela de juicio cada vez que se planteara la más mínima duda, tendríamos ciertamente pocas o ninguna teoría», le espetó en una carta a Volta.

En cuanto al propio Galvani, rebatió sin rechistar a Volta sobre su incapacidad para provocar contracciones a partir de un solo metal: «Puedo asegurarle que obtuve los movimientos no unas pocas veces», como afirma Volta, «sino en muchísimos experimentos, de modo que en cien ocasiones el efecto no se había producido una sola vez», explicó a su viejo amigo Lazzaro Spallanzani. «Estos experimentos han sido replicados recientemente por otras personas versadas en este tipo de cosas, y nunca fallaron». La variabilidad, explicó, se debía en gran medida a que otros investigadores habían utilizado ranas que llevaban muertas más de cuarenta y cuatro horas. Además, no habían seguido necesariamente los rigurosos métodos de preparación de Galvani.

Para entonces, tantos científicos se habían unido a la causa que Europa empezó a quedarse sin ranas. «Señor, quiero ranas», amonestó Valli a un colega a falta de estas mientras reproducía uno de los experimentos. «Tiene que encontrarlas. Nunca le perdonaré, señor, si no lo hace».[40]

Mientras tanto, nadie podía llegar a una conclusión definitiva sobre la validez de la electricidad animal que cada vez más se denominaba «galvanismo». Después de que la primera comisión francesa de la *Académie des sciences* dejara al público con la incertidumbre, en 1793 el testigo pasó a la *Société philomatique* de Paris, una entidad fundada con la misión explícita de «repetir experimentos dudosos o

---

40   Ashcroft, Frances. *The Spark of Life*. Londres: Penguin, 2013.

poco conocidos». Sin embargo, en lugar de grandes físicos, la Société encargó la segunda comisión a tres científicos aficionados.[41] Aunque parecían menos hostiles hacia Galvani, de nuevo fueron incapaces de ofrecer un veredicto definitivo sobre el galvanismo.

Para entonces, 1794, Galvani ya estaba preparado para cantar victoria. Comprendió que, para imponerse, tenía que demostrar que era posible obtener contracciones sin la ayuda de ningún metal; si conseguía el mismo resultado sin cables, Volta tendría que ceder. Y así lo hizo: tras una agotadora serie de variaciones del experimento original, por fin pudo eliminar el molesto alambre y conectar quirúrgicamente, con la delicada precisión de un anatomista, el músculo de una rana directamente a su nervio. La pata saltó.

Por fin lo tenía: una prueba irrefutable de que la electricidad intrínseca recorría los tejidos animales —sus vestigios permanecían al menos durante un tiempo después de la muerte— totalmente aislada de cualquier posible fuente externa de electricidad metálica. Durante mucho tiempo había pensado que un músculo era como una botella de Leyden, cuya chispa podía ser liberada por un conductor — y aquí estaba la prueba de que en el tejido animal, los nervios eran los conductores. Galvani lo publicó. Su poderoso y leal amigo Lazzaro Spallanzani le prestó el peso de su reputación, proclamando que había conseguido «confutar victoriosamente todas las objeciones». Ahora todo el mundo quería ser galvaniano. Valli declaró la victoria en nombre de Galvani, afirmando que «los metales no poseen ninguna virtud mágica secreta». La adhesión se amplió: el «trueno de la verdad» Carradori abandonó a Volta por su rival, al igual que el «ruinoso derrotado» Brugnatelli. (De hecho, a raíz del tercer experimento, Brugnatelli afirmaba ahora que él también había obtenido una reacción en su rana «sin la ayuda de los metales»).[42] El alivio de Galvani era casi palpable en una carta a Spallanzani poco después, en la que le agradecía su apoyo. «No podría ser más cortés y apreciado», escribió. «Esta carta produce una gran calma en mi alma, que estaba bastante inquieta».

---

41 Blondel, «Animal electricity», 190.
42 Bernardi, «The controversy», 107 (nota 26).

Galvani y sus partidarios estaban convencidos de que los nuevos resultados pondrían fin a la controversia. Incluso corrió el rumor de que, en diciembre de 1794, Valli se había reunido con Volta en Pavía y le había «convertido». El rumor era infundado y Volta montó en cólera. Inmediatamente se puso a escribir una serie de cartas a Anton Maria Vassalli, secretario de la Academia de Ciencias de Turín, diseccionando la última publicación de Galvani y las consecuencias sociales que había provocado. «Estos experimentos impresionaron a muchas personas y las atrajeron hacia los estandartes de Galvani cuando ya habían suscrito, o iban a suscribir, mi conclusión totalmente diferente». Volta no podía tener razón si Galvani no estaba equivocado.

En sus cartas con Vassalli, Volta expuso su respuesta. Según su teoría, la conexión entre el músculo y el nervio no era, después de todo, un éxito para la «electricidad animal». ¿Y si, al igual que los metales, los diferentes tipos de tejido también permitieran el paso de una carga muy fina entre ellos, siempre que fueran lo suficientemente diferentes? En otras palabras, quizá el nervio y el músculo fueran la versión biológica del estaño y la plata; sus diferencias, puestas en contacto, harían que fluyera la electricidad.

Esta idea le inspiró para volver al descubrimiento que le había llevado a examinar la diferencia entre metales en los experimentos iniciales de Galvani en primer lugar: la teoría de los conductores disímiles. Decidió ampliar su teoría del contacto metálico más allá de los metales. Cada vez que se conectaban dos conductores diferentes, «surge una acción que empuja el fluido eléctrico», anunció. Mientras un circuito esté cerrado, y mientras los materiales sean muy diferentes, «alguna corriente se excita constantemente». Incluso la carne podría ser un material conductor, siempre que se uniera a otro tipo de carne lo suficientemente diferente. Una vez más, la opinión pública se inclinó a favor de Volta.

Tras meses intentando averiguar cómo conectar dos fibras tan finas, Galvani se dio cuenta de lo que tenía que hacer: conectar dos nervios dentro de la misma rana, en lugar de conectar un músculo a un nervio. Alineó el extremo cortado del nervio ciático izquierdo de una rana con su nervio ciático derecho y, a continuación, alineó el extremo cortado del nervio ciático derecho con su nervio ciático izquierdo.

Era exactamente el mismo tipo de tejido dentro del mismo animal. Ninguna diferencia concebible, metálica o biológica. Y, aun así, las dos piernas saltaron.[43]

De este modo, Volta superó la última objeción que le quedaba a la idea de una corriente eléctrica innata en el interior de un animal: según la lógica del propio Volta, dos nervios, compuestos exactamente del mismo material, no podían generar carga alguna. Lo que significaba que no podía haber otra explicación para la corriente que se observaba en los nervios: tenía que tener un origen fisiológico. Galvani envió su manuscrito a Spallanzani en 1797, cuya respuesta fue sin reservas. «Por [su] novedad, por la importancia de sus doctrinas... por la claridad y brillantez con que está escrita, esta obra me parece una de las más bellas y valiosas de la Física del siglo XVIII», declaró. «Con ella habéis levantado un edificio que, por la firmeza de sus cimientos, perdurará en los siglos venideros». Fue una afirmación clarividente. La serie era un experimento fundamental para los cimientos de toda la electrofisiología. Ni Volta ni los demás adversarios de la electricidad animal la superaron jamás.

Esto debería haber puesto fin a todas las discusiones. Galvani debería haber recogido los frutos de todos sus largos años de experimentos. En un mundo justo, Galvani habría sido colmado de premios y honores, y su éxito habría dado lugar a un enorme auge de la investigación electrofisiológica centrada en determinar con exactitud qué tipo de electricidad circulaba por los nervios.

Pero no fue así. En cambio, el hermoso golpe de gracia de Galvani pasó prácticamente desapercibido por la comunidad científica y estuvo a punto de perderse para siempre. Esto se debió a que Volta estaba a punto de desvelar el instrumento que cambiaría el mundo: la pila. Volta había estado ocupado convirtiendo su teoría general ampliada de la electricidad de contacto en un dispositivo físico. Según la teoría, la rana de los experimentos originales de Galvani había funcionado simplemente como un material húmedo

---

43   Robert Campenot ofrece una descripción clara y directa de este experimento en Campenot, Robert. *Animal Electricity*. Cambridge, MA: Harvard university Press, 2016.

que cerraba el circuito entre dos metales diferentes, un «conductor húmedo». Entonces, ¿por qué no crear una rana artificial pero con salmuera húmeda en lugar de la rana húmeda?

Efectivamente, Volta descubrió que, si apilaba dos discos de metales diferentes, separados por un disco de cartón empapado en salmuera y conectado en ambos extremos por un alambre, se producía una chispa. Cuanto más alto se apilaban los discos, mayor era la chispa. Esto consolidó la convicción de Volta de que Galvani había errado su hipótesis y le ayudó a vender su versión de la historia a otros científicos. Todo lo que Galvani había hecho en realidad, según Volta, era crear una versión semibiológica de su «pila voltaica», en la que la salmuera se sustituía por la rana, bastante más engorrosa. Si se eliminaba esta complicación excesiva, se obtenía un dispositivo capaz de almacenar y liberar carga continuamente; en otras palabras, una pila rudimentaria.

El golpe final al lugar de Galvani en la historia no lo asestó la ciencia, sino la política. Bolonia había sucumbido a la ocupación francesa del norte de Italia. La república cisalpina de Napoleón insistió en que todos los profesores universitarios debían jurar lealtad a su autoridad. En 1798, Volta y Spallanzani habían prestado el juramento, pero Galvani se resistía.[44] No se atrevía a hacer tal concesión a una autoridad que entraba en conflicto con sus ideales sociales, políticos y religiosos. No creía que «en una ocasión tan grave, debiera permitirse otra cosa que la expresión clara y precisa de sus sentimientos», escribió su primer biógrafo, Giuseppe Venturoli, profesor de la Universidad de Bolonia durante las guerras del galvanismo, que había seguido siendo un galvanista inquebrantable. También se negó a aprovechar la sugerencia de que «modificara el juramento mediante algún subterfugio que traicionara sus principios». El precio de su negativa fue muy alto: fue despojado de todos sus cargos académicos, lo que le dejó sin ingresos, patrimonio ni propósito. Tras una larga reflexión, en 1798 el gobierno republicano decidió pasar por alto su negativa y readmitirlo. Pero la decisión llegó demasiado tarde: cuando se pronunció el perdón, ya había muerto.

La urgencia de encontrar lo que él concebía como el «soplo de vida» de Dios había mantenido a Galvani trabajando durante incontables

---

44 Bernardi, «The controversy», 103.

horas en un laboratorio rodeado de cadáveres de ranas muertas, pasando por la angustia de la muerte de su esposa y un atroz ataque público a la validez de sus descubrimientos científicos. Pero un hombre tiene sus límites. Luigi Galvani murió en casa de su hermano en Bolonia, pobre, angustiado y despojado de sus títulos, el 4 de diciembre de 1798.

Cuando Volta formalizó su victoria en 1800 en una demostración pública de la pila voltaica al presidente de la Royal Society de Londres, la noticia del estupendo invento se había extendido con creces: llevaba escribiendo borradores desde 1797, y sin duda los había compartido con sus colegas. Había triunfado. La pila invalidaba la afirmación de Galvani sobre la existencia de la electricidad animal, no porque Volta lo hubiera demostrado, sino porque él lo decía.

Aparte de unos pocos obstinados leales a Galvani, como Spallanzani, la pila voltaica inclinó a la comunidad científica de su lado. El «trueno de la verdad» Carradori cambió de equipo por última vez para apoyar a Volta, junto con el «ruinoso derrotado» Brugnatelli.[45]

Al no quedar ningún líder, el estudio serio de la electricidad animal decayó. Ni Galvani ni sus seguidores habían sido capaces de medir la electricidad animal con ningún tipo de electrómetro. La corriente era demasiado débil para ser detectada por los instrumentos de la época. De la maraña de estudios —franceses y de otros países— no había surgido ningún instrumento que pudiera apoyar la teoría de la electricidad animal del mismo modo que la pila voltaica, obviamente útil, había apoyado inmediatamente la noción de Volta de la electricidad por contacto metálico. Volta pudo demostrar sus teorías con una herramienta y muchos casos de uso. Galvani no pudo.

Una limitación crucial de los experimentos de Galvani fue que nunca fue capaz de separar la fuente de electricidad animal de su detector: ambos eran la rana. Las investigaciones de Volta no se vieron afectadas por una confusión similar. Esto colocaba a Galvani en una situación de gran desventaja, ya que confundía los términos.

Así pues, aunque la invención de la pila por Volta no invalidó por sí misma ninguna de las teorías de Galvani sobre la electricidad animal, sí que puso fin a cualquier nuevo desafío. Volta había cambiado los

---

45   Bernardi, «The controversy», 107.

términos del debate, dejando a sus contemporáneos tan deslumbrados por el dispositivo y su potencial que olvidaron de qué iba la lucha original. Las ideas de Galvani no fueron tan refutadas como abandonadas.

La larga cola

Tras la victoria de Volta, las teorías de Galvani fueron rechazadas por la ciencia durante casi medio siglo. El galvanismo fue rápidamente invadido por los charlatanes y otros horripilantes tratamientos pseudomédicos. Al mismo tiempo, la pila —y el flujo de electricidad artificial que por primera vez podía recoger sin agotarse— pasó rápidamente a sustentar muchos de los avances más importantes del siglo en las ciencias físicas. Permitió a Michael Faraday elaborar las leyes del electromagnetismo y, en términos más prácticos, alimentó telégrafos, luces eléctricas, timbres y, finalmente, líneas eléctricas. En manos de los físicos, la electricidad artificial transformó la civilización.

Si la batalla Galvani-Volta sentó las bases para la separación de lo que hoy entendemos por biología y física, fue solo el principio. Con el tiempo, se consiguieron mejores herramientas para detectar las exquisitamente débiles corrientes eléctricas que corrían por las ancas de las ranas, pero, para entonces, ya era demasiado tarde. La idea estaba clara: la electricidad no era para la biología. Era para las máquinas, los telégrafos y las reacciones químicas. Hasta el siglo siguiente, la investigación sobre la electricidad biológica no volvió a ser una actividad científica legítima, e incluso entonces lo hizo en un contexto mucho más restringido.

Los historiadores Marco Bresadola y Marco Piccolino señalan que fuera de Bolonia, dos siglos después de su muerte, la contribución de Galvani a la ciencia seguía representándose como la de un anatomista ignorante cuyos conocimientos accidentales ayudaron a Volta a inventar la pila. Pero la persona que cimentó esa reputación inmediatamente después de la muerte de Galvani no fue Volta; de hecho, fue la última persona que cabría esperar.

CAPÍTULO 2

PSEUDOCIENCIA ESPECTACULAR: CAÍDA Y AUGE DE LA BIOELECTRICIDAD

Giovanni Aldini buscaba el cuerpo perfecto. No se trataba de un cadáver sacado de una tumba, sino de un cuerpo lo más fresco posible, para que sus fuerzas vitales se disiparan lo menos posible. No podía ser alguien que hubiera tenido una muerte lenta, de una de las «enfermedades putrefactas» que podrían contaminar sus humores.[46] Tampoco demasiado desmembrado. El cuerpo ideal sería aquel cuyo anterior propietario hubiera estado sano e intacto hasta el momento de la muerte.

La fama de Aldini había ido creciendo en Europa a medida que demostraba los experimentos de Galvani con animales mucho más grandes que las ranas, con efectos a menudo macabros. En un eco a los primeros espectáculos de electricidad, pero con un toque más morboso, recientemente había electrificado a un perro decapitado como entretenimiento público, cuyos asistentes incluían a

---

[46] Aldini, Giovanni. *Essai théorique et expérimental sur le galvanisme, avec une série d'expériences. Faites en présence des commissaires de l'Institut National de France, et en divers amphithéâtres Anatomiques de London*. Paris: Fournier Fils, 1804. Disponible en Smithsonian Libraries archive en <https://library.si.edu/digitallibrary/book/essaitheyorique00aldi>

miembros de la realeza.[47] Estaba desesperado por demostrar que la electricidad animal descubierta por Galvani estaba presente de la misma manera en todos los animales, que lo que era cierto para las ranas lo era para los humanos. Estaba dispuesto a utilizar la pila de Volta y todo tipo de trucos para demostrarlo.

Aldini estaba en el lugar adecuado en el momento adecuado: era 1803 en el Reino Unido, y la Ley de Asesinato había incluido durante más de medio siglo una disposición que servía exactamente para el cadáver que buscaba. Tras el ahorcamiento público de un asesino convicto, su cuerpo desnudo sería desollado en una disección pública. Si esto parece exagerado, es porque así se pretendía: este «terror adicional y marca peculiar de infamia» era un horror añadido para dar a los posibles asesinos en lo que pensar antes de cometer «el horrible crimen».[48] No estaba claro si, como Aldini escribiría más tarde, también les ayudaba a expiar mejor sus pecados, o si había un beneficio secundario más conveniente: como había leyes que prohibían desenterrar cadáveres, esta ley proporcionaba un flujo constante de cadáveres para experimentar a los estudiantes de medicina y a los profesores del Real Colegio de Cirujanos.[49] Los miembros del Colegio habían invitado a Aldini desde Italia para que demostrara los experimentos que le habían hecho famoso en Europa.[50] Y así, después de que el asesino convicto George Forster fuera ahorcado en la prisión de Newgate, su cuerpo fue transportado a través de la ciudad hasta el Real Colegio de Cirujanos, donde Aldini esperaba, nervioso.

---

47 Algunas fuentes sugieren que asistieron la reina Carlota y su hijo, el príncipe de Gales, pero es posible que fuera el príncipe más joven, Augusto Federico, a quien Aldini dedicó más tarde un libro. Parece claro que hubo al menos un miembro de la realeza presente.

48 Tarlow, Sarah, y Emma Battell Lowman. *Harnessing the Power of the Criminal Corpse*. Londres: Palgrave Macmillan, 2018.

49 McDonald, Helen. «Galvanising George Foster, 1803», The University of Melbourne Archives and Special Collections. <https://library.unimelb.edu.au/asc/whats-on/exhibitions/dark-imaginings/gothicresearch/galvanising-georgefoster,-1803>

50 Morus, Iwan Rhys. *Frankenstein's Children: Electricity, Exhibition, and Experiment in Early-Nineteenth-Century London*. Princeton, NJ: Princeton University Press, 1998.

La sala estaba abarrotada de luminarias y científicos codo con codo con caballeros. Entre los que ayudarían Aldini en sus esfuerzos se encontraba Joseph Carpue, cirujano y anatomista estrella del Hospital del Duque de York que había cursado la invitación, y el Sr. Pass, decano de la Compañía de Cirujanos, encargado de asegurarse de que se seguían todos los protocolos adecuados durante una disección.[51] Pero no era la multitud lo que hacía sudar a Aldini; estaba acostumbrado a actuar ante la alta sociedad.

Lo que le preocupaba hoy era el frío: era enero y el cadáver llevaba una hora colgado a dos grados bajo cero. El frío podría detener el flujo de electricidad animal a través del cuerpo y eso convertiría su experimento en un humillante fracaso público. Confiaba en los enormes montones de discos de zinc y cobre que se alternaban sobre la losa donde yacía el cadáver de Forster, listos para dispensar sus «jugos galvánicos» en el sistema nervioso del muerto.

Aldini humedeció en agua salada las puntas de dos alambres metálicos fijados a cada extremo de la pila. Cuando los introdujo cuidadosamente en las orejas de Forster, los resultados no decepcionaron. La mandíbula del muerto, según un artículo publicado en *The Times*, empezó a temblar: «los músculos adyacentes se contorsionaron horriblemente y el ojo izquierdo se abrió de verdad», dando la impresión de un guiño lascivo y espantoso.[52] Durante las horas siguientes, el equipo de Aldini expuso todos los nervios y músculos del cuerpo del hombre, desde el tórax hasta los glúteos, para realizar experimentos eléctricos.

Forster no era el primer cadáver criminal de Aldini. Había pasado el año anterior en Bolonia y París perfeccionando su técnica galvánica en las cabezas y cuerpos de otros convictos ahorcados y decapitados, por no mencionar las decenas de corderos, perros, bueyes y caballos, vivos y muertos, que se unieron a la población de

---

51 Sleigh, Charlotte. «Life, Death and Galvanism». *Studies in History and Philosophy of Science Part C: Studies in History and Philosophy of Biological and Biomedical Sciences,* vol. 29, no. 2 (1998): 219-48.

52 Hay muchos relatos de este experimento; el del autor proviene principalmente de *Shocking Bodies*..

ranas de Italia en su mesa. Estos experimentos con animales le habían dado la idea de una demostración especialmente dramática.

Cuando Aldini enchufó uno de los cables en el recto del muerto, las convulsiones que sacudieron el cadáver fueron «mucho más fuertes que en los experimentos precedentes», escribió Aldini. Tan fuertes, de hecho, «que casi daban la impresión de reanimación». En ese momento, según *The Times*, «algunos de los espectadores desinformados llegaron a pensar que el desdichado hombre estaba a punto de volver a la vida». Algunos aplaudieron, otros se mostraron profundamente consternados. El Sr. Pass quedó tan conmocionado por lo que vio en la mesa que esa noche se fue a casa y murió.[53] Para Aldini, el experimento había sido un éxito.

Esta espectacular demostración pública engendró muchos imitadores, y los historiadores trazan una fina línea desde la galvanización de Forster hasta la idea de Mary Shelley para *Frankenstein*. Así que puede sorprender que el objetivo de Aldini no fuera excitar a la insípida realeza resucitando a los muertos. Le empujó a ello un impulso mucho más noble: restaurar la reputación de su querido tío. Pero, al igual que el Dr. Frankenstein, su obsesión le llevó a ir más allá de lo que la ciencia podía proporcionarle y acabó convirtiéndole en una burla. Se convertiría en un paria científico. En lugar de revivir el legado de su familia, así como los cuerpos decapitados, sus experimentos desempeñarían un papel fundamental en el destierro del estudio serio de la electricidad animal a un desierto de charlatanes y charlatanes durante las cuatro décadas siguientes.

El gambito de Aldini

La lealtad de Aldini a Galvani no era solo una cuestión de honor familiar. También había sido el colaborador científico más cercano e importante de su tío. Él mismo había escrito algunas de las célebres comunicaciones del anatomista; algunas de las réplicas más animadas entre Galvani y Volta habían sido protagonizadas

---

53   Sleigh, «Life, Death and Galvanism» p. 224.

en realidad por Volta y Aldini.[54] Sin embargo, tras la muerte de Galvani, quedaron pocos campeones para llevar adelante la investigación científica seria sobre la electricidad animal.

En 1801, la Academia Francesa de Napoleón convocó una comisión (la quinta vez en varios años), ofreciendo un premio de 60 000 francos a quien pudiera hacer con la electricidad animal lo que Volta había hecho con la variedad metálica o artificial.[55] (Hoy en día, esto habría equivalido a unas 860 000 libras esterlinas.) Sin embargo, por generoso que fuera, el premio no fue reclamado. Nadie estaba en condiciones de fabricar algo tan importante como una pila con la electricidad animal. Además, la falsa percepción de que la aceptación de la teoría del contacto metálico y la electricidad animal debían ser mutuamente excluyentes significaba, para muchos, que, como Volta (tan favorecido por Napoleón) había demostrado tener razón, Galvani debía estar equivocado por definición.

Aldini estaba desesperado por evitar que esto se convirtiera en la sabiduría oficial. Había comprendido la base científica que su tío intentaba construir y había observado los juegos de manos que la socavaban. En particular, a Aldini le seguía doliendo que su artículo más popular —el que Spallanzani había aclamado como «uno de los más bellos y valiosos de la Física del siglo XVIII», en el que Galvani había puesto en evidencia a Volta de una vez por todas al demostrar con éxito que la electricidad nerviosa podía excitar el tejido nervioso— estuviera cayendo en el olvido. Este fue el artículo que debería haber desmentido la insistencia de Volta en que la única razón por la que se podían provocar contracciones en una rana muerta era que se generaba una versión de la electricidad metálica por el encuentro de dos tipos diferentes de carne. En cambio, el artículo había quedado enterrado bajo la fanfarria en torno a la pila voltaica. Así pues, las primeras investigaciones de Aldini tras la muerte de su tío se centraron en apuntalar la ciencia básica subyacente a este experimento y en cómo podría hacer avanzar una comprensión más profunda de la

---

54   Parent, André. «Giovanni Aldini: From Animal Electricity to Human Brain Stimulation»; *Canadian Journal of Neurological Sciences / Journal Canadien des Sciences Neurologiques*, vol. 31, no. 4 (2004): 576-84.
55   Blondel, Christine. «Animal Electricity», 194-5.

electricidad animal. Había asumido la cátedra de física de Bolonia en 1798, justo antes del fallecimiento de Galvani. Se trataba de un puesto prestigioso desde el que continuar la obra de su tío, y Aldini lo aprovechó para fundar la Sociedad Galvánica de Bolonia.

Galvani había experimentado casi exclusivamente con ranas. Así pues, los primeros experimentos de Aldini ampliaron las investigaciones de su tío en mamíferos de sangre caliente. Su publicación de 1804 *Essai théorique et expérimental sur le galvanisme* está repleta de largos y repetitivos relatos de experimentos en los que él y sus colaboradores de la Sociedad Galvánica trataban de comprender la electrificación «intraanimal». En un experimento singular, colocó varias cabezas de terneros en una línea conductora de electricidad llamada «serie» y utilizó la corriente animal resultante para electrizar violentamente a una rana muerta. Pero cuando intentó invertir el experimento, aplicando la electricidad animal de los nervios de la rana a las cabezas decapitadas de bueyes, los resultados fueron menos espectaculares, incluso decepcionantes. Todos estos experimentos reprodujeron con éxito la idea original de Galvani de que la misma sustancia eléctrica recorría todos los animales, pero ninguno arrojó resultados espectaculares ni nuevos conocimientos.

En algún momento, parece que Aldini tuvo claro que, para mantener el entusiasmo por el galvanismo científico, tendría que hacer lo que las cinco comisiones no habían podido: encontrar la manera de que los descubrimientos de su tío tuvieran relevancia médica para los humanos. Fue entonces cuando su enfoque cambió rápidamente, revelando una nueva y repentina apreciación de los «jugos galvánicos» dispensados por la pila de Volta. «La pila imaginada por el profesor Volta me dio la idea de un medio más limpio que cualquiera de los que hemos utilizado hasta ahora para estimar la acción de las fuerzas vitales», recordaba en el *Essai de* 1804.[56] Debió de ser duro para Aldini tragarse su orgullo y utilizar el instrumento de la perdición de su tío, pero una vez que le cogió el truco, fue prolífico. Aprovechó la capacidad de la pila para suministrar un flujo constante de electricidad, y así realizar grandes y

---

56 Aldini, «Essai Théorique», VI.

espectaculares experimentos con animales muertos. Introducía cables en sus cavidades rectales, a menudo detallando la inevitable y violenta expulsión de heces que se producía a continuación. También empezó a experimentar tocando distintas zonas del cerebro de los animales, así como el suyo propio; cuando administraba una sacudida de la pila a su propio cráneo, le provocaba unos días de insomnio, pero también una extraña sensación de euforia.

Tales experimentos fascinaron a los demás miembros de la Sociedad Galvánica: si una sacudida en la cabeza podía hacer que Aldini se sintiera eufórico, ¿qué más podía hacer? Analizaron y repitieron este tipo de experimentos hasta que acabaron acumulando nuevas teorías sobre cómo las ministraciones eléctricas podían mejorar las dolencias. Las más prometedoras eran la epilepsia, un tipo de parálisis llamada corea y lo que entonces se llamaba «locura melancólica», que hoy conocemos como depresión resistente al tratamiento. Ahora solo necesitaban sujetos de prueba.

En 1801, en el Hospital de Sant Orsola de Bolonia, Aldini encontró a un granjero catatónico de veintisiete años llamado Luigi Lanzarini, que había sido diagnosticado con locura melancólica y había sido declarado una causa perdida.[57] Afeitó la cabeza de Lanzarini y estimuló el cuero cabelludo del hombre con una pila débil. A lo largo del mes siguiente fue aumentando lentamente la corriente, y los síntomas de Lanzarini parecieron disminuir, lo suficiente como para que Aldini lo dejara en libertad. Al cabo de un mes, Aldini consideró que estaba lo bastante bien como para enviarlo de vuelta a casa con su familia.

En 1802, los científicos franceses fundaron su propia rama parisina de la Sociedad Galvánica. Compartían el objetivo de Aldini de elevar la reputación del galvanismo como una actividad legítima, por cualquier medio necesario. Joseph Carpue, el cirujano en ciernes que había colaborado en el experimento de Forster, informó de que M. La Grave, de la Sociedad Galvánica de París, había fabricado una pila voltaica con sesenta capas de cerebro humano, músculo y material de sombrero

---

57   El relato más detallado de Aldini sobre un tratamiento de este tipo se refiere a Luigi Lanzarini.

(sí, has leído bien), todas humedecidas con agua salada.[58] Su efecto fue supuestamente «decisivo», ya que generó una corriente que proporcionó otra prueba más de que la electricidad animal era tan relevante y estaba tan presente en los tejidos humanos como en los animales.

Nunca fue posible desvincular del todo el galvanismo de sus asociaciones con la magia y la charlatanería — «un par de miembros [de la Sociedad Galvánica] derivaron hacia la "magia galvánica"», señala la historiadora Christine Blondel—, pero la mayoría de las investigaciones del grupo fueron acogidas con interés por las revistas científicas francesas y extranjeras, e incluso fueron alentadas.[59] Los experimentos para llamar la atención estaban funcionando. Famosos psiquiatras franceses empezaron a consultar a Aldini sobre el uso de la pila para devolver la salud a sus pacientes.

Sin embargo, para entonces, Aldini ya tenía la vista puesta en una población de pacientes totalmente nueva: empezó a investigar la electrificación como forma de revivir a los muertos.[60] Para que quede claro, su objetivo nunca fue resucitar a una especie de gólem no muerto; Aldini se refería al estado evidentemente reversible de «animación suspendida» que seguía al ahogamiento accidental, la apoplejía o la asfixia.[61]

Aldini hizo campaña para que el galvanismo —en concreto, una descarga de electricidad en la cabeza— se incluyera en los métodos de reanimación de emergencia, que incluían el amoníaco y una especie de proto-RCP que consistía en exhalar en los pulmones del temporalmente fallecido.

Añadiendo una descarga eléctrica a cualquiera de estos remedios, insistió Aldini, «producirá un efecto mucho mayor que cualquiera de ellos por separado». También empezó a presionar para que se

---

58   Carpue, Joseph. «An Introduction to Electricity and Galvanism; with Cases, Shewing Their Effects in the Cure of Diseases». LondonLondres: A. Phillips, 1803. <https://wellcomecollection.org/works/bzaj37cs/items?canvas=100>

59   Blondel, Animal Electricity», 197.

60   Aldini, John [sic]. «General Views on the Application of Galvanism to Medical Purposes, Principally in Cases of Suspended Animation". Londres: Royal Society, (1819): 37. Cuando publicaba en el extranjero, Aldini tenía la costumbre de cambiar su nombre de pila. En el Reino Unido lo cambió por el anglicismo John, y en Francia por Jean.

61   Parent, «Giovanni Aldini», 581. .

adoptara la electrificación como herramienta de investigación para determinar si alguien estaba realmente muerto de forma irreversible: «Sería deseable establecer por autoridad pública, en todas las naciones, por personas ilustradas y capaces de hacer las pruebas necesarias para determinar si la muerte es real o no».

Por supuesto, hoy se sabe que su corazonada era correcta: la desfibrilación eléctrica puede resucitar a una persona de lo que habría sido una muerte segura. Pero las especulaciones de Aldini no se basaban en ningún mecanismo ni prueba específica. No tenía acceso a ninguna de las informaciones que 200 años después damos por sentadas: que una reanimación significativa depende en gran medida de si el paciente tiene o no muerte cerebral; que es crucial que el oxígeno siga llegando al cerebro; que hay un pequeño margen de tiempo tras el cual cualquier intento de reanimación resulta inútil. Por desgracia, a Aldini se les escapó incluso lo más fundamental: que el órgano que debe estimularse es el corazón, no el cerebro. De hecho, refutó repetida y explícitamente la idea de que el corazón pudiera verse afectado por la electrificación. Su interés por el espectáculo, más que por la ciencia básica, le había inducido a error.[62]

Por eso no le sorprendió que ninguno de sus sujetos experimentales —humanos o animales— volviera a la vida. Tampoco era ese su objetivo para el ahorcado Forster. «Nuestro objetivo no era producir la reanimación, sino simplemente obtener un conocimiento práctico de hasta qué punto podía emplearse el galvanismo como auxiliar de otros medios en los intentos de reanimación», escribió en un relato del experimento de 1803. Este escrito también proporciona pistas sobre cómo pensaba que podría actuar la galvanización para devolver la vida a los muertos: «restableciendo las facultades musculares que han quedado suspendidas», además de preparar los pulmones para recibir la reanimación.

Sin embargo, no eran estas las promesas que hacían que la realeza se agolpara en torno a su mesa. Eran los extras: las muecas, las

---

[62] Vassalli-Eandi declaró en agosto de 1802 que Aldini «se ha visto obligado a reconocer que no había podido obtener ninguna contracción del corazón al utilizar el aparato de Volta».

sondas rectales y la posibilidad tácita de que, tal vez, alguno de los malhechores resucitara. A principios de 1802 se corrió la voz en Bolonia de sus trabajos con criminales fallecidos.[63] Había conseguido levantar el antebrazo de un cadáver hasta una altura de veinte centímetros setenta y cinco minutos después de su muerte, «después de ponerle en la mano un peso bastante considerable, como una tenaza de hierro». La estimulación del brazo hizo que la mano se levantara y se curvara como un dedo acusador apuntando a la audiencia reunida, provocando que varios de los cuales se desmayaron rápidamente. Sus colegas de la Sociedad Galvánica, los profesores Giulio, Vassalli y Rossi, repitieron rápidamente estos experimentos en Turín con tres hombres recién decapitados.[64] No pasó mucho tiempo antes de que estas demostraciones despertaran el interés de la Real Sociedad Humanitaria de Londres, aunque quizá no por las razones que cabría esperar.

Hoy en día, cualquier persona humana podría encontrar motivo de preocupación en la disección pública de criminales muertos como entretenimiento. Estos funcionarios no. Tenían preocupaciones más acuciantes, como distinguir entre las personas que estaban realmente muertas y las que iban a despertar.[65] Antes de que existieran y se conocieran métodos fiables de reanimación, los entierros podían ser un asunto bastante precipitado, y más de un desafortunado se había encontrado despertando de un estado comatoso o cataléptico (o simplemente de un sueño profundo y ebrio) dentro de una cajita bajo dos metros de tierra. A veces, sus gritos se oían a tiempo. (En un caso especialmente espeluznante, la misma pobre mujer corrió esta suerte *dos veces*). «Una serie de hechos nos han demostrado repetidamente que las personas eran conducidas a la tumba antes de que la muerte las hubiera golpeado irrevocablemente. ¿No deberíamos prestar toda

---

63   Aldini, «Essai Théorique», 195.
64   Giulio, C. «Report presented to the Class of the Exact Sciences of the Academy of Turin, 15th August 1802, in Regard to the Galvanic Experiments Made by C. Vassali-Eandi, Giulio and Rossi on the 10th and 14th of the same Month, on the Head and Trunk of three Men a short Time after their Decapitation». *The Philosophical Magazine*, vol. 15, no. 57 (1803): 39-41.
65   Morus, Iwan. «The Victorians Bequeathed Us Their Idea of an Electric Future». *Aeon*, 8 Agosto 2016.

nuestra atención a la prevención de tales acontecimientos mortales?» había escrito Aldini, escandalizado por las inquietantes historias de estos «entierros asesinos en potencia».[66] La ajetreada Gran Bretaña, a partir del comercio y el negocio del mar, estaba siendo testigo de un exceso de ahogamientos y accidentes mineros, por lo que, para la Real Sociedad Humanitaria, tener alguna forma de distinguir a los muertos de los que «no están muertos, aunque lo parezcan» era una cuestión prioritaria.

A finales de 1802, patrocinaron a Aldini para una larga gira por Oxford y Londres, y así fue como llegó a estar en la misma habitación con el Sr. Pass y el Sr. Forster aquella fría mañana. ¿Pensó que el hombre se despertaría allí en la mesa? Desde luego que no. ¿Creía que el experimento contribuiría a mejorar las reanimaciones? Claro, pero había pocas pruebas en sus escritos de que comprendiera empíricamente cómo la estimulación podría lograrlo. Así que, en cierto modo, debió de entender que lo que estaba haciendo aquel día era, en gran medida, más espectáculo que ciencia.

Por desgracia, Aldini fracasó en su intento de preservar lo que quedaba de la ciencia naciente de su tío. Sin embargo, tuvo un gran éxito al difuminar la línea que separaba el galvanismo «legítimo» de la electroquímica no científica que había empezado a proliferar mucho antes de que Galvani tocara su primera rana. Y los charlatanes se abalanzaron sobre él.

Elisha y los charlatanes

Casi tan pronto como se inventó la botella de Leyden a mediados de la década de 1740, la gente estaba convencida de que sus descargas podían dispensar curas poderosas.[67] En Italia, su invención provocó la apertura de no menos de tres escuelas de medicina eléctrica. En

---

66   Aldini, «Essai Théorique», 143–4.
67   Esta sección debe sus fuentes a: Bertucci, Paola. «Therapeutic Attractions: Early Applications of Electricity to the Art of Healing». En Harry Whitaker, C. U. M. Smith y Stanley Finger (eds), *Brain, Mind, and Medicine: Essays in Eighteenth-Century Neuroscience*. Boston: Springer, (2007): 271–83; Pera, Marcello, *The Ambiguous Frog*, y también *Frankenstein's Children* de Iwan Rhys Morus.

Italia, su invención dio lugar a la apertura de nada menos que tres escuelas de medicina eléctrica. Los tratamientos variaban: algunos médicos se limitaban a aplicar descargas eléctricas a sus pacientes y rezaban porque funcionara; otros confiaban en que la estimulación eléctrica potenciaría la capacidad de los medicamentos tópicos para llegar a las profundidades de la piel. Se decía que esta práctica curaba un espectro de dolencias tan amplio que rozaba lo milagroso.

Ninguna dolencia se libraba de la intervención de la botella de Leyden, incluidas, entre otras, la gota, el reumatismo, la histeria, el dolor de cabeza, el dolor de muelas, la sordera, la ceguera, la menstruación irregular, la diarrea y, como siempre, las enfermedades venéreas.[68] En la década de 1780, se rumoreaba que la electricidad producía milagros, como en el caso de una pareja que, tras diez años de infertilidad, «recuperó la esperanza gracias a la electricidad mediante unas cuantas vueltas de manivela y algunas descargas en las partes apropiadas» —el abate Bertholon, al informar de ello, «discretamente no especificó cuáles».[69] No era solo una moda continental: La cultura de los curanderos médico-eléctricos de Gran Bretaña también prosperó, añadiendo «ligamentos débiles», afecciones testiculares y urinarias, y agüe («calentura») a la lista de afecciones que la electricidad aliviaba. Era difícil superar el aparato eléctrico ideado en 1781 por el médico electricista londinense James Graham, que garantizaba que su Cama Celestial de estimulación eléctrica, situada en un ala especial de su Templo del Himen, curaría la esterilidad y la impotencia.[70] Lo que situaba a este chisme eléctrico por encima de lo habitual era que no se trataba de electricidad propiamente dicha, sino simplemente de la idea, ya que Graham pensaba que «la moda de los vapores eléctricos» bastaría para curar a sus pacientes.[71] Pasar una noche en este artilugio costaba 50 libras, unas 9000 libras en la actualidad,[72] pero si aún te quedaba dinero en el bolsillo, podías comprar en la tienda de regalos

---

68 Pera, *The Ambiguous Frog*, 18–25.
69 Pera, *The Ambiguous Frog*, 22.
70 Ashcroft, Frances. *The Spark of Life*, 290-1.
71 Bertucci, «Therapeutic Attractions», 281.
72 Calculado del día 23 de mayo de 2022 con el CPI Inflation Calculator. <https://www.officialdata.org/uk/inflation>

del templo un afrodisíaco llamado Éter Eléctrico para llevar a casa. (Dado que el templo cerró sus puertas a los dos años, la «electricidad homeopática» no debió calar entre el público).[73]

Pero fue la ciencia de Galvani la que inspiraría al más descarado de estos charlatanes: Elisha Perkins. «Entre los delirios que han logrado imponerse a los hombres de educación y posición, este es el preeminente», escribió Francis Shepherd, describiendo el «perkinismo» en la revista *Popular Science Monthly* en 1883.[74]

Perkins, que en el momento de la publicación del *De viribus* de Galvani ejercía la medicina en Connecticut, había seguido con interés las noticias de la lucha que se libraba en el continente y vio una oportunidad en la discusión sobre los metales duales.[75] En 1796 dio a conocer su contribución al galvanismo médico: un par de varillas de tres pulgadas con puntas afiladas, una de hierro y otra de latón, a las que llamó «tractores». Arrastrándolas sobre las partes afectadas durante unos minutos, el médico aseguraba que pronto desaparecerían el reumatismo, el dolor, la inflamación e incluso los tumores. Los tractores patentados por Perkins hicieron furor en Estados Unidos entre los ricos y los influyentes. Incluso George Washington compró un juego para su familia, junto con los jueces Oliver Ellsworth y John Marshall.[76]

La Sociedad Médica de Connecticut no estaba por la labor. En una abrasadora reprimenda a Perkins, iniciaron el procedimiento de expulsión con una carta repleta de indignación. Le acusaron de «charlatanería engañosa», y de utilizar los auspicios de su pertenencia a la Sociedad para difundir sus «travesuras» en el sur y en el extranjero. «Consideramos todas esas prácticas como una imposición descarada, vergonzosa para la facultad y engañosa para los ignorantes», fulminó la Sociedad. A continuación, invitaron a Perkins a

---

73 Bertucci, «Therapeutic Attractions», 281.
74 Shepherd, Francis John. «Medical Quacks and Quackeries», *Popular Science Monthly*, vol. 23 (1883): 152.
75 Morus, *Shocking Bodies*, 35.
76 Ochs, Sidney. *A History of Nerve Functions: From Animal Spirits to Molecular Mechanisms*. Cambridge: Cambridge University Press, 2004.

«responder por su conducta y apotar razones por las que no debería ser expulsado de la Sociedad por esas prácticas vergonzosas».[77]

Fueran cuales fuesen las razones aducidas por Perkins, no lograron influir en la opinión de la Sociedad, que en 1797 le expulsó por violar sus prohibiciones contra los *nostrums* (tratamientos médicos preparados por charlatanes no cualificados). Esto explica en parte por qué el hijo de Perkins pronto se llevó el negocio familiar al continente. Tuvieron un éxito arrollador. En 1798, el Hospital Real de Copenhague adoptó oficialmente los tractores para sus tratamientos. En Londres, la Royal Society «aceptó» los tractores y el manual que los acompañaba (siempre hay un manual), y en 1804 se creó la Perkinean Institution. Entre sus miembros había miembros de la Royal Society. Pronto se construyó un hospital cuyo único tratamiento era la «tractoración». Abundaban los testimonios, sobre todo de obispos y clérigos, a los que Perkins había proporcionado astutamente el timo más antiguo de todos: muestras de revisión gratuitas. «He utilizado los tractores con éxito en varios casos en mi propia familia», escribió un destinatario, con la lógica de un esquema de marketing a múltiples niveles. «Puesto que la experiencia los ha probado, ningún razonamiento puede cambiar mi opinión».

Con el tiempo, el galvanismo pasó a formar parte de una pseudociencia preexistente, cada vez más amplia, que incluía el magnetismo animal de Franz Mesmer, la hipnosis y los dispositivos electrizantes, de los que se decía que estaban relacionados con los terremotos, la radiestesia y la actividad volcánica. Evidentemente, toda esta línea de investigación empezaba a exasperar al público. Once años después de la muerte de Galvani, Lord Byron, en un poema de 1809, confundió el galvanismo con los tractores, canalizando al parecer el estado de ánimo de la opinión pública, que empezaba a confundir ambas cosas:

Qué maravillas tan variadas nos tientan al pasar
La viruela vacuna, los tractores, el galvanismo y el gas
Por turnos aparecen para hacer mirar al vulgo
Hasta que estalle la burbuja hinchada... ¡y todo sea aire![78]

---

[77] Miller, William Snow. «Elisha Perkins and His Metallic Tractors». *Yale Journal of Biology and Medicine*, vol. 8, no. 1 (1935): 41-57.

[78] Byron. «English Bards and Scotch Reviewers». En Miller, «Elisha Perkins».

Una prostitución del galvanismo

Al final, los esfuerzos de Aldini por limpiar el nombre de su tío tuvieron el efecto contrario. Crearon una espiral autosuficiente que destruyó lo que quedaba de la reputación de Galvani como padre de la electricidad animal: cuantos más charlatanes usaban el galvanismo para sus propios fines, menos investigadores legítimos estaban dispuestos a investigar la relación entre la electricidad y la vida; cuanto menos se investigaba en serio, más terreno se cedía a las afirmaciones ridículas. Con el paso de los años, un número cada vez mayor de científicos e historiadores que recordaban la disputa entre Volta y Galvani empezaron a añadir detalles históricos sobre Galvani que confirmaban la nueva perspectiva cínica sobre la electricidad animal y su ignorancia al creer que existía. Uno de los más perdurables es el pernicioso mito de cómo Galvani descubrió accidentalmente la idea de la electricidad animal mientras su esposa preparaba una rana para la sopa, utilizando un cuchillo de metal, cuando en realidad no fueron sino una serie de réplicas cada vez más afinadas, repetidas durante una década.

Al mismo tiempo, las ciencias empezaban a separarse rápidamente en sus campos y la biología se definía como disciplina. Para no cometer los errores de Galvani, los que se dedicaban al estudio legítimo de la biología se apartaron de la electricidad y retomaron un enfoque anatómico y taxonómico, en gran medida descriptivo, el estudio de las piezas en lugar de las fuerzas y procesos que gobiernan el todo. Los que se dedicaban seriamente al estudio de la electricidad —los electricistas— estaban desesperados por restaurar la respetabilidad de sus esfuerzos, y eso significaba separar el objeto de su estudio de las connotaciones vitalistas y centrarse estrictamente en los avances que estaban logrando los químicos y los físicos gracias a la pila de Volta. Estos se multiplicaron rápidamente. En 1800, su protobatería ayudó a los científicos a electrizar el agua, descomponiéndola en hidrógeno y oxígeno. En 1808, una versión mejorada ayudó a los químicos a descubrir el sodio y el potasio y los metales alcalinotérreos. Se idearon ecuaciones para definir las relaciones por las que la electricidad podía actuar sobre el mundo. En 1816 se construyó en

Hammersmith el primer prototipo funcional de telégrafo, alimentado por pilas voltaicas. Los físicos e ingenieros habían creado a su alrededor un campo de fuerza eléctrica que nadie podía tocar, protegiéndose tanto de los biólogos como de los charlatanes.

A su debido tiempo, los profesionales de la medicina también se separaron de la electricidad animal, aunque algunos de ellos siguieron desplegando la electricidad artificial que podía acabar con las dolencias de la gente. En la década de 1830, un joven médico llamado Golding Bird, después de ver cómo los charlatanes ganaban dinero a manos llenas, creó unas instalaciones de «baños eléctricos» en el Hospital Guy de Londres, donde cobraba a sus pacientes pijos una cuantiosa suma para aliviar vagos males.

Pero no todos abandonaron el proyecto de construir una disciplina legítima en torno a la investigación de la electricidad animal. Entre bastidores, otro científico había estado trabajando para mantener su estudio con vida: Alexander von Humboldt había revisado el trabajo de Galvani para la comisión francesa a lo largo de la década de 1790, y había llegado a sospechar firmemente que las teorías de Volta y Galvani no se contradecían después de todo, y que Volta se había equivocado de hecho al descartar de plano la electricidad animal.[79]

Humboldt llegaría a ser chambelán del rey prusiano y líder de la Ilustración, dando forma a cómo concebimos la propia naturaleza como un único sistema interconectado. Pero durante las guerras de la electricidad aún no había cumplido la veintena y acababa de graduarse en la universidad para ocupar un puesto de inspector de minas. Rápidamente sus tendencias polimáticas saltaron de la geología a la botánica y a la anatomía comparada. Cuando se enteró de la controversia entre Volta y Galvani, se propuso resolver el misterio.

Para ello, Humboldt realizó unos 4000 experimentos en cinco años, varios de ellos consigo mismo. (Su amigo Johann Wilhelm Ritter, a quien convencía a menudo para que le acompañara, le destrozó tanto el sistema nervioso con este tipo de autoexperimentos

---

79 Finger, Stanley, Marco Piccolino y Frank W. Stahnisch. «Alexander von Humboldt: Galvanism, Animal Electricity, and Self-Experimentation Part 2: The Electric Eel, Animal Electricity, and Later Years». *Journal of the History of the Neurosciences*, vol. 22, no. 4 (2013): 327–52.

que murió a los treinta y cuatro años). De estas investigaciones, sin duda la más impactante fue la decisión de Humboldt de introducirse un alambre de plata conectado a una pila galvánica en su propio recto, un experimento que el historiador Stanley Finger califica de «casi inimaginable».[80] Esto produjo todos los resultados desagradables que Aldini había obtenido con animales grandes, pero realizar el experimento en sí mismo dio a Humboldt el beneficio añadido de la experiencia de primera mano. Así, se dio cuenta de que las expulsiones fecales involuntarias iban acompañadas de dolorosos calambres abdominales y de «sensaciones visuales». No contento con eso, se introdujo el alambre en el ano y descubrió que «una luz brillante aparecía ante ambos ojos». Sería difícil ir más lejos para demostrar una dedicación tal a la comprensión de la electricidad animal.

En 1800 emprendió un viaje a Venezuela con el fin de investigar los experimentos de John Walsh con anguilas vivas, que no solían sobrevivir al viaje fuera de sus hábitats nativos. Utilizando animales de carga como cebo para atraer a las anguilas (algunas de las cuales medían metro y medio y descargaban descargas de 700 voltios, suficientes para aturdir a los caballos y las mulas) comprobó por sí mismo el inequívoco poder de la electricidad animal. Después del viaje, empezó a establecer conexiones entre este tipo de electricidad biológica defensiva y poderosa y la variedad más cotidiana que sustenta el movimiento y la percepción cotidianos. En sus escritos posteriores sobre las anguilas eléctricas, llegó a la conclusión, en una prosa cuidadosamente escrita, de que en algún momento futuro «quizá se descubra que, en la mayoría de los animales, toda contracción de la fibra muscular va precedida de una descarga del nervio al músculo; y que el simple contacto de sustancias heterogéneas es una fuente de vida en todos los seres organizados».[81]

En lugar de adoptar la estrategia de Aldini de seguir adelante con su creencia de que Galvani tenía razón, Humboldt jugó a largo plazo para recuperar la fisiología experimental: animó a jóvenes científicos

---

80   Finger, Stanley y Marco Piccolino. *The Shocking History of Electric Fishes*. Oxford: Oxford University Press, 2011.
81   Finger et al., «Alexander von Humboldt», 343.

prometedores a estudiar la electricidad animal. Cuando Humboldt regresó a Berlín de sus viajes a finales de la década de 1820, se convirtió en mecenas del prometedor fisiólogo Johannes Müller y ayudó a instalarlo al frente del departamento de anatomía de la universidad que su hermano Wilhelm von Humboldt había fundado dos décadas antes.[82] Los timos eléctricos habían desacreditado tan a fondo el registro oficial de la electricidad animal que, cuando por fin se presentó la primera prueba real de su existencia, ni siquiera el científico que la redescubrió entendía muy bien lo que había encontrado. En 1828, Leopoldo Nobili, físico de Florencia, trabajaba en la mejora de la sensibilidad de los electrómetros, cada vez más importantes para el funcionamiento de los cables telegráficos transatlánticos. Los electricistas los utilizaban para confirmar el paso de la corriente y la transmisión de los mensajes. Las primeras versiones adolecían de una precisión limitada porque el magnetismo terrestre interfería en la medición de la estela de la corriente. Nadie supo cómo eliminarlo.

Para ello se necesitaba un electrómetro mucho más sensible. (Por aquel entonces, empezaban a conocerse como galvanómetros, gracias a un astuto guiño del físico francés André-Marie Ampère). Para probar que su invento era una versión mejorada, Nobili necesitaba encontrar la corriente más débil posible. Recordó la afirmación de Volta de que Galvani no había observado una «electricidad animal» especial, sino nada más que las débiles corrientes generadas por el contacto entre dos materiales distintos. Se dio cuenta de que si su aparato podía medir algo tan infinitesimal como la corriente que recorría una rana muerta, su superioridad sería incontestable. Y así fue: su nuevo medidor detectó este flujo, que bautizó inmediatamente como *corrente di rana* (corriente de rana).[83] Le permitió registrar por primera vez la actividad eléctrica de la preparación neuromuscular. Pero Nobili no creía realmente que fuera intrínseca a la rana: seguía

---

82   Otis, Laura. *Müller's Lab*. Oxford: Oxford University Press, 2007; véase Finger et al., «Alexander von Humboldt», 345.

83   Puedes ver una demostración en «Nobili's large astatic galvanometer», Museo Galileo Virtual Museum <https://catalogue.museogalileo. it/object/Nobilis-LargeAstaticGalvanometer.html>

firmemente en el bando de Volta. Insistía en que todo tenía que ver con los metales.

Tuvieron que pasar otros diez años para que otro científico interpretara correctamente el significado de lo que había medido Nobili y volviera a colocar a la bioelectricidad en su pedestal.

La batería de la rana

Carlo Matteucci separó el último muslo de rana de su cuerpo y lo colocó con cuidado en la pila. Había matado a diez ranas, les había quitado los muslos y les había dado una forma parecida a la de una naranja partida por la mitad: intacta por un lado y partida por la otra. A continuación, apiló estas piezas de anfibio unas sobre otras en una inversión biológica —algunos dirían perversión— de una pila voltaica en la que el zinc y el cobre se sustituyeron por músculo y nervio. Matteucci acababa de construir la primera pila del mundo hecha exclusivamente de ranas.[84]

Cuando probó la corriente, vio el resultado: cuantos más muslos conectaba, más se desviaba la aguja del galvanómetro, lo que indicaba un aumento del flujo de corriente. Pero ahí no acababa el experimento. A diferencia de la batería de ranas, esta había sido preparada al estilo popularizado por Galvani muchos años atrás: desollada, con la cabeza y la sección media casi totalmente desprovistas, salvo por los dos nervios crurales que todavía conectaban su columna vertebral con sus patas, que permanecían enteros. Cuando el alambre hizo contacto, la horrible marioneta se sacudió inmediatamente en la danza familiar. La electricidad animal, y solo la electricidad animal, había hecho que las patas de una rana muerta se movieran.

Cuarenta años después de la muerte de Galvani, se produjo el primer avance real de la electrofisiología desde los tiempos del propio Galvani.

---

84 Verkhratsky, Alexei y Parpura, Vladimir. «History of Electrophysiology and the Patch Clamp». En Marzia Martina y Stefano Taverna (eds), *Methods in Molecular Biology*. New York: Humana Press, (2014): 1–19. Sin embargo, gran parte de los detalles sobre los experimentos de Nobili y Matteucci proceden de *Müller's Lab* de Otis.

Matteucci era uno de los prometedores jóvenes científicos que habían sido tutelados y financiados por Humboldt durante las décadas en que la electricidad animal cayó en desgracia. El entusiasmo de Matteucci por la promesa de una fuerza eléctrica subyacente en los nervios le había inspirado, y había recomendado al joven científico para la cátedra que ahora ocupaba en la universidad de Pisa. También defendió a Matteucci cuando intentaron desacreditar su descubrimiento de los centros nerviosos que los peces torpedo utilizaban para controlar sus descargas. Así que, cuando Matteucci le habló a Humboldt de su batería de ranas, su mecenas quedó tan entusiasmado que difundió inmediatamente el trabajo a toda su red de contactos, incluido Müller, en la universidad de Berlín, que puso el trabajo de Matteucci en manos de su joven y entusiasta estudiante, Emil du Bois-Reymond.[85] Humboldt fue, de nuevo, un mentor para este joven fisiólogo. «Está estudiando un asunto, el profundo secreto natural del movimiento muscular», escribió Humboldt al ministro de Cultura alemán en 1849 para garantizar la financiación de la investigación de du Bois-Reymond, «del que yo también me ocupé en la primera mitad de mi vida». Du Bois-Reymond se interesó por el experimento de Matteucci, y se formó una alianza.

Aunque el grotesco experimento de Matteucci le pareció poco científico («nadie puede sentir más profundamente que yo lo mucho que este examen deja que desear en cuanto a enfoque y claridad»), el trabajo que du Bois-Reymond realizó para desarrollarlo durante las dos décadas siguientes resucitaría finalmente el campo de la bioelectricidad, muerto hacía mucho tiempo, y lo volvería a situar bajo el paraguas de la investigación científica legítima. Du Bois-Reymond era increíblemente ambicioso y quería labrarse un nombre entre los grandes, y los cincuenta y cinco años que pasó en la universidad de Berlín se convirtieron en un intento de asegurar su lugar en la historia y despojar a Galvani del título de padre de la electricidad animal.

Fue el heredero de Galvani en muchos aspectos. Su compromiso con la ciencia y el rigor era legendario. Para caracterizar y medir con

---

85 Cobb, Matthew. *The Idea of the Brain: A History*. Londres: Profile Books, 2020.

mayor precisión las corrientes nerviosas, llegó a extremos que podrían considerarse obsesivos. Pasó años ensayando su propio diseño de un galvanómetro especial lo bastante sensible como para medir la débil corriente eléctrica que no circulaba por las líneas telegráficas, sino por los músculos y nervios de las ranas. Adquirió tantas ranas que su piso de Berlín se convirtió en un «criadero de ranas».[86] Cuando seccionaba las fibras musculares y nerviosas de sus ranas, para evitar introducir cualquier fuente accidental de electricidad externa, las mordía por la mitad en lugar de utilizar un instrumento metálico. Estuvo a punto de quedarse ciego por la exposición constante a los agentes irritantes de la piel de las ranas. Berlín, como Italia décadas antes, empezó a quedarse sin ranas. Pero su tenacidad —enardecida por su determinación de perfeccionar y atribuirse el mérito de los experimentos de Galvani— dio sus frutos.

Gracias a su nuevo galvanómetro, du Bois-Reymond pudo comprobar por sí mismo la clara alteración eléctrica que acompañaba a las contracciones musculares. La aguja de su galvanómetro oscilaba cada vez que la corriente pasaba por la zona medida. Mientras que Galvani solo había detectado de forma indirecta el impulso eléctrico que recorría el músculo al comprobar la contracción de la pata de una rana (lo que convertía a la rana en el primer galvanómetro del mundo, de una forma retorcida), aquí du Bois-Reymond veía directamente la electricidad animal al excitar el músculo. Humboldt, de ochenta años de edad, se prestó como conejillo de indias para estos estudios: aunque ya era lo suficientemente importante como para tomar «su cena diaria al lado del Rey», se remangaba la camisa y flexionaba los brazos hasta que la aguja del galvanómetro de du Bois-Reymond se desviaba.[87]

Aunque la mayoría de los investigadores acogieron con frialdad los primeros experimentos —el espíritu de la época seguía siendo firmemente contrario a la idea de que los pensamientos y las

---

86 Finger et al., «Alexander von Humboldt», 347 y Otis, 90.
87 Emil du Bois-Reymond en una carta de 1849 a su colega fisiólogo experimental Carl Ludwig, reproducida en la p. 347 de Finger et al., «Alexander von Humboldt».

intenciones produjeran electricidad—[88] a finales del siglo XVIII du Bois-Reymond y sus colegas habían logrado establecer la bioelectricidad como un aspecto de la neurobiología. La idea de que la electricidad recorría los nervios y los músculos estaba ganando credibilidad. Sin embargo, quedaban un par de preguntas pendientes: ¿cómo viajaba? ¿Y por qué esta electricidad era mucho más lenta que la que circulaba por los cables del telégrafo?

Pero ahora se podía medir. Du Bois-Reymond y su colega Hermann von Helmholtz denominaron «corriente de acción» a la sacudida eléctrica que el nervio enviaba para activar el músculo. Otros científicos no tardaron en unirse a la caza para caracterizarla con precisión y, aunque se produjeron enconadas disputas sobre muchos de los detalles, la existencia de fenómenos eléctricos en el sistema nervioso se convirtió en una realidad ampliamente aceptada. Du Bois-Reymond demostró que la electricidad era relevante en el cuerpo humano. Los nervios funcionaban con ella. Había enorgullecido a von Humboldt y había superado a Galvani.[89] Escribió: «He conseguido devolver a la vida ese sueño centenario del físico y el fisiólogo, la identidad de la sustancia nerviosa con la electricidad, y convertirlo en realidad».[90]

Al mismo tiempo que las investigaciones de du Bois-Reymond resucitaban la legitimidad de la electricidad biológica, se producían nuevos avances en la cartografía del cerebro y del sistema nervioso. Como había sucedido en el pasado, las nuevas herramientas ponían en tela de juicio la vieja ciencia, y se cernía una nueva incertidumbre. ¿Cómo podía un único impulso eléctrico ser responsable de una variedad tan enorme de sensaciones y movimientos discretos? En aquel momento, la ciencia concebía el sistema nervioso como una vasta red ininterrumpida de hilos fusionados. La mejor metáfora disponible era la fontanería: en lugar de estar compuesto por un montón de células separadas, los científicos seguían viendo una serie de tubos. Pero, en lugar de espíritus animales, ahora era la electricidad la que los recorría. Gracias al avance de las herramientas —como

---

88 Finger & Piccolino, *The Shocking History of Electric Fishes*, 369.
89 Bresadola, Marco y Marco Piccolino. *Shocking Frogs*, 19..
90 Finkelstein, Gabriel. «Emil du Bois-Reymond vs Ludimar Hermann». *Comptes rendus biologies*, vol. 329, 5-6 (2006), 340-7. doi:10.1016/j.crvi.2006.03.005

los galvanómetros sensibles y la pila de Volta— y al compromiso de Humboldt, du Bois-Reymond y el rigor del método científico de Helmholtz, el milenario misterio de los espíritus animales había quedado finalmente resuelto. Los espíritus animales, los que transportaban el impulso y la intención del cerebro a las extremidades para que las llevaran a cabo, y los que devolvían las sensaciones del mundo exterior, eran eléctricos. Los espíritus animales *eran* la electricidad animal. Sin embargo, en lugar de llamarla electricidad animal, el nuevo término era «conducción nerviosa». Significaba lo mismo; era ciencia en lugar de filosofía. El nombre de Galvani había sido reivindicado.

PARTE 2

BIOELECTRICIDAD Y ELECTROMAGNETISMO

> La comprensión de la vida solo será posible si
> se desentrañan sus mecanismos computacionales.
>
> Paul Davies, *El demonio en la máquina*

Durante los siglos de discusión sobre la existencia del impulso nervioso, los escépticos tuvieron muchas razones para dudar de que en el sistema nervioso animal circulase electricidad. Las investigaciones sobre los peces y anguilas habían dado como resultado una fuente obvia: un órgano eléctrico gigante que almacena la carga eléctrica para luego dispensarla en una chispa enorme y paralizante. Ningún anatomista había logrado encontrar algo así en el cuerpo humano. Y, sin una fuente de energía, ¿cómo iba la corriente eléctrica a recorrer los nervios? La electricidad no parecía más que una metáfora insatisfactoria del misterioso mecanismo de conducción de las señales nerviosas. En los últimos años del siglo XX, la nueva técnica que ayudó a este descubrimiento provocó un cambio radical. Los inventos de Marco Bresadola y Marco Piccolino son comparados con «los de la mecánica cuántica en tiempos de Max Planck».[91]

---

91 Bresadola, Marco y Marco Piccolino. *Shocking Frog*s, 13

CAPÍTULO 3

EL ELECTROMA Y EL CÓDIGO BIOELÉCTRICO: CÓMO HABLAR EL LENGUAJE ELÉCTRICO DE NUESTRO CUERPO

A finales del siglo XIX, se había rescatado a los espíritus animales de milenios de aireadas conjeturas filosóficas para colocarlos en el firme terreno del método científico. Alexander von Humboldt, Emil du Bois-Reymond y Hermann von Helmholtz habían reivindicado el trabajo por el que Galvani había dado su vida: ¿qué son los espíritus animales de nuestros nervios, esas cosas que animan todos nuestros sentidos y movimientos? Son eléctricos.

Sin embargo, ni siquiera ellos podían prever lo que sus herramientas y conocimientos fundamentales pondrían en marcha en los siguientes ciento cincuenta años. En la actualidad, nuestra comprensión de la bioelectricidad se encuentra en proceso de otra metamorfosis a medida que empezamos a comprender las características del electroma.[92]

---

[92] La primera mención de la palabra «electroma» se encuentra en un oscuro artículo de 2016 escrito por el biólogo belga Arnold de Loof («The cell's self-generated 'electrome': The biophysical essence of the immaterial dimension of Life?», *Communicative & Integrative Biology*, vol. 9,5, e1197446). Esta definición no tuvo mayor

El electroma trasciende las señales bioeléctricas cuyos contornos vislumbraron Galvani y du Bois-Reymond. Esas señales son las que impulsan la capacidad del sistema nervioso para ayudarnos a sentir y movernos por el mundo, y hoy están bien caracterizadas gracias a las numerosas investigaciones que han contribuido a establecer actual disciplina de la neurociencia. Pero en los últimos veinte años ha surgido un nuevo panorama, que muestra cada vez con mayor claridad hasta qué punto las señales bioeléctricas son instrumentales más allá del sistema nervioso, y cuánto hacen en el resto del cuerpo. Del mismo modo que el genoma describe todo el material genético de un organismo —el ADN que escribe el conjunto de instrucciones para construirlo, las A, C, T y G que componen el código en el que está escrito, y otros elementos que controlan la actividad de los genes—, conocer la contabilidad completa de nuestro electroma nos permitiría catalogar todas las formas profundas en que las diferentes señales eléctricas moldean la biología.

La cartografía del electroma proporcionaría un plano único de las propiedades eléctricas que determinan casi todos los aspectos de nuestra vida y nuestra muerte. Incluiría un perfil de las dimensiones y propiedades de nuestro sistema eléctrico, desde el nivel de los órganos a las células, pasando por los diminutos componentes de esas células, incluidas las mitocondrias, y los comportamientos de las propias moléculas eléctricas.

Como se vio en la primera parte del libro, la primera visión del electroma nos llegó por cortesía de la actividad eléctrica de nervios y músculos. Los «espíritus animales» se convirtieron en conducción nerviosa, y la disciplina científica que se aglutinó en torno a su estudio fue la neurología. Los conocimientos de la neurología (y la electrofisiología, el campo que unió a los electricistas del siglo XVIII con los fisiólogos teóricos) se codificaron en la década de 1960 en la disciplina

---

difusión. Sin embargo, incluso antes de su publicación, otros investigadores de la bioelectricidad, como Michael Levin y Min Zhao, habían empezado a utilizar la palabra. Zhao, en concreto, ha revisado algunos manuscritos en los que se utiliza ese término «sin una definición [coherente] ni una aclaración. Se trata de una interpretación en evolución». El propósito de este libro es fijar la palabra como si fuera un insecto en un cristal.

formal que hoy se conoce como neurociencia: el estudio del sistema nervioso animal.

El siglo XX trajo consigo enormes avances en la caracterización de los patrones ocultos en la actividad eléctrica del sistema nervioso. Empezamos a descifrar el código que explica cómo transmite la información hacia y desde el cerebro. Como veremos en los próximos capítulos, casi todos estos descubrimientos se lograron sondeando el sistema nervioso con electricidad metálica. Esto nos llevó a descubrir que la electricidad artificial podía incluso, con mayor o menor éxito, modificar nuestra propia bioelectricidad, nuestra salud, nuestros pensamientos y nuestro comportamiento. Esto ya era bastante sorprendente, pero a finales de siglo descubrimos que la madriguera del conejo era mucho más profunda.

Pero antes de seguir adelante, debemos establecer algunas nociones básicas de neurociencia, para que podamos entender cómo funciona el sistema nervioso y por qué la gente estaba tan interesada en pincharlo con electricidad artificial. Para eso está este capítulo. Acompáñame en un recorrido muy rápido por ciento cincuenta años de electrofisiología.

Conducción nerviosa 101

Averiguar cómo se envían los mensajes eléctricos a través del cuerpo resultó mucho más fácil una vez que conocimos la estructura del cerebro, la médula espinal y las células especiales que les permiten transmitir las comunicaciones, las llamadas células nerviosas o neuronas. Todo esto se estableció en una serie de conocimientos pioneros conocidos como la Doctrina de la Neurona, que les valió a Camillo Golgi y Santiago Ramón y Cajal el Premio Nobel en 1906. Fue la primera vez que comprendimos cómo funcionaba el sistema nervioso. (Antes de esto, como deja claro la conversación en torno a los espíritus animales, pensábamos que el sistema nervioso no era más que una única red conectada de tubos que iban del cerebro a todo el cuerpo, razón por la cual tenía sentido que se pudieran llenar de agua o fluido hidráulico, y por la que no tenía sentido mucho más).

Lo que Ramón y Cajal y Golgi descubrieron (aunque, una vez más, a través de muchas discusiones y desacuerdos) era que el sistema nervioso estaba compuesto por células —células especiales separadas, que habían sido acuñadas como «neuronas»— que podían transmitir señales eléctricas del cerebro a los nervios y los músculos, y viceversa.

Nadie hasta ahora se había dado cuenta de que el sistema nervioso estaba formado por células, porque las neuronas no se parecen a una célula normal. La mayoría de las células parecen esferas un poco aplastadas, mientras que las neuronas no son así. Una neurona tiene tres partes bien diferenciadas. Consta de un cuerpo celular (y esta parte sí se parece a una célula normal), pero de él brotan protuberancias ramificadas de diferentes longitudes y en todas direcciones. Las primeras, llamadas dendritas, son muy cortas y llevan los mensajes al cuerpo celular. Las segundas, los axones, pueden medir hasta un metro de largo y su función es enviar mensajes desde el cuerpo celular a otras neuronas o músculos.

Aunque algunas de los 86 000 millones de neuronas del cerebro solo existen en él, un gran número de ellas se extienden por la columna vertebral y llegan a la piel, el corazón, los músculos, los ojos, los oídos, la nariz, la boca, los órganos y el intestino, es decir, todo el cuerpo, para hacer que se mueva, sienta y mucho más.

Las neuronas «sensoriales» que llevan la sensación y la percepción al cerebro forman parte del «sistema aferente», que le trae noticias del mundo exterior: las vistas, los sonidos, los olores, los arañazos y los golpes que confiere a su cuerpo. Estas neuronas también se llaman neuronas sensoriales. Las neuronas «móviles», que llevan la intención al interior del cuerpo para activarlo, forman parte del «sistema eferente», que permite responder a las sensaciones transmitidas por el sistema aferente.

Tanto si sientes como si te mueves, las señales encargadas de transmitir la información hacia y desde el cerebro se envían a través de un mecanismo eléctrico: el potencial de acción. Se trata de la pequeña chispa que mueve la aguja y que du Bois-Reymond conocía como corriente de acción o impulso nervioso. Impulso nervioso, potencial de acción, tal vez hayas oído el nombre de espiga, todo es lo mismo: la pequeña señal eléctrica que transmite un mensaje entre dos células nerviosas vecinas en el cerebro, o de un nervio a un músculo. Cuando una dendrita recibe un mensaje, lo transmite a su cuerpo celular, que evalúa si debe transmitirlo al axón. En caso afirmativo, el mensaje llega hasta el final del axón, donde salta a la dendrita de la célula siguiente. Casi desde el mismo momento en que Du Bois-Reymond y Helmholtz empezaron a medir la señal nerviosa, se empezó a discutir si era eléctrica o química. Pero la lucha se convirtió casi en una guerra cuando se descubrió que la señal saltaba de una célula a otra.

Esto se debe a que el mensaje se topa con un pequeño bache al final del axón. Allí se encuentra con un pequeño hueco que separa el axón de una célula de la dendrita de otra. Esta brecha se denomina sinapsis, bautizada el mismo año en que la Doctrina de la Neurona ganó el Nobel sus progenitores. El descubrimiento de una brecha entre células que debían transmitir una señal eléctrica reavivó muchas dudas sobre la idea, aún frágil, de que la electricidad animal es real y de que el impulso nervioso es eléctrico. Después de todo, una señal eléctrica no podía viajar por un hueco de aire en los cables de telégrafo, así que, ¿por qué iba a poder hacerlo en los cables del sistema nervioso?

En 1921, el descubrimiento de unas sustancias químicas llamadas neurotransmisores, que flotan a través de la brecha de la sinapsis, no hizo sino ahondar esas dudas. Esto llevó brevemente a una lucha sobre la naturaleza de la señal nerviosa entre grupos opuestos de científicos que se llamaban a sí mismos los Sopas (el equipo de la química) y los que se llamaban a sí mismos los Chispas (el equipo de la electricidad).[93] Era como el *West Side Story* de la ciencia.

Al final, tras una lucha encarnizada contra la insistencia de los Sopas en que no existía ningún aspecto eléctrico, los Chispas se impusieron. Sus campeones fueron Alan Hodgkin y Andrew Huxley, dos fisiólogos de la Universidad de Cambridge cuyos nombres pueden provocar un leve susurro en la parte posterior de su cerebro, en esa parte que tuvo que memorizar algo sobre sus estudios en la escuela.

---

93 Valenstein, Elliot. *The War of the Soups and the Sparks: The Discovery of Neurotransmitters and the Dispute over how Nerves Communicate.* NewYork: Columbia University Press, 2005.

La razón por la que su trabajo es canónico en la historia de la ciencia es porque establecieron que la electricidad es un árbitro crucial del impulso nervioso. En los años 50, pusieron fin a las discusiones entre los Sopas y los Chispas. Sus experimentos mostraron por primera vez, con un detalle indiscutible, cómo el potencial de acción es transportado por una neurona mediante partículas cargadas eléctricamente, de modo que sin sus propiedades eléctricas y su actividad no ocurriría nada.

Esas partículas se llaman iones. Los iones son átomos con carga positiva o negativa. El fluido que baña cada una de tus células —hay una gran cantidad, y es la razón por la que siempre dicen que somos un 60 % de agua— está repleto de ellos. Los iones disueltos en el llamado «líquido extracelular» se parecen mucho a los componentes del agua de mar: principalmente sodio y potasio, con cantidades menores de otros elementos como calcio, magnesio y cloruro. Sus concentraciones precisas dentro y fuera de cada neurona son los principales determinantes de que una señal eléctrica pueda pasar.

Recibieron su nombre de Michael Faraday, en honor a su extraña tendencia a moverse como por su propia voluntad. De hecho, fue gracias a la pila de Volta que descubrió esta tendencia. Después de que Volta le regalara una de sus primeras pilas prototipo en 1814,[94] Faraday la utilizó para idear los principios del motor eléctrico y la inducción, y unificar las leyes de la electricidad. Aunque no parece un hallazgo importante para nuestros propósitos, fue decisiva en el descubrimiento de la existencia de los iones. Faraday experimentaba introduciendo diversos compuestos en el agua y haciendo pasar una corriente eléctrica por ella para ver qué les ocurría. Los compuestos son materiales formados por una mezcla de dos o más elementos separados: bajo la corriente eléctrica, el compuesto se disuelve en los dos elementos separados que lo han formado, como un pastel que desprende el azúcar y la harina. En esta metáfora, los trozos de «azúcar», una vez segregados de la mezcla, migrarían hacia el

---

[94] James, Frank. «Davy, Faraday, and Italian Science». Informe presentado en la Conferencia Nacional de Historia y Fundamentos de Química IX (Modena, 25–27 October 2001), pp. 149-58 <https://media.accademiaxl.it/memorie/S5-vxxv-P1-2-2001/James149-158.pdf>

electrodo que estaba haciendo pasar la corriente a través del agua; mientras tanto, las partículas de «harina» se congregarían en el otro electrodo.[95] Faraday no sabía qué pensar entonces. ¿Qué era lo que viajaba por el agua y se acumulaba en sus electrodos? En 1834, bautizó a las misteriosas partículas como iones, que fue lo más lejos que se llegó con ellas durante el siguiente medio siglo.

En la década de 1880, el científico sueco Svante Arrhenius se dio cuenta de que el movimiento de los iones se debía a que eran atraídos por fuerzas eléctricas, lo cual tenía sentido, ya que los iones eran átomos que, en lugar de ser neutros, estaban cargados positiva o negativamente. Esto explicaba que se desplazaran por una solución como si lo hicieran por sí solos. No lo hacían en absoluto, sino que los iones positivos habían sido atraídos por el polo negativo de la pila y los negativos querían llegar al lado positivo. Por fin, una explicación clara de las observaciones de Faraday.

Estas propiedades se aplican en todas las soluciones, incluida la sopa biológica que baña el interior y el exterior de todas las células de todos los tejidos biológicos. Los iones son los ingredientes que nos mantienen vivos. Si alguna vez te han puesto un goteo intravenoso, tienes que agradecérselo a los iones y al fisiólogo del siglo XIX Sydney Ringer, que descubrió la receta precisa de sodio, potasio y otros electrolitos para inundar tu vasculatura con este facsímil de líquido extracelular. Esto le permitió evitar que los órganos fallaran incluso después de haber sido extraídos del cuerpo que antes los sostenía. Su primer experimento fue con un corazón de rana que, al introducirlo en su nueva «solución salina fisiológica», pudo seguir latiendo con normalidad durante varias horas, separado de la rana.[96] El caldo se llamó originalmente solución de Ringer y ha tenido consecuencias monumentales para la biología. Pero ¿por qué eran tan importantes los iones? ¿Qué tenían de especial para que

---

95 Faraday, Michael. *Experimental Researches in Electricity Volume 1* [1832]. Londres: Richard and John Edward Taylor, 1849. Disponible en <https://www.gutenberg.org/files/14986/14986-h/14986-h.htm>

96 Ringer, Sydney y E. A. Morshead. «The Influence on the Afferent Nerves of the Frog's Leg from the Local Application of the Chlorides, Bromides, and Iodides of Potassium, Ammonium, and Sodium», *Journal of Anatomy and Physiology* 12 (1877): 58–72.

no pudiéramos vivir sin ellos? A medida que avanzaba el siglo xx, fue surgiendo poco a poco el consenso de que los iones podían ser los principales agentes de la transmisión eléctrica del impulso nervioso. A medida que la Doctrina de la Neurona se iba perfilando, esto es lo que sabíamos. Uno, los bioquímicos habían establecido que los átomos cargados positivamente, como el sodio, y los cargados negativamente, como el cloruro, llevaban consigo su carga eléctrica allá donde iban. Dos, también se sabía —gracias a gente como Ringer— que los iones pueblan los espacios dentro y fuera de nuestras células. Y, por último, tres: sabíamos que los potenciales de acción creaban una actividad eléctrica lo bastante intensa como para hacer oscilar las agujas de los galvanómetros al paso de la señal nerviosa. Todo ello constituía una prueba circunstancial de que las cargas eléctricas se movían en el nervio o el músculo. Pero al igual que en el siglo xviii disponíamos de una colección de datos inconexos sobre la electricidad animal sin un marco que los uniera, todavía no teníamos una forma de dar sentido a todos estos datos separados sobre el sistema nervioso y los iones. Al menos no hasta la década de 1940, cuando una serie de experimentos demostró exactamente que los iones eran los principales agentes de la transmisión eléctrica del impulso nervioso.

Alan Hodgkin y Andrew Huxley sabían que si podían demostrar que las concentraciones de iones cambiaban de forma diferente dentro y fuera de una célula nerviosa durante el transcurso de un potencial de acción, probarían de una vez por todas que la electricidad estaba implicada en el corazón mismo de la generación de la señal bioeléctrica, como agente causante, y no solo como eco de algún proceso químico.[97]

Una vez más, las ranas se agotaron, pero sus nervios eran definitivamente demasiado pequeños para que cualquier herramienta existente pudiera analizar el contenido de iones dentro de sus membranas. A continuación, Hodgkin y Huxley probaron con cangrejos. Seguían siendo demasiado pequeños. Al final, encontraron un animal con un nervio lo suficientemente grande como para introducir un electrodo: el calamar.

---

[97] Campenot, Robert, *Animal Electricity*, 114.

Esta criatura tiene un par de axones extraordinariamente grandes —en milímetros, tienen mil veces el diámetro de cualquier axón humano, lo que les ha valido el apodo de «axón gigante»—, ya que deben enviar las instrucciones de huida del cerebro de forma instantánea por el enorme cuerpo del calamar.[98] Esto dejaba mucho espacio para que Hodgkin y Huxley insertaran el equipo de grabación necesario para monitorizar las propiedades eléctricas de la célula. Querían saber cómo cambiaban estas al dispararse el nervio y cómo cambiaban las concentraciones de iones, dentro y fuera de la célula, en respuesta.

Encontraron la forma de colocar un electrodo en el interior y otro en el exterior y, al hacerlo, midieron por primera vez la diferencia eléctrica entre el interior y el exterior de una célula. La diferencia era bastante grande: el exterior de la célula era setenta milivoltios más que el interior cuando el nervio no estaba interactuando, sino en descanso. Esta cifra se denomina potencial de membrana de la célula. Mide la diferencia entre las partículas cargadas dentro y fuera de la membrana. ¿Te acuerdas de que los iones son átomos cargados positiva o negativamente? Eso significa que llevan su carga consigo dondequiera que vayan. Un sodio lleva un +1, por ejemplo. También el potasio. El cloruro arrastra su -1, y no puedo evitar pensar que está eternamente avergonzado. El calcio posa llamativamente con su +2. Fuera de las neuronas, una mezcla de estos iones (y sus diversas cargas) se congrega en el espacio libre del líquido extracelular. Como en una neurona solo hay espacio para un número limitado de iones, la población (en comparación) menor de iones en su interior provoca que la suma de cargas sea menor dentro de la célula que fuera de ella. Por eso hay 70 milivoltios menos en cualquier neurona que en los espacios fuera de ella, y esos 70 milivoltios son justo lo que necesita idealmente la neurona. Por eso se llama «potencial de reposo».

Es como si la neurona pusiera los pies en alto para intentar conservar su energía.

---

98 McCormick, David A. «Membrane Potential and Action Potential». En Larry Squire et al. (eds), *Fundamental Neuroscience*. Oxford: Academic Press, (2013): 93-116.

Sin embargo, cuando se desencadenaba un potencial de acción, Hodgkin y Huxley descubrieron que esas cifras cambiaban radicalmente. La diferencia de carga entre el interior y el exterior de la célula se reducía rápidamente a cero, haciéndose cada vez menos pronunciada hasta que no había diferencia entre el interior y el exterior de la célula. (Luego, disminuía un poco más allá de cero, hasta que el interior de la célula estaba en un momento más cargado positivamente que la sopa del exterior). Cuando la acción terminaba, siempre volvía a su lugar feliz de 70 milivoltios.

Mientras se producía toda esta conmoción eléctrica, Hodgkin y Huxley también observaron que los distintos iones hacían cosas muy diferentes. Durante el potencial de reposo, había muchos iones de potasio dentro de la célula. Por el contrario, cuando se producía el potencial de acción, de repente la célula era todo sodio, que expulsaba una gran oleada de potasio. La vuelta de la célula a la felicidad venía acompañada de todos los iones de potasio. Este fenómeno descendía en cascada por el nervio y llevaba el impulso nervioso como si fuera una ola. Así fue como Hodgkin y Huxley demostraron finalmente que los potenciales de acción son generados sin lugar a dudas por cambios en la concentración de iones.[99] El sodio y el potasio eran, de alguna manera, responsables de la señal que viajaba por el axón: la carga eléctrica transmitida por las idas y venidas coreografiadas con precisión de estos iones.

Así que ahí estaba: la solución al misterio de la solución de Ringer. La razón por la que esta mezcla precisa de iones es crucial para mantener un cuerpo vivo es que son los que hacen que el impulso nervioso viaje por el nervio. Sin iones, la señal nerviosa no podría saltar. Sin esta, no podríamos inspirar ni espirar ni tragar y nuestro corazón no latiría.

En 1952, Hodgkin y Huxley publicaron los resultados tras varios años de trabajo, que demostraban cómo los iones de sodio y potasio se intercambian en una célula, llevando sus cargas eléctricas dentro y

---

[99] Hodgkin, Alan y Andrew F. Huxley. «A quantitative description of membrane current and its application to conduction and excitation in nerve». *The Journal of Physiology*, vol. 117, no. 4 (1952): 50044.

fuera, para crear el potencial de acción. Revelar el mecanismo del potencial de acción por primera vez les valió el Nobel, pero para Hodgkin el verdadero triunfo fue la prueba concreta de que la electricidad no era solo un efecto secundario, sino la causa. Como dijo en su discurso del Nobel en 1963, «el potencial de acción no es solo una señal eléctrica del impulso, sino que es el agente causal de la propagación».[100]

Su descubrimiento fue trascendental y debería haber desencadenado una nueva búsqueda coordinada para comprender la información transportada por estos iones (y, durante un breve periodo de tiempo, así fue: cita un informe que los océanos alrededor de los principales centros de investigación se quedaron brevemente sin calamares). Pero el interés duró poco. Justo cuando la electricidad animal debería haber vuelto a convertirse en el centro de atención, una nube pasó por encima del sol. En cuanto Hodgkin y Huxley desvelaron el escurridizo mecanismo del impulso nervioso, otros dos jóvenes investigadores acapararon la atención con un descubrimiento considerado mucho más monumental: la doble hélice. En 1953, James Watson y Francis Crick, junto con Rosalind Franklin, dieron a conocer su descubrimiento del ADN. «Solo hay moléculas. Todo lo demás es sociología», declaró Watson,[101] y la importancia de la bioelectricidad volvió a quedar relegada a un segundo plano por un descubrimiento mayor, como había ocurrido después de Galvani. Hodgkin y Huxley habían demostrado que un potencial de acción depende crucialmente de que una célula retenga potasio y expulse sodio. Pero, aparte del glamour del ADN, la razón principal por la que la vía de investigación que habían abierto no continuó en los humanos fue que no disponíamos de equipos lo suficientemente pequeños como para asomarnos a los recovecos (cada vez más diminutos) con el objetivo de descubrir y ver los iones que entraban y salían de una célula, y de este modo averiguar cómo sucedía. Como resultado, grandes preguntas quedaron sin respuesta.

---

100 Bresadola, Marco y Marco Piccolino. *Shocking Frogs*, 294.
101 Ramachandran, Vilayanur S. «The Astonishing Francis Crick». Lectura en memoria de Francis Crick en el Centre for the Philosophical Foundations of Science en New Delhi, India, 17 October 2004. <http://cbc.ucsd.edu/The_Astonishing_Francis_Crick.htm>Schuetze, Stephen

Una antigua teoría que se remontaba a la época de du Bois-Reymond sostenía que la pared de la membrana celular desaparecía de vez en cuando y se volvía tan transparente como un montón de iones, como una cortina que se descorre.[102] Sin embargo, eso nunca había tenido mucho sentido, y ahora lo tenía aún menos a raíz de los descubrimientos de Hodgkin y Huxley. Al ver que el sodio y el potasio cambiaban de lugar, Hodgkin se dio cuenta de que la membrana no se apartaba como una cortina. Estaba eligiendo activamente qué dejar entrar y salir. Sin embargo, ¿cuál era el mecanismo? ¿Tenían las neuronas orificios especiales para determinados iones?

¿Cómo sabían las células nerviosas deshacerse solo del sodio, mientras que el potasio permanecía intacto? Este hecho resultaba especialmente extraño, ya que el potasio es un 16 % más pequeño que el sodio, lo que añadía más misterio a la cuestión de cómo una célula podía expulsar momentáneamente todo el potasio mientras permitía la entrada de sodio.

Durante sus largos años de experimentación, Hodgkin y Huxley formularon la teoría de que los iones entraban y salían a través de pequeños orificios que perforaban la membrana como un colador; ¿quizá a algunos de estos orificios les gustaba el sodio y a otros el potasio? Se empezaron a desarrollar teorías y un lenguaje sobre esta dinámica, pero no se les dio un nombre hasta que se bautizaron como «canales iónicos».

Soy el hombre ión

¿Qué es exactamente un canal iónico? Desde los años sesenta, crecía la sospecha de que estos poros eran en realidad proteínas que hacen un túnel a través de la membrana celular. Pero nadie consiguió llegar más lejos hasta principios de los años setenta, cuando Erwin Neher, físico, y Bert Sakmann, fisiólogo, se pusieron a investigar el problema en el Instituto Max Planck de Química Biofísica de Gotinga

---

102 Schuetze, Stephen. «The Discovery of the Action Potential». *Trends in Neurosciences* 6 (1983): 164–8. Véase también Lombard, Jonathan, «Once upon a time the cell membranes: 175 years of cell boundary Research». *Biology Direct*, vol. 9, no. 32, 1–35; y *The Shocking History of Electric Fishes* de Finger, Stanley y Marco Piccolino..

(Alemania Occidental). Pensaron que, si esos pequeños agujeros existían realmente, sería posible detectar las diminutas corrientes que se producían cuando los iones entraban y salían. Sin embargo eso equivale a unas cien mil millonésimas partes de la corriente que hace funcionar una tostadora, así que para detectarlo se necesitaría un equipo más sensible que cualquier otro que pudiera construirse.

Así que Neher y Sakmann crearon un nuevo dispositivo que podía aislar una pequeña porción de una simple neurona que contuviera solo unos pocos, o incluso uno solo, de estos supuestos agujeros. Los iones y los agujeros eran aún demasiado pequeños para verlos con el equipo de la época, pero, cuando pudieron registrar la corriente reveladora que salía de un solo poro iónico en una membrana celular viva, Neher y Sakmann demostraron que los agujeros estaban ahí. Existían de verdad.

Además, descubrieron cómo funcionaban. La forma de estos pulsos de corriente dejaba claro que estos pequeños poros solo podían estar en uno de estos dos estados: completamente abiertos o completamente cerrados. Nunca estaban entreabiertos.[103] Y cuando lo estaban, vaya si lo estaban. Un solo poro abierto permitía que los iones de potasio y sodio entraran y salieran de la célula a un ritmo de entre 10 000 y 100 000 iones por milisegundo. Eso son muchos +1.

Unos años más tarde, en 1978, William Agnew y su equipo del Instituto de Tecnología de California (Caltech) identificaron por fin lo que era realmente un canal de sodio: no es solo un agujero en un tamiz, es una proteína.[104] Y con esa revelación, la biología molecular pasó de ser el enemigo del espectáculo al mejor amigo de la bioelectricidad. El descubrimiento del ADN por Watson y Crick permitió a los científicos leer el código genético de cualquier proteína, lo que significaba que, si se podía aislar y secuenciar, se podía clonar. Y eso significaba que se podía empezar a jugar en serio con los canales

---

103 Campenot, *Animal Electricity*, 210-11.
104 Agnew, William, et al. «Purification of the Tetrodotoxin-Binding Component Associated with the Voltage-Sensitive Sodium Channel from Electrophorus Electricus Electroplax Membranes». *Proceedings of the National Academy of Sciences*, vol. 75, no. 6 (1978): 2606-10.

iónicos. Se podían crear células que solo tuvieran versiones cerradas o abiertas, y ver cuál era el efecto en un organismo.

En 1986, Masaharu Noda fue el primero en clonar un canal de sodio dependiente de voltaje (un tipo de canal de sodio que se abre si detecta un cambio en el voltaje que presiona la membrana que lo rodea).[105] Los científicos empezaron a sintetizar proteínas de diferentes formas y a clonar diferentes células con distintos tipos y números de canales iónicos.[106] Se podían crear células con determinados canales completamente editados. Si uno se atrevía, incluso podía crear células Frankenstein con canales editadas que se habían modificado juntas, y ver qué pasaba después. Esta investigación pronto proporcionó a los científicos un índice completo de todos los canales iónicos: canales de sodio, canales de calcio, canales de cloruro y canales de potasio. No importa la cortina transparente: eran estas proteínas las que decidían qué ión podía ir dónde y cuándo.

¿Cómo tomaban estas complicadas decisiones? El biofísico roderick MacKinnon resolvió el enigma en 1991, el mismo año en que Neher y Sakmann recibieron el Nobel por iniciar esta avalancha de investigación.

Se han utilizado muchas metáforas complejas para describir el sistema increíblemente complicado que descubrió MacKinnon. Pero a mí me gusta pensar en los canales iónicos como en un clasificador de formas: el juguete que se le da a un bebé para que introduzca clavijas de distintas formas en una caja de madera a través de los agujeros correspondientes. Algunas de las clavijas son redondas, otras triangulares, cuadradas o estrelladas. En los agujeros cuadrados caben las clavijas cuadradas, y así sucesivamente. Así que, aunque algunos agujeros sean *técnicamente* más grandes que sus homólogos no coincidentes, siguen sin caber. Son incompatibles con las dimensiones del canal y, por tanto, este sigue siendo impenetrable. (En realidad, es un poco más complicado que esto, porque los agujeros

---

105 Noda, Masaharu, et al. «Expression of Functional Sodium Channels from Cloned CDNA». *Nature*, vol. 322, no. 6082 (1986): 826–8.

106 Brenowitz, Stephan, et al. «Ion Channels: History, Diversity, and Impact». *Cold Spring Harbor Protocols* 7 (2017), loc. pdb.top092288 <http://cshprotocols.cshlp.org/content/2017/7/pdb.top092288.long#sec-3>

de este juguete para bebés cambian de forma para acomodarse a la clavija que más les gusta).

Después de que MacKinnon completara la imagen de la membrana celular, comprendimos por primera vez el conjunto de mecanismos entrelazados que sustentan la electricidad biológica: cómo las proteínas de la membrana trabajan con los iones para generar el potencial de acción y cómo todo vuelve a empezar de nuevo cuando el potencial de acción ha pasado. Una vez que comprendimos los canales iónicos, pudimos entender el potencial de acción en su totalidad.

Se parece mucho a cómo se gestiona un club nocturno exclusivo.

En el club

Debo mencionar que la siguiente analogía ignora todo el universo de complejidades dentro y fuera de una célula, centrándose únicamente en el lugar donde se genera el voltaje. Sin embargo, al fin y al cabo, este es un libro sobre bioelectricidad.

Por lo tanto, se puede pensar en la célula como en un club nocturno altamente microgestionado. Los iones son los clientes y los canales iónicos actúan como porteros de discoteca que atienden las puertas de acceso VIP. Estos participantes orquestan las tres etapas del potencial de acción. (Mi ridícula discoteca de iones se apoya en la maravillosa explicación de Frances Ashcroft en *La chispa de la vida*).

Etapa 1: El potencial en reposo

En reposo, cuando no pasa ningún potencial de acción, la célula nerviosa se encuentra en lo que se conoce como «potencial de reposo». Es la diferencia de 70 milivoltios que encontraron Hodgkin y Huxley. En este estado, el interior de la célula está más cargado negativamente que la sopa del espacio fuera de la célula.

Dentro de nuestro club, la multitud está formada principalmente por iones de potasio cargados positivamente, que se agolpan en el minúsculo espacio en una concentración cincuenta veces mayor que la que pululan fuera. Fuera del club, una larga fila de aspirantes —principalmente iones de sodio, también con carga positiva— presionan contra las puertas. Pero, por desgracia, la mayoría de esas puertas están cerradas para ellos. La dirección tiene una clara preferencia por los miembros del grupo del potasio: se aplica una estricta política de PROHIBIDO EL SODIO. Pero esos iones de sodio son como nosotros, así que se agolpan cada vez más contra las puertas para entrar. Pero la dirección no se anda con chiquitas. Si un portero, conocido como bomba de iones, descubre que un ión de sodio se ha colado, lo expulsa enérgicamente y, como insulto final, tres iones de potasio cualesquiera pasan por el control de seguridad en su lugar.

En cuanto a los iones de potasio, también son como nosotros. Se cansan de las condiciones de agitación dentro del club y de vez en cuando se marchan, dejando una carga negativa tras ellos. No hay barreras para que se vayan.

Este delicado equilibrio entre la vigilancia de la dirección, la desesperación de los iones de sodio, el distanciamiento general de los iones de potasio y otras variables es lo que mantiene el potencial de reposo de la membrana celular oscilando perpetuamente en -70 milivoltios. (Más iones de sodio cargados positivamente en el exterior que iones de potasio cargados positivamente en el interior provocan que el interior sea negativo en comparación con el exterior).

No es de extrañar que el biólogo celular Robert Campenot describa el estado de una célula nerviosa antes de un potencial de acción como el de un gatillo de pelo. Solo necesita una excusa. Cualquier mínimo cambio en el equilibrio provocará el caos.

Antes de llegar a eso, sin embargo, hay una cosa más. Esas puertas con rebotadores que he descrito hasta ahora no son las únicas puertas. También hay puertas de emergencia: los canales de sodio activados por voltaje. Se abren si detectan un cambio en el potencial de reposo cuidadosamente mantenido. Si la cantidad de carga fuera del club cambia lo justo, en un instante se libera toda la energía potencial que hasta entonces se había mantenido en una delicada suspensión.[107] Es decir, si la multitud de sodio fuera del club se alborota demasiado, las cuerdas de terciopelo se caen y empiezan a entrar por la fuerza en el club. Y entonces cunde el pánico en la discoteca.

---

107   McCormick, «Membrane Potential and Action Potential», 103.

Etapa 2: El potencial de acción

En comparación con el tamaño de la célula, el potencial de la membrana es enorme. La membrana celular tiene unos 10 nanómetros de diámetro y un lado es 70 milivoltios más negativo que el otro. Si tuviéramos la diferencia de voltaje equivalente en nuestro cuerpo, sentiríamos 10 millones de voltios. Eso es... mucho. Una descarga estática intensa que te haga soltar una buena palabrota contiene unos 10 000 voltios.

El choque de un potencial de acción es mucho más intenso para nuestros pequeños amigos rebotadores de canales iónicos. Las puertas de emergencia se abren de par en par. Los iones de sodio aprovechan la confusión para precipitarse en el club, desencadenando un bucle de retroalimentación: cuanto mayor es el cambio en el potencial de membrana, más canales de sodio se abren y más iones de sodio se agolpan, y cuantos más iones de sodio entran, más positivo se vuelve el voltaje, más canales de sodio se abren, y así sucesivamente. En un instante, el sodio se ha apoderado del lugar.

Etapa 3: Repolarización

Ahora que millones de iones de sodio han asaltado este club, antes exclusivo, y empujan y apiñan a los aterrorizados iones de potasio, el interior de la célula puede alcanzar brevemente 100 milivoltios más positivos que el exterior. Menos de un milisegundo después, los canales de potasio se abren y los iones de potasio, asqueados, abandonan el club en masa.

Dentro del club, el éxodo masivo de iones de potasio ha devuelto la membrana celular a su estado de reposo. Pero, ahora, los clientes se han marchado. La dirección está desesperada por recuperar a los iones de potasio que huyen. Vuelven a cerrar el local. Los porteros empiezan a crujirse los nudillos. La mayoría de los iones de sodio se marchan por su propia voluntad.[108] Se tarda un rato en convencer a los iones de potasio para que vuelvan a entrar en el local desvalijado. Al final, la dirección consigue que vuelvan. Entonces, es solo cuestión de tiempo que todo vuelva a suceder.

---

108   Ashcroft, Frances. *The Spark of Life*, 69.

El voltaje abre y cierra los canales.[109] Los canales de sodio y potasio que reaccionan a los cambios de voltaje median en la generación de potenciales de acción, que permiten propagar las señales de un extremo a otro de una neurona. En última instancia, el mismo mecanismo era incluso el que controlaba los neurotransmisores químicos. En el extremo del axón, donde termina el potencial de acción, hay otro conjunto de rebotadores: los canales de calcio activados por voltaje. Cuando se produce el potencial de acción, estos se abren y el calcio del agua salada extracelular inunda el extremo del axón. Esto libera neurotransmisores (las conocidas serotoninas, dopaminas y oxitocinas) que se desplazan por el terminal del axón hasta el punto de entrada de la dendrita de la neurona vecina. Y eso desencadena el siguiente potencial de acción, y toda la secuencia vuelve a empezar. Todos estos aspectos químicos y eléctricos están controlados en última instancia por el voltaje de la membrana, su estado eléctrico. Esta es la historia del impulso nervioso, responsable de todas nuestras sensaciones, movimientos, emociones y latidos. Su electricidad es el generador central. La fuente de tu electricidad, y de la mía, no es un órgano eléctrico independiente como el de la anguila, sino un mecanismo autorregenerador producido dentro de las propias células, por la danza exquisitamente coordinada de iones a través de proteínas. El mecanismo básico responsable de toda esta complejidad era asombrosamente sencillo. Apila más iones cargados en un lado de una membrana que en otro, y obtendrás un potencial eléctrico. Cambia el voltaje, y liberarás toda esa energía. En esencia, así es como funciona una batería: un lado tiene una cantidad diferente de carga que el otro. Las células nerviosas y musculares son como pequeñas baterías recargables.

---

109 McCormick, David A. «Membrane Potential and Action Potential». En John H. Byrne y James L. Roberts (eds), *From Molecules to Networks: An Introduction to Cellular and Molecular Neuroscience*. Amsterdam/Boston: Academic Press, (2009): 133-58.

Cuarenta billones de pilas

Pero no eran las únicas células que actuaban como pilas. Después de que se puede estudiar los canales iónicos utilizando las herramientas de la biología molecular, quedó claro que los canales iónicos (y los iones que admitían y los que no) también estaban presentes en todas las demás células del cuerpo. Esta fue la llamada de atención: ¿qué hacían allí? ¿Para qué servían las propiedades eléctricas de todas esas células?

Lo descubrimos a su debido tiempo. En 1984, la fisióloga de canales iónicos Frances Ashcroft descubrió que el páncreas, por ejemplo, utiliza un canal iónico de potasio concreto para emitir las órdenes eléctricas que sincronizan con precisión sus células beta secretoras de insulina. (Estas viajan diez veces más rápido que las químicas, por lo que es la única forma de sincronizar tantas células para que actúen al unísono). Este canal de potasio debe estar en perfecto estado de funcionamiento para poder coordinar la liberación de insulina. A principios de la década de 2000, Ashcroft y Andrew Hattersley descubrieron la mutación que bloqueaba y provocaba una variante de la diabetes.

Estas ideas se multiplicaron y pronto transformaron la medicina. La física de los canales iónicos se convirtió en una importante disciplina biomédica por derecho propio. Los científicos disponían ahora de las herramientas y los conocimientos necesarios para investigar cómo los canales iónicos de las células musculares y nerviosas sostenían el funcionamiento más básico del cuerpo humano. Y, lo que es más importante, qué ocurría cuando no lo hacían. Y, lo que es aún más importante, por fin disponían de una nueva herramienta para manipular esa electricidad con mayor precisión, que se convertiría en la herramienta más importante para los investigadores de la bioelectricidad desde la invención de la pila.

Las primeras ideas de fármacos capaces de manipular la electricidad procedían de las neurotoxinas. En la década de 1960, la investigación sobre neurotoxinas había aclarado que muchos de estos venenos naturales afectan a los equilibrios de sodio y potasio, que causan el caos de los delicados mecanismos que hacen posible la comunicación celular, y que actúan como una solución de timbre inverso.[110] La razón por la que se supone que no debes comer pez globo (a menos que haya sido preparado por alguien con un grado avanzado en el fileteado de un pez globo) es que algunas de sus partes llevan un veneno defensivo llamado tetrodotoxina. Si se ingiere la más mínima cantidad, se paralizan rápidamente los músculos que mueven todo el cuerpo, incluidos los pulmones, y se produce la asfixia. El mecanismo exacto de cómo funciona esto se desveló gracias a la teoría de los canales iónicos aportada por Neher y Sakmann: la tetrodotoxina impide que los iones de sodio entren en la célula.[111] Se encaja en esos canales, bloqueando las puertas y, si no hay entrada de sodio, no hay estampida de potasio hacia fuera, y eso impide el resto de las fichas de dominó que forman una cascada en un potencial de acción. Otros tipos de neurotoxinas pueden abrir todas las puertas, lo que produce el mismo efecto final: la célula no puede comunicar ninguna señal a otros nervios o músculos. Ninguna célula puede sobrevivir sin canales iónicos funcionales.

Una vez que los investigadores se dieron cuenta de cómo creaba la naturaleza las neurotoxinas, lanzando una llave inglesa a los importantísimos canales iónicos, se dieron cuenta de que podían crear sus propias neurotoxinas a medida para cerrar o abrir solo los canales que quisieran. (Ashcroft y Hattersley descubrieron que un fármaco existente podía cerrar los canales iónicos errantes y revertir esta rara forma de diabetes). Y así comenzó la era de los fármacos para los canales iónicos.

Los fármacos iónicos son uno de los pilares de la medicina moderna. Sirven de base para los tratamientos de algunas mordeduras de serpiente, ya que aumentan artificialmente la comunicación entre nervios y músculos. También se utilizan para tratar las arritmias cardíacas. Ahora los investigadores estudian varios trastornos del movimiento, la epilepsia, las migrañas y algunas enfermedades hereditarias raras en busca de posibles canales iónicos mutantes.[112] En toda la bio-

---

110 Ashcroft, *The Spark of Life*, 49 y 87-9.
111 Barhanin, Jacques, et al. «New scorpion toxins with a very high affinity for Na+ channels. Biochemical characterization and use for the purification of Na+ channels». *Journal de Physiologie*, vol. 79, no. 4 (1984): 304-8.
112 Kullmann, Dimitri M. «The Neuronal Channelopathies», *Brain*, vol. 125, no.

logía, la física de los canales iónicos ha revolucionado el tratamiento y la conceptualización de enfermedades y trastornos. «Resulta exagerado pensar en nuestra idea de los potenciales de acción cardíacos antes de que conociéramos los canales de calcio», escribió un electrofisiólogo cardíaco.[113]

Los canales iónicos son importantes dianas farmacológicas, pero nuestro conocimiento de ellos es incompleto. Cada vez encontramos más variaciones inesperadas. Una de ellas son las uniones en hendidura, observadas por primera vez en el corazón, pero que ahora parecen estar presentes en cada uno de nuestros billones de células. Una unión en hueco es un canal iónico especial que se abre entre dos células vecinas, creando una puerta furtiva que solo ellas comparten, como habitaciones de hotel contiguas. En las células del corazón, las uniones en hendidura sincronizan la actividad de las células que deben funcionar en tándem, pero también se encuentran en las membranas de las células de la piel, los huesos, el corazón e incluso en las células sanguíneas. Están por todas partes. Todas se comunican entre sí mediante sinapsis eléctricas. ¿Para qué?

Los nuevos canales iónicos no son las únicas sorpresas. Otra observación reciente es la corriente de electrones que expulsan las células cancerosas cuando salen del estado de buena salud.[114] A mayor escala, también hay aspectos del sistema nervioso que no apreciamos hasta principios del siglo XXI, cuando empezó a surgir la idea de que el sistema nervioso no solo actúa sobre las partes que sienten y se mueven, sino que también regula la función de los órganos y el sistema inmunitario. Hasta hace poco, el conocimiento de estos rasgos eléctricos dispares de la biología estaba secuestrado en estrechas subdisciplinas. Esto se debe a que el estudio de la bioelectricidad se había ido aislando cada vez más en la neurociencia y en la electrofisiología, que se centraba mucho en los nervios y la neurociencia, hasta el

---

6 (2002): 1177-95.

113 Fozzard, Harry. «Cardiac Sodium and Calcium Channels: A History of Excitatory Currents», *Cardiovascular Research*, vol. 55, no. 1 (2002): 1-8.

114 Sherman, Harry G., et al. «Mechanistic insight into heterogeneity of transplasma membrane electron transport in cancer cell types», *Biochimica et Biophysica Acta - Bioenergetics*, 1860/8 (2019): 628-39.

punto de que los científicos daban por sentado que la bioelectricidad solo la utilizaban los nervios.

Una de las características más sorprendentes del electródromo es que la electricidad animal no se limita en absoluto a los animales. No somos los únicos con estos canales iónicos. Todos los demás reinos funcionan con lo mismo.

Reinos eléctricos

En realidad, ya habíamos vislumbrado esa realidad, mucho antes de que pudiéramos explicarla razonablemente. En 1947, el fisiólogo Elmer Lund descubrió que las algas desprendían campos eléctricos.[115] No era el único; estas confusas emanaciones eléctricas llegaban de toda superficie biológica medible: Venus atrapamoscas, piel humana y de rana, hongos, bacterias, embriones de pollitos, huevos de peces y plántulas de avena.

Varios informes procedentes de campos de estudio dispares indican que las señales eléctricas utilizadas por plantas, bacterias y hongos son extrañamente similares a las nuestras, y la investigación empieza a sugerir que utilizan estas señales con efectos muy similares. Las bacterias utilizan ondas eléctricas de calcio para coordinarse en comunidades de biopelículas (la interrupción de estas señales de control eléctrico es un tema de investigación candente en la lucha contra la resistencia a los antibióticos).[116] Los hongos las utilizan (entre otras cosas) para comunicar a lo largo de sus largos zarcillos si han encontrado una fuente de alimento nutritivo o un fiasco.[117] Las plantas utilizan la electricidad para activar las defensas químicas contra los depredadores. La lista es interminable.

En los últimos veinte años nos hemos preguntado, a medida que descubríamos cada vez más similitudes entre sus sistemas eléctricos

---

[115] Lund, Elmer. *Bioelectric Fields and Growth*. Austin: University of Texas Press, 1947

[116] Prindle A, Liu J, Asally M, Ly S, Garcia-Ojalvo J, Süel GM. «Ion channels enable electrical communication in bacterial communities». *Nature*. (2015)

[117] Brand, Alexandra et al. «Hyphal Orientation of Candida albicans Is Regulated by a Calcium-Dependent Mechanism». *Current Biology,* 17, (2007): 347–352.

y los nuestros, por qué estas señales (en bacterias, en hongos, en protistas) son tan parecidas a las de nuestro sistema nervioso. Por el contrario, ahora mucha gente empieza a preguntarse si no habremos entendido la pregunta al revés: ¿por qué nos parecemos tanto a ellos y qué significa eso sobre nuestros sistemas eléctricos? Todas las criaturas, cerebrales o no, utilizan un conjunto de iones similares para crear voltajes a través de sus células. Todos utilizamos estos voltajes como base de la comunicación. Los animales los utilizan para que su sistema nervioso funcione como un centro de mando y control; otros reinos los utilizan para la señalización y la comunicación sin sistema nervioso. «Creo que todas las señales empezaron cambiando el potencial de voltaje», afirma Scott Hansen, electrofisiólogo del Instituto de Investigación Biomédica Scripps de la Universidad de Florida.

Y esto plantea una idea descabellada: ¿podríamos tener otro sistema de comunicaciones funcionando en paralelo al sistema nervioso? Investigaciones recientes sugieren con fuerza que nuestros cuerpos funcionan al menos con dos —si no más— redes de comunicaciones eléctricas.

Empiezan a acumularse pruebas de que la bioelectricidad del sistema nervioso —la fuerza animadora de los espíritus animales— no es la única red de comunicación eléctrica que utiliza el cuerpo animal. Extrañas características y comportamientos eléctricos conectan todas las células de nuestro cuerpo. La piel, los huesos, la sangre, los nervios... cualquier célula biológica: ponla en una placa de Petri y aplícale un campo eléctrico, y todas se arrastrarán hacia el mismo extremo. Es como si percibieran el campo eléctrico, aunque todavía no entendemos cómo las células pueden percibir esas cosas. Lo único que sabemos es que los campos eléctricos afectan a las propiedades bioeléctricas de una célula —de cualquier célula y, a veces, de órganos enteros— que puede utilizarse para que haga cosas que normalmente no haría.

Por este motivo, algunos científicos empiezan a pensar que la bioelectricidad puede entenderse como un componente de la epigenética, que describe cómo el entorno puede provocar cambios que alteren el funcionamiento de los genes sin modificar el ADN. «Cada vez se descubren más factores epigenéticos que dirigen la organización de los patrones y flujos de la información biológica», escribe el físico Paul

Davies.[118] En su opinión, la bioelectricidad se perfila como un factor epigenético importante, aunque todavía poco conocido, que ofrece a las células una poderosa vía para gestionar la información epigenética. Pero otros investigadores están descubriendo que puede ser algo más que otro aspecto de la epigenética. La palabra epigenética significa «por encima de los genes». Y quizá la señalización eléctrica funcione como una especie de «metaepigenética», como un anillo que los une. Como se verá en los próximos capítulos, la orientación eléctrica ejerce un control sobre muchos aspectos complicados de la biología, desde cómo se expresan los genes hasta si comienza la inflamación en el sistema inmunitario.

El código bioeléctrico

Así pues, una comprensión granular del electroma podría proporcionar también una forma de controlar el genoma casi tan fácilmente como podemos controlar el hardware de nuestros ordenadores con software. De hecho, el investigador de la Universidad de Tufts Michael Levin es uno de los que han encontrado pruebas que sugieren que las dimensiones eléctricas de la vida pueden ejercer control sobre los genes, proporcionando una forma de hackear otros sistemas que antes creíamos demasiado complejos para controlarlos con precisión. Levin sospecha que este conocimiento más profundo de la bioelectricidad dará lugar a un código bioeléctrico. Este código no está escrito en genes, sino en iones y canales iónicos. Ese código controla los complicados procesos biológicos que te formaron en el vientre materno, de modo que ejecuta un programa controlado de crecimiento y muerte celular. El código bioeléctrico es la razón por la que conservas esa misma forma durante toda tu vida; poda tus células en división para que sigas siendo reconociblemente tú. Y si se pudiera descifrar y manipular, se podría utilizar para rediseñar con precisión la forma física humana, con el objetivo de salvar los defectos congénitos y el cáncer (más información en los capítulos 7 y 8). Si podemos perfilar las propiedades eléctricas de los tejidos

---

118   Davies, Paul. *The Demon in the Machine*. Londres: Allen Lane, 2019.

biológicos del mismo modo que hemos perfilado su base genética —es decir, completar el electroma humano—, podremos descifrar el código bioeléctrico humano.

Cuando se piensa en el origen de la vida, lo primero que nos viene a la mente es el código genético. ¿Cómo evolucionaron el ADN y el ARNr para dar lugar a la vida reproducible? Hay una segunda cosa que debería venir a la mente, pero normalmente no lo hace. ¿Cómo es que existe una membrana celular?

La membrana celular es importante por varias razones. La primera es simplemente práctica. Todo el ADN y el ARNr del mundo, que reproducen todos los elementos, todos los nucleótidos y aminoácidos necesarios para la vida, flotarían en una gran sopa si no tuvieran un contenedor. Para hacer algo remotamente útil con los componentes de la vida, se necesita algo que los mantenga unidos. La membrana es la innovación evolutiva menos apreciada de todas.

Pero hay una razón más importante por la que la membrana es tan importante. Tan pronto como hay una membrana, hay una separación entre un interior y un exterior. Y puesto que cada célula que conocemos siempre ha contenido diferentes tipos de iones, en el momento en que hay una separación de membrana, hay un voltaje. Eso es solo física. Después de eso, solo necesitas las proteínas para formar pasajes en la membrana que permitan a todos esos iones entrar y salir de la célula.

Estos canales iónicos, como grupo, tienen unos tres mil millones de años. Las plantas, los hongos, los animales y todos nosotros los hemos heredado de nuestros antepasados eucariotas. Sin duda, las señales no comenzaron con los canales de sodio, que no evolucionaron hasta la época de los primeros sistemas nerviosos, hace unos 600 millones de años.[119] En 2015, el neurobiólogo Harold Zakon publicó una historia evolutiva muy exhaustiva de los canales iónicos y descubrió que la mayoría de las familias de canales iónicos están presentes desde nuestro último antepasado conocido.[120] Zakon descubrió que los componentes

---

[119] Anderson, Paul A. y Robert M. Greenberg. «Phylogeny of ion channels: clues to structure and function». *Comparative Biochemistry and Physiology Part B: Biochemistry and Molecular Biology,* vol. 129, no. 1 (2001): 17–28.

[120] Liebeskind, B. J., D. M. Hillis y H. H. Zakon. «Convergence of ion channel genome content in early animal evolution». *Proceedings of the National Academies of*

básicos de nuestro canal de sodio se encontraban en el primer canal iónico, el de potasio. De hecho, el canal de potasio es el pequeño Lego a partir del cual se formaron posteriormente la mayoría de los demás canales (sodio, calcio, etc.). «El motivo que permite al potasio atravesar el canal es muy antiguo y está muy conservado. Es prácticamente el mismo desde las bacterias hasta nosotros», afirma Zakon. «Nosotros lo tenemos, todas las células de nuestro cuerpo lo tienen, probablemente todas las células de la Tierra tienen el gen de ese canal».

De hecho, todavía hoy se puede encontrar ese motivo molecular de los primeros canales iónicos en las bacterias. Todos los canales y bombas posteriores proceden de ese gen ancestral.

El resultado es el siguiente: separar y mover iones a través de las membranas es fundamental para todos los seres vivos. Los sistemas nerviosos no lo inventaron, y aún estamos lejos de comprender en toda su extensión cómo la naturaleza recluta su potencial eléctrico. Aunque la verdad es que todos los tipos de células utilizan esta electricidad autogenerada, la impresionante gama de funciones para las que es instrumental está totalmente infravalorada. No se trata en los libros de texto de introducción a la biología, al menos no de forma que se aprecie la importancia de la dimensión eléctrica de la vida o su significado más profundo. Esos elementos que todos transportamos a través de nuestras membranas —sodio, calcio, cloruro— son polvo de estrellas fósil. Si hay otras células en el universo, puede que también las compartamos con ellas. «Probablemente todas las células del universo», señaló Zakon.

No sabíamos nada de esto cuando empezamos a experimentar con los espíritus animales y encontramos los primeros indicios de lo que más tarde se convertiría en el código bioeléctrico. No sabíamos nada de canales iónicos ni de patrones, y las únicas herramientas que teníamos para sondear los espíritus animales eran primos de la pila de Volta. Por eso, el primer atisbo de la electromagnética nos llegó por cortesía de la actividad eléctrica de nervios y músculos. Así —como verás en los tres próximos capítulos— fue como empezamos a aprender que podíamos utilizar la electricidad para tomar el control de nuestros corazones, cerebros y sistema nervioso central.

Science 112 (2015).

PARTE 3

BIOELECTRICIDAD EN EL CEREBRO Y EL CUERPO

> Por maravillosas que sean las leyes y los fenómenos de la electricidad cuando se nos hacen evidentes en la materia inorgánica o muerta, su interés apenas puede compararse con el que se atribuye a la misma fuerza cuando está conectada con el sistema nervioso y con la vida.
>
> Michael Faraday, *Investigaciones experimentales sobre la electricidad*

En el siglo XX, la mejora de las herramientas empezó a revelar los primeros indicios de que existían patrones en las señales bioeléctricas que podían indicar salud o enfermedad. Esto nos llevó rápidamente a la idea de que la estimulación eléctrica podía utilizarse no solo para comprender el cuerpo, sino también para mejorarlo, para sustituir los patrones defectuosos por otros sanos. Podríamos controlar la electricidad para recuperar la salud.

CAPÍTULO 4

ELECTRIFICANDO EL CORAZÓN: CÓMO ENCONTRAMOS PATRONES ÚTILES EN NUESTRAS SEÑALES ELÉCTRICAS

Pocas protestas se habían originado por la espantosa disección de las ranas de Galvani o de los prisioneros decapitados de Aldini en su afán por comprender la electricidad animal, pero los amantes británicos de perros tenían sus límites. En 1909, un afrentado miembro del grupo de presión antivivisección llegó a la Cámara de los Comunes con un informe sobre un alarmante acto de crueldad científica.[121] En mayo, el miembro del grupo de presión había asistido a una *converzatione*, una velada en la que los científicos de la Royal Society mostraban sus descubrimientos al público. (El atractivo de estos actos, según un periódico, era que «por una vez [los científicos] se dignan admitir al hombre y la mujer corrientes en sus misterios»). En una de estas demostraciones se produjo una escena lo bastante chocante como para justificar una audiencia ante el Parlamento: un perro había sido sujetado con una «correa de cuero con clavos afilados enrollada alrededor

---

121 Besterman, Edwin y Creese, Richard. «Waller – pioneer of Electrocardiography». *British Heart Journal*, vol. 42, no. 1 (1979): 61–4.

del cuello», según la queja de los antiviviseccionistas, aparentemente para mantener a la pobre criatura inmovilizada mientras sus «patas se sumergían en frascos de cristal que contenían sales en solución, y los frascos, a su vez, estaban conectados con cables a galvanómetros». Un procedimiento tan cruel como este debería tratarse con arreglo a la Ley de Crueldad contra los Animales de 1876, advirtió el peticionario.[122]

La espeluznante descripción resultó un tanto engañosa, y correspondió al Ministro del Interior en funciones, Herbert Gladstone, aclarar las cosas.[123] En lugar de un espécimen malogrado y sujeto a la experimentación, el animal en cuestión era en realidad el querido bulldog inglés mascota del científico, Jimmy. ¿Esa «correa de cuero con uñas afiladas»? El collar de latón (bastante caro) de Jimmy. Por último, Gladstone aclaró que la solución en la que se encontraba el perro —por voluntad propia y, de hecho, bastante alegremente, en consonancia con su reputado comportamiento «churchiliano»— era agua salada. «Si mi honorable amigo ha remado alguna vez en el mar, apreciará plenamente la sensación que se obtiene con esta sencilla y placentera experiencia», concluyó. No obstante, con esta inofensiva demostración, Jimmy el bulldog acababa de hacer más por el avance de la electrofisiología que todos los prisioneros muertos de Aldini. Él —o más bien su dueño, el fisiólogo Augustus Waller— había demostrado el primer registro mundial de la actividad eléctrica del corazón.[124]

La capacidad de escuchar señales eléctricas pronto se convertiría en piedra angular de la medicina moderna, y no solo para el corazón, cuyos procesos antes opacos estaban a punto de hacerse mucho más transparentes. A finales del siglo XX se descubrirían señales de este tipo irradiando de muchos otros órganos, utilizando herramientas con las que Waller ni siquiera habría soñado, para obtener una visión

---

[122] Acierno, Louis. «Augustus Desire Waller». *Clinical Cardiology*, vol. 23, no. 4 (2000): 307-9.

[123] Harrington, Kat. «Heavy browed savants unbend». *Royal Society blogs*, 14 de Julio en 2016. Disponible en <https://web.archive.org/web/20191024235429/http://blogs.royalsociety.org/history-of-science/2016/07/04/heavy-browed/>

[124] Waller, Augustus D. «A Demonstration on Man of Electromotive Changes accompanying the Heart's Beat». *The Journal of Physiology*, vol. 8 (1887): 229-34.

penetrante de la salud, la enfermedad del cuerpo y la mente de una persona hasta un grado que él difícilmente habría creído posible.

El corazón delator

A mediados de la década de 1880, Waller se dio cuenta de que, si se conectaban las extremidades a un electrómetro, sería posible formar un circuito a través del cual se podría conducir la señal eléctrica del corazón y hacerla legible. (Antes de su descubrimiento, la única forma de «leer» el latido de un corazón había sido abrir el cuerpo y colocar electrodos directamente en el órgano expuesto, una hazaña solo posible en experimentos espeluznantes con animales y, ocasionalmente, en personas con lesiones horribles, aunque fortuitas, desde un punto de vista médico).

A Waller, sin embargo, el registro de la actividad eléctrica del corazón seguía pareciéndole un truco de magia. Los trazados que proporcionaba eran borrosos e imprecisos, debido a la lentitud de respuesta del equipo.[125] De hecho, sus invitados solían utilizar este aparato en las veladas, con el objetivo de aportar pruebas sólidas a sus acompañantes damas y caballeros de que estaban en posesión de un corazón que latía. Y menudo artilugio: el engorroso montaje requería que, después de cenar, los invitados se quitaran un zapato y un calcetín, se sentaran en una silla conectada a un gran instrumento de medición llamado galvanómetro capilar, que no se parecía en nada a un mueble de tocadiscos, y sumergieran un pie desnudo y una mano en dos cubos de agua salina. Si este inusual montaje les ponía un poco nerviosos, Waller se ofrecía a hacer primero una demostración con Jimmy, que lo soportaba plácidamente.

Sin embargo, el fisiólogo holandés Willem Einthoven vio un detalle que se le escapaba a Waller. En 1889, en un congreso de fisiología celebrado en Suiza, Einthoven presenció una demostración de la técnica realizada por el propio Waller. Pronto perfeccionó el aparato para hacer lo que el montaje de Waller no podía: obtener trazados lo

---

125 Campenot, Robert. *Animal Electricity*, 269.

bastante precisos como para leer los contornos de la señal.[126] Durante la década siguiente, las constantes mejoras tecnológicas condujeron a un registro cada vez más exacto de los latidos del corazón, que culminó en 1901 con la particular aportación de Einthoven, el «galvanómetro de cuerda». Este electrómetro era capaz de medir las señales eléctricas más débiles del cuerpo. Si se me permite una simplificación excesiva, su mecanismo era una cuerda, iluminado por una luz extremadamente brillante para proyectar una sombra exagerada y agrandada sobre una sábana blanca. La sombra vibraba con cada latido del corazón. Einthoven lo perfeccionó aún más incluyendo cuerdas de cuarzo recubiertas de plata, placas fotográficas móviles y grabadoras de pluma mecánicas, pero mi descripción del mecanismo básico se mantiene.

La única razón por la que Waller o Einthoven fueron capaces de captar estas lecturas superficiales del corazón es que las señales, por pequeñas que sean, son increíblemente «fuertes» en combinación, lo suficiente como para ser captadas por ese galvanómetro de cuerda. Un músculo cardíaco individual disparando su potencial de acción es como si un amigo tararease tranquilamente a tu lado; un montón de ellos disparando en sincronía es como si un coro de 100 personas armonizara con el órgano los últimos cuatro gloriosos acordes del *Mesías* de Haendel. Solo unos pocos lugares del cuerpo saben interpretar el *Mesías* de Händel: tendrían que dispararse simultáneamente muchas fibras musculares para producir las contracciones cardíacas que bombean la sangre por todo nuestro cuerpo.

Mientras que los trazados de Waller eran borrosos e imprecisos debido a la lentitud de respuesta galvanómetro que utilizaba, bastante viejo y estropeado, la versión mejorada de Einthoven producía formas de onda en diente de sierra con una resolución tan nítida que incluso permitía distinguir un corazón sano de uno enfermo. Fue Einthoven quien puso nombre a estos garabatos en la Reunión Médica

---

126 Burchell, Howard. «A Centennial Note on Waller and the First Human Electrocardiogram». *The American Journal of Cardiology*, vol. 59, no. 9 (1987): 979–83.

Holandesa de 1893, donde acuñó el término electrocardiograma, ahora más conocido por sus siglas: ECG.[127]

Sin embargo, la máquina que había construido para ello era un monstruo. La primera iteración de Waller quedó empequeñecida por el tamaño y la desmaña de la creación de Einthoven, que llenaba dos habitaciones, pesaba 150 kilos y requería cinco operarios humanos y un equipo de refrigeración especial,[128] por no mencionar que la persona a la que se leía el corazón ahora tenía que sumergir las *dos* manos además del pie habitual. Pero el equipo funcionaba a las mil maravillas: en los primeros años del siglo xx, Einthoven formalizó los garabatos borrosos de Waller y los convirtió en esos picos y valles de gran precisión diagnóstica y de característica idiosincrasia con los que los médicos podían diagnosticar afecciones cardiacas en los hospitales. Los doctores empezaron a comprarlos, entre ellos el electrofisiólogo cardiaco Thomas Lewis, que en 1908 empezó a utilizarlo en sus pacientes del University College Hospital. Con esta nueva capacidad para investigar y describir diversas anomalías del ritmo cardiaco, empezando por la fibrilación auricular, Lewis sabía que estaba sentando las bases de un nuevo campo: la electrocardiografía clínica. El electrocardiograma permitió a la medicina asomarse al interior del cuerpo como nunca antes y, en las décadas siguientes, ayudó a explicar exactamente cómo la actividad eléctrica del corazón era decisiva para su capacidad de coordinar el flujo de sangre por todo el cuerpo.

Una bomba controlada por electricidad

Cada bombeo de sangre a través del corazón es puesto en movimiento por un grupo de células que funciona como un conductor. Este grupo de células, situado en la parte superior derecha del corazón, se denomina nódulo sinusal. Este conductor coordina todas las células del corazón en un ritmo preciso que garantiza que la sangre

---

[127] AlGhatrif, Majd y Joseph Lindsay. «A Brief Review: History to Understand Fundamentals of Electrocardiography». *Journal of Community Hospital Internal Medicine Perspectives*, vol. 2 no. 1 (2012).

[128] Ashcroft, Frances. *The Spark of Life*, 146.

entre en un tipo específico de cavidades y salga de otro tipo específico. La sangre entra en un conjunto de cavidades superiores denominadas aurículas y desciende hasta los ventrículos (las cavidades inferiores), que se contraen aproximadamente medio segundo después, enviando un ventrículo la sangre a los pulmones y el otro a todo el cuerpo. Se trata de un ritmo muy preciso, ¡y es mucho lo que está en juego! Si lo haces mal, el corazón no puede coordinar correctamente la distribución de la sangre por el cuerpo y este morirá. Y todo depende de la electricidad.

El conductor inicia todo esto con un potencial de acción, pero no funcionan como los potenciales de acción del sistema nervioso. Esto se debe a que los músculos del corazón no tienen sus propios nervios que los impulsen del mismo modo que los nervios impulsan el músculo esquelético. El corazón es todo músculo, pero es un tipo inusual de músculo. Es una especie de músculo autodeterminado que se mueve sin que tú estés a cargo de él: como bien sabes, los latidos de tu corazón no están bajo tu control. Con mucha práctica y concentración, puedes aprender a ralentizarlo, pero no puedes pararlo del mismo modo que cuando cierras los ojos. Al igual que los nervios, los músculos del corazón generan sus propios potenciales de acción, pero sin sinapsis químicas.

¿Cómo pasa el potencial de acción de célula a célula? ¿Cómo se envía la señal del conductor a todas las células musculares del corazón? Resulta que, en lugar de estar conectadas por sinapsis estándar, todas están conectadas por líneas eléctricas directas de alta velocidad, esas uniones entre espacios a las que me refería en el capítulo anterior.[129] Estas puertas de habitaciones de hotel contiguas suelen dejarse abiertas para que la señal pueda pasar instantáneamente de una habitación a otra. Lo que una célula sabe o experimenta se difunde de forma inmediata a través de la puerta de conexión para que su vecina lo sepa o lo experimente al mismo tiempo. Este modo de comunicación es unas diez veces más rápido que una sinapsis química normal, ya que elimina los neurotransmisores y los espacios entre las células.

---

129 Campenot, *Animal Electricity*, 272-4.

Así es como el ritmo de los latidos del corazón desciende desde la parte superior del órgano hasta la inferior para garantizar que la sangre saliente se bombee siempre exactamente medio segundo más tarde que la sangre entrante.

Era este bamboleo sincronizado lo que Waller captaba. Pero su equipo inicial era demasiado primitivo para ver los detalles, que solo se hicieron legibles cuando Einthoven desplegó su elegante cuerda. Fue entonces cuando vimos por primera vez esos pitidos en forma de dientes de sierra que quizá conozcas de las series médicas (o si alguna vez has estado conectado a un monitor cardíaco).

Más que ver los latidos normales, las lecturas más nítidas de Einthoven permitían ver cuándo las cosas *no* iban bien con el latido del corazón, y eso era mucho más interesante. Ahora no solo se podía ver la firma de un corazón sano de uno enfermo, sino que se podía empezar a detectar dolencias concretas: por ejemplo, un latido anormalmente lento. Esta afección, llamada bradicardia, significa que la sangre no puede llevar suficiente oxígeno al cerebro y otros tejidos corporales, por lo que una persona con esta afección suele sentirse mareada o débil, y tiene tendencia a desmayarse.

Mucho antes de que comprendiéramos plenamente cómo viajaban y funcionaban todas estas señales, la gente empezó a utilizar la electricidad para dar forma a esas señales errantes.

El marcapasos toma el control

El marcapasos tuvo su origen en una mesa de operaciones en Prusia en 1878. Catharina Serafin acababa de sobrevivir a una operación brutal en la que se le había extirpado un tumor maligno, pero su corazón latente había quedado al descubierto, cubierto únicamente por un delgado colgajo de piel.[130] Esto brindó al médico alemán Hugo von Ziemssen la rara oportunidad de estimular mecánica y eléctricamente su corazón vivo, lo que llevó a la nueva constatación de que era posible actuar directamente sobre el corazón con electricidad.

---

130 Aquilina, Oscar. «A brief history of cardiac pacing». *Images in Paediatric Cardiology*, vol. 8, no. 2 (Abril 2006): 17–81 (Fig. 16).

Los investigadores anteriores, como Aldini, pensaban que la única forma de manipular eléctricamente el corazón era a través del sistema nervioso.

Mientras experimentaba con el corazón de Serafin, Ziemssen se dio cuenta de que si se aplicaban impulsos periódicos de corriente continua —el mismo flujo constante de electricidad que Volta había generado en su pila— con una velocidad un poco más rápida que el ritmo cardiaco natural, el corazón intentaba seguir el ritmo de este metrónomo artificial. Era la prueba de que se podía sobrescribir un ritmo defectuoso —o resucitar uno estancado— al introducir un impulso eléctrico artificial en el lugar de la parte superior del corazón donde se originaba la señal eléctrica natural. Pero no se consiguió gran cosa. Este método solo funcionaba cuando se colocaba el electrodo directamente sobre la superficie expuesta del corazón; no funcionaba si se aplicaba el pulso a través de un tórax cerrado. Y como nadie se atrevía a abrirse el pecho para aplicar descargas eléctricas, no había razón de ser.

Tuvieron que pasar treinta años para que se descubrieran nuevas aplicaciones médicas. El hecho que puso las cosas en marcha fue el fuerte aumento de las electrocuciones accidentales que había provocado la electrificación de América,[131] exactamente el tipo de «muertes temporales» que Aldini había estado tratando de revertir más de un siglo antes. Ahora el asunto tenía cierta urgencia. Se había demostrado que era posible reiniciar o corregir el latido de un corazón; la siguiente cuestión era cómo mantenerlo en marcha. Se empezó a trabajar en un dispositivo que pudiera sobrescribir el latido de forma continua, pero este dispositivo era absolutamente aterrador.

Tenía el tamaño de una maleta pequeña, pesaba 7,2 kilos y funcionaba con una manivela.[132] Un cable enviaba la electricidad que generaba a una aguja que perforaba el corazón. Funcionaba, pero era difícil introducirlo en ensayos clínicos. Encontrar el punto exacto en el que colocar la aguja era de vital importancia; si uno se equivocaba,

---

[131] Rowbottom, Margaret y Charles Susskind. *Electricity and Medicine: History of Their Interaction.* Londres: Macmillan, 1984.

[132] Rowbottom & Susskind, *Electricity and Medicine,* 249

se corría el riesgo de sufrir una hemorragia mortal. En 1932, tanto el dispositivo como su creador, Albert Hyman, fueron condenados por la Asociación Médica Estadounidense: los informes sobre reanimación cardiaca mediante este tipo de inyecciones cardiacas, afirmaban, «pertenecen al ámbito de los milagros».[133] El escepticismo formaba parte de una resaca de años de experimentos como el de Aldini, y aseguró que ningún fabricante estadounidense estaría dispuesto a arriesgar su reputación para ayudar a Hyman a producir su dispositivo. No obstante, en 1950 otros médicos, claramente necesitados y ahora en condiciones de disponer de materiales más avanzados, desarrollaron un diseño diferente. No siempre fueron lo que se dice una mejora. Había que llevarlos en un carrito junto con una maraña de cables tentaculares. A veces había que enchufarlos a la red eléctrica (lo que era una lástima si se iba la luz, lo que no era raro). Los primeros intentos de hacerlos portátiles necesitaban una fuente mejor de energía que la que tenían disponible.

Un rayo en el corazón

Si crees que la energía nuclear sería una mala elección para alimentar un implante cerca del corazón, hay unas 139 personas que no piensan lo mismo que tú.[134] En la década de 1970, varios fabricantes sacaron al mercado varios diseños de marcapasos que funcionaban con un poco de plutonio. El calor generado al descomponerse este isótopo radiactivo se transformaba en electricidad que alimentaba los circuitos del modelo,[135] pero no te preocupes, estaban «lo suficientemente bien blindados como para transmitir muy poca radiactividad al paciente». A partir de ahí, los diseños de baterías para marcapasos portátiles no hicieron más que empeorar, incluyendo

---

133 Rowbottom & Susskind, *Electricity and Medicine*, 249.
134 Emery, Gene. «Nuclear pacemaker still energized after 34 years», *Reuters,* 19 December 2007 <https://www.reuters.com/article/us-heart-pacemaker-idUSN1960427320071219>
135 Norman, J. C. et al. «Implantable nuclear-powered cardiac pacemakers». *New England Journal of Medicine,* vol. 283, no. 22 (1970): 1203–6.

una que funcionaba con electricidad biológica, un concepto similar a la batería del muslo de rana de Matteuci.[136]

En 1958, Wilson Greatbatch encontró una fuente de energía duradera menos inquietante que el plutonio, con la invención de un marcapasos que utilizaba una batería de iones de litio, y hasta ahora es la que seguimos utilizando, en su mayor parte.[137] En un par de décadas, su invento se había perfeccionado hasta convertirse en el pequeño artilugio que hoy conocemos como marcapasos.

El concepto es bastante sencillo y el marcapasos se implanta de forma muy similar a como lo hizo Hyman. Por fortuna, ya nadie utiliza una aguja para perforar el corazón. En su lugar, se implanta quirúrgicamente un electrodo en el punto defectuoso donde se produce problema. El electrodo se conecta al generador de impulsos mediante un cable que transporta la carga eléctrica estimulante, lo que no es muy distinto del hilo de cometa que Ben Franklin utilizaba para hacer caer rayos del cielo. Salvo que, en lugar del rayo atmosférico, este conductor conduce el diminuto rayo contenido desde una unidad de estimulación alimentada por pilas: el marcapasos. En la actualidad son increíblemente pequeños (teniendo en cuenta su origen), del tamaño de una moneda de diez peniques, y cada vez lo son más.

El uso más común de un marcapasos es acelerar el ritmo cardíaco lento (como en la bradicardia). El diminuto rayo sobrescribe la propia bioelectricidad del corazón, aplicando minúsculas descargas eléctricas periódicas para provocar que el corazón siga el ritmo adecuado.

Cuando llega a las células musculares del nódulo sinusal (el conductor encargado de provocar el efecto dominó), la estimulación eléctrica modifica a la fuerza el potencial de membrana de la célula.[138] El músculo se despolariza, lo que abre el canal de sodio dependiente de voltaje y desencadena el potencial de acción. Esto desencadena el resto de las acciones en cascada del latido cardíaco.

---

136 Roy, O. Z. y R. W. Wehnert. «Keeping the heart alive with a biological battery». *Electronics*, vol. 39, no. 6 (1966):105–7.

137 Greatbatch, Wilson. T*he Making of the Pacemaker: Celebrating a Lifesaving Invention*. Amherst: Prometheus Books, 2000.

138 Tashiro, Hiroyuki, et al. «Direct Neural Interface». En Marko B. Popovic (ed.), Biomechatronics. Oxford: Academic Press, (2019): 139–74.

Algunos de los modelos más avanzados de hoy en día no solo provocan descargas, sino que saben escuchar para asegurarse de que están dispensando el tipo correcto de descarga en el momento adecuado. Detectan el ritmo cardiaco del portador para modularlo en tiempo real. Esta capacidad de respuesta en tiempo real sitúa al marcapasos en la categoría de dispositivos de circuito cerrado. Después de que Greatbatch inventara la batería de iones de litio, las cosas se aceleraron. En la década de 1960, varios de los mayores avances tecnológicos del siglo XX —plásticos, transistores, microchips, baterías— se conjuraron para hacer que el marcapasos fuera portátil y seguro.[139]

Los ingenieros y científicos que lo adaptaron para convertirlo en un dispositivo operativo pasaron a fundar una empresa de dispositivos médicos llamada Medtronic. En los veinte años siguientes, el número de pacientes con marcapasos pasó rápidamente de media docena a casi medio millón. A finales de los años sesenta, un neurocirujano de Wisconsin llevó por primera vez el marcapasos cardiaco de Medtronic fuera de su entorno previsto, con el objetivo de reutilizarlo en sus pacientes con dolor crónico. Se implantaba en la columna vertebral, pero ése fue solo el principio del extraño viaje del marcapasos, que pronto encontraría un nuevo hogar en el cerebro. Lo mismo ocurrió con los primeros trazados de Waller. Una vez los médicos consiguieron diagnosticar afecciones cardiacas en los hospitales y sentar después las bases de los primeros registros de la actividad cerebral, el electrocardiograma se convirtió en la base de gran parte de las imágenes eléctricas que proliferan hoy en día para diagnosticar trastornos neurológicos y del sueño. Estos diagnósticos cerebrales avanzados, a su vez, abrieron la puerta a la idea de que la electricidad animal es la forma que tiene el cuerpo de digitalizar la información para poder hablarse a sí mismo, en una especie de código neuronal especializado, una idea que arraigó en el siglo XX y que ha florecido hasta convertirse en la idea definitoria de la neurociencia en el XXI. Ahora muchos están convencidos de que, con estos descendientes del artilugio original de Waller, estamos a un paso de poder leer la actividad eléctrica de los pensamientos y, tal vez, de desvelar los secretos de la propia conciencia.

---

139 Greatbatch, *The Making of the Pacemaker*, 23.

CAPÍTULO 5

MEMORIAS ARTIFICIALES E IMPLANTES SENSORIALES: A LA CAZA DEL CÓDIGO NEURONAL

En 2016, una empresa emergente de Silicon Valley llamada Kernel salió del anonimato para anunciar públicamente que estaban construyendo una prótesis de memoria: un microchip que se implanta en el cerebro y que no solo ayudaría a las personas con lesiones cerebrales traumáticas a recuperar su capacidad de recordar información, sino que también ayudaría al resto de nosotros a ser más inteligentes. Las posibilidades eran ilimitadas, si se creía al fundador de Kernel, Bryan Johnson, que acababa de apostar 100 millones de dólares por la idea. «¿Podríamos aprender mil veces más rápido?» se preguntó Johnson en su momento.[140] «¿Podríamos elegir qué recuerdos conservar y de cuáles deshacernos? ¿Podríamos tener una conexión con nuestros ordenadores? Si podemos imitar la función natural del cerebro y trabajar realmente con el código neuronal, entonces me pregunto qué no podemos hacer».

---

140 Hamzelou, Jessica. «$100 million project to make intelligence-boosting brain implant», *New Scientist*, 20 de Octubre de 2016 <https://www.newscientist.com/article/2109868-100-million-project-to-make-intelligence-boosting-brain-implant/>

Si hubieras leído las revistas científicas y la prensa tecnológica del momento, podrías haber pensado que el plan de Kernel era hermético. El ritmo de progreso de los implantes cerebrales en la década anterior había sido asombroso y Johnson había aprovechado un creciente conjunto de trabajos académicos aparentemente prometedores. Había escogido a uno de los ingenieros biomédicos más prolíficos del mundo, Theodore Berger, de la Universidad del Sur de California, para dirigir el proyecto como asesor científico principal. Berger llevaba veinte años trabajando en la escritura de señales eléctricas en las neuronas de ratas y primates. Acababa de crear un algoritmo que podía descifrar el código enviado por una parte del cerebro a otra, y al hacerlo había mejorado aparentemente la capacidad de varias ratas para formar recuerdos a corto plazo.[141] Ahora, gracias al apoyo financiero de Kernel, había llegado el momento de los ensayos en humanos. Matrix había llegado.

¿O no? La creencia de que el tipo adecuado de implantes puede sobrescribir nuestra actividad cerebral normal se ha convertido prácticamente en un artículo de fe entre la tecnocracia. «El futuro de la raza humana depende de nuestra capacidad para aprender a leer y escribir nuestro código neuronal», escribió Johnson más adelante en *Medium*.[142] ¿Por qué? ¿Y de dónde viene esta idea de que pronto dejaremos que los académicos y las empresas tecnológicas programen nuestras mentes como si fuera un ordenador? La historia del microchip de memoria de Kernel resulta ser una buena parábola de las limitaciones de las metáforas actuales sobre el funcionamiento interno del cerebro. Pero para entender el problema en su totalidad es necesario profundizar brevemente en lo que la gente quiere decir cuando habla del «código neuronal».

---

141 McKelvey, Cynthia. «The Neuroscientist Who's Building a Better Memory for Humans», *Wired*, 1 de Diciembre de 2016 <https://www.wired.com/2016/12/neuroscientist-whos-building-better-memory-humans/>

142 Johnson, Bryan. «The Urgency of Cognitive Improvement», *Medium*, 14 de Junio de 2017 <https://medium.com/future-literacy/the-urgency-of-cognitive-improvement-72f5043ca1fc>

Del latido al código neuronal

Los músculos del corazón responden o no responden a un estímulo, algo que los científicos tenían claro desde la década de 1870. La frecuencia de un latido puede variar, pero los latidos en sí no: no hay latidos pequeños o grandes, ni latidos a medias. Un corazón late o no late. Del mismo modo, en los primeros experimentos, si se estimulaba una fibra muscular, esta se contraía o no. Por eso du Bois-Reymond lo llamaba «todo o nada». En el caso del corazón, este binario tenía sentido, porque un corazón que funciona solo tiene una función: latir.

Pero ¿cómo podían los nervios y los músculos utilizar este mismo sistema para transmitir información más compleja al cerebro y desde este? ¿Cómo podían variar el contenido de la información que transmitían si lo único que podían hacer era disparar o no disparar? Los nervios y los músculos eran claramente capaces de actuar sobre gradientes de información mucho más complejos. Por ejemplo, podemos flexionar el brazo de forma ligera, incompleta o hasta la extenuación. Y todos estamos familiarizados con una sensación inicial de sentarse en una silla o ponerse un jersey suave, una sensación que al cabo de un rato se atenúa y dejamos de sentir. Acciones y sensaciones como estas no son «todo o nada».

Para averiguar si los músculos y los nervios pertenecían realmente a este club del todo o nada, a principios de la década de 1910 el ingeniero universitario y electrofisiólogo de Cambridge Keith Lucas envió el complemento habitual de ranas. Pudo confirmar que las fibras musculares solo respondían cuando un estímulo era lo suficientemente fuerte como para superar un determinado umbral.

Así pues, todos los músculos obedecían la misma regla binaria: se contraían o no. ¿Existía la misma regla para los nervios? Y si era así, ¿cómo eran capaces de manejar información complicada? Había dos problemas que impedían comprenderlo. El primero: dondequiera que se encuentren, los nervios y los músculos no son alambres individuales, sino cables agrupados. Son un poco como los hilos de alambre fino que transportan señales por el fondo del océano entre continentes. Las señales no se envían en un solo cable, sino por separado a lo largo de líneas individuales de fibra óptica cableadas en haces apretados de grosor variable. Del mismo modo, los «cables» nerviosos del cuerpo varían en grosor: algunos son muy gruesos (como la médula espinal) y otros constan de unas pocas decenas de nervios.[143] El cerebro envía el mensaje al músculo, a través del nervio, para que se contraiga. El cerebro envía al músculo, a través del nervio, el mensaje de que debe contraerse. Aislar una neurona individual para escuchar su monólogo era imposible: en primer lugar, porque era quirúrgicamente imposible separar un nervio (vivo) de su fibra y, en segundo lugar, porque no existía un instrumento para detectar su potencial de acción.

Incluso cuando podemos escuchar las fibras multineuronales más ruidosas en concierto, no somos capaces de escuchar su conversación natural. Desde Galvani, todas las señales nerviosas o musculares que se han medido se han «inducido» estimulando artificialmente el nervio para que se dispare mediante la aplicación de una descarga eléctrica. (Supongo que, si vamos a seguir con esta metáfora, esto equivale a dar al nervio una descarga estática gigante y escuchar su grito enfurecido). Este método ponía límites a lo que se podía aprender sobre el funcionamiento real del sistema nervioso en la naturaleza.

Como todo buen físico, lo primero que hizo Lucas fue encontrar a alguien inteligente que se hiciera cargo del trabajo sucio en su laboratorio del Trinity College: un joven estudiante de doctorado en fisiología, Edgar Adrian. La tarea de Adrian era averiguar cómo se conduce la señal nerviosa y si también obedece al mismo principio de todo o nada que Lucas había descubierto en los músculos.

Empezaron por reducir el número de nervios de una fibra muscular a los que tenían que enfrentarse. Lucas encontró un músculo de rana inervado por solo diez axones nerviosos. Cuando lo estimuló con una descarga eléctrica, comprobó que la contracción muscular resultante dependía de la intensidad de la sacudida aplicada. Pero no ocurría lo mismo con los nervios individuales. Respondían igual con independencia de la intensidad de la descarga eléctrica: se disparaban o no. Una mayor estimulación hacía que se dispararan más fibras nerviosas, y eso era lo que modificaba el grado de contracción muscular. El mensaje binario de cada nervio no cambiaba.

---

143 Campenot, Robert, *Animal Electricity*, 110-11.

Se trataba de una prueba fehaciente de que los nervios obedecen la misma ley del todo o nada que los músculos.[144] Sin embargo, la Primera Guerra Mundial interrumpió la búsqueda del equipo. Lucas abandonó el laboratorio y se incorporó a la Real Fábrica de Aviones, donde puso sus conocimientos de ingeniería al servicio de la guerra con el objetivo de idear nuevas brújulas y visores de bombas. En 1916, mientras probaba uno de estos dispositivos, murió en una colisión en pleno vuelo. Cuando Adrian regresó a Cambridge tras la muerte de su mentor, su obsesión por la pregunta de Lucas se había agudizado. ¿Cómo iba a escuchar un impulso nervioso individual? Nadie había fabricado una máquina lo bastante potente como para registrar las señales en sí, pero ¿podría fabricar algo que las amplificara lo suficiente como para que las máquinas existentes pudieran registrarlas?

Durante la guerra, el amigo estadounidense de Adrian, Alexander Forbes, trabajó en receptores de radio inalámbricos, en las primeras herramientas de radar y en nuevos dispositivos llamados tubos de vacío que podían mejorar las señales de audio. La guerra los había hecho baratos y fáciles de conseguir. Al acabar la guerra, Forbes los utilizó para fabricar un nuevo amplificador, lo pegó a un galvanómetro de cuerda de Einthoven... y *voilá*. El potencial de acción infinitesimal de un nervio podía amplificarse ahora por un factor sin precedentes de cincuenta, que aumentó en los años siguientes hasta 7000.[145] Era un dispositivo estupendo... ahora, había que encontrar la manera de escuchar un haz nervioso en su estado natural, no uno que estuviera siendo sacudido artificialmente para que se disparara mediante la aplicación de estimulación eléctrica. Adrian se hizo con los planos para construir su propio aparato y pidió más ranas.[146]

El truco consistiría en encontrar un escenario en el que el disparo de los nervios fuera lo suficientemente predecible como para poder captarlo in situ y grabarlo. Un día grabó el estado de «reposo» de un músculo de rana. Con ello pretendía obtener una línea de base

---

144 Finger, Stanley. *Minds Behind the Brain*. Oxford: Oxford University Press, 2005. Véase también *The Spark of Life* de Ashcroft, Frances.

145 Garson, Justin. «The Birth of Information in the Brain: Edgar Adrian and the Vacuum Tube». *Science in Context*, vol. 28, no. 1 (2015): 31-52.

146 Finger, *Minds*, 250.

silenciosa con la que comparar las señales naturales que esperaba encontrar más tarde. La pata de la rana estaba ahí colgando, sin hacer nada ni recibir estímulos. Obviamente, no debería haber ninguna señal. Y, sin embargo, cada vez que intentaba obtener una buena grabación de este estado de reposo, aparecía el mismo ruido molesto e inexplicable, el mismo tipo de oscilaciones que había obtenido al estimular activamente el músculo. Las interferencias empezaron a sacarle de quicio, y Adrián dejó la rana sobre un plato de cristal; al instante, la misteriosa señal cesó. Recogió la rana, dejando que sus patas colgaran una vez más. Hubo señal. La dejó en el suelo. No hubo señal.

Fue entonces cuando Adrián se dio cuenta de repente de lo que estaba viendo. Comprendió la naturaleza de la señal que había estado detectando: los nervios conectados a las piernas estaban alertando al sistema nervioso central de que estaban siendo estiradas. Había encontrado la señal que utilizaban para transmitir esta complicada información.

Ahora tenía que encontrar la forma de registrar una sola de esas señales en su recorrido por un solo nervio. Adrian se puso manos a la obra y, en 1925, él y su colega Yngve Zotterman consiguieron reducir un grupo muscular a una sola tira, dentro de la cual solo quedaba un único músculo, dentro del cual solo quedaba un único nervio. Esta neurona sensorial se encargaba de comunicar una sola cosa: cuánto experimentaba el músculo la sensación de estiramiento. «Bajo un fuerte estrés emocional, nos apresuramos», escribió Zotterman, «a registrar la respuesta del nervio a través de distintos grados de estimulación». La señal que registraron del nervio era una serie de pitidos limpios y constantes, el sonido de un único potencial de acción sin diluir. El pitido era siempre el mismo. Nunca aumentaba ni disminuía, independientemente de cómo se estimulara. Lo único que cambiaba era la frecuencia con la que se disparaba. Si se tensaba el músculo de la neurona, los pitidos eran más frecuentes y numerosos. Si el músculo se aflojaba, disminuían. Cuando el músculo estaba en reposo sobre la placa de cristal, no se producía ningún parpadeo. Zotterman y Adrian se dieron cuenta de que «lo que veíamos nunca se había observado antes y de que estábamos descubriendo un gran secreto de la vida: cómo los nervios sensoriales transmiten información al cerebro».[147] Fue un gran momento de iluminación: fueron los primeros en descubrir por fin cómo el cerebro recibe información de las extremidades. Habían descifrado el código por el que estas señales le dicen al cerebro cosas útiles sobre la información del entorno. Cuando estira, hay muchos parpadeos frecuentes. Cuando deja de estirar, no hay señales. Algo acerca de este sistema de codificación parecía terriblemente familiar.

La guerra, durante sus años de esfuerzos para descifrar códigos e interceptar transmisiones, había proporcionado a Adrian una nueva lente conceptual a través de la cual entender lo que estaba viendo.[148] El mecanismo que había encontrado en la transmisión de información del nervio parecía una especie de código Morse bioeléctrico.

Los impulsos nerviosos, y el sistema nervioso en general, se habían descrito en términos de comunicación de información desde la invención del telégrafo en el siglo anterior. Pero cuando Adrian descubrió que el impulso nervioso no era más que una serie de breves impulsos variables en el tiempo (código Morse sin guiones), le sorprendió la forma en que esta señal limitada era capaz de transmitir información compleja (la sensación de estiramiento). «En cualquier fibra, las ondas son todas de la misma forma y el mensaje solo puede variar por los cambios en la frecuencia y la duración de la descarga. De hecho, los mensajes sensoriales son apenas más complejos que una sucesión de puntos en el código Morse».[149] Se puede observar un cambio similar en el lenguaje de los relatos de Zotterman. Años más tarde, cuando relataba la frustración de sus experimentos anteriores antes de que pudieran aislar esa única neurona, escribió que «era como si estuviéramos pinchando un cable telegráfico con muchas líneas en transmisión al mismo tiempo. No permitía ninguna lectura del código».[150]

Los escritos científicos y de divulgación de Adrian introdujeron los conceptos que empezaron a definir la percepción común del sistema nervioso y, por extensión, de la señal bioeléctrica y su función: mensajes, códigos, información.

---

147 Finger, *Minds*, 250.
148 Finger, *Minds*, 250.
149 Garson, «The Birth», 46.
150 Finger, *Minds*, 250.

Esta idea de código empezó a extrapolarse de las neuronas individuales a la idea de cómo los sistemas nerviosos enteros utilizaban potenciales de acción para traducir el mundo exterior e interpretarlo en el cerebro. Ahora que el sistema nervioso periférico utilizaba un código para enviar mensajes al cerebro, Adrian quería saber cómo recibía el cerebro esas señales, cómo traducía el código Morse a un lenguaje comprensible. ¿Era el cerebro una «estación central» que descodificaba las señales para convertirlas en experiencia, como Adrian insinuó en la conferencia que pronunció al aceptar el Premio Nobel por este trabajo? Si este era el caso, «podríamos saber lo que alguien está pensando si pudiéramos observar cómo trabaja su cerebro».[151]

Incluso antes de pronunciar ese discurso, Adrian había empezado a buscar apoyo bibliográfico en busca de alguna explicación. Y aunque no la encontró, sí descubrió una posible forma de hallarla: una máquina inventada recientemente por el profesor de neurología alemán Hans Berger. Sus hallazgos fueron de «excepcional interés» para Adrian, y tanto él como sus colegas se sorprendieron de que nadie hubiera intentado repetirlos.[152]

La búsqueda de Hans Berger del guión cerebral

Casi diez años antes de que Augustus Waller metiera a su bulldog en agua salada, el fisiólogo de Manchester Richard Caton observaba unas lecturas rítmicas similares al colocar unos electrodos en el cuero cabelludo de las personas. A diferencia de Waller, Caton conocía la importancia de lo que acababa de descubrir. En los años transcurridos desde que se estableció la naturaleza eléctrica del potencial de acción, se había especulado sobre si la maquinaria de procesamiento del cerebro podría tener también su propia firma eléctrica. En 1875, Caton descubrió una «débil corriente» que emanaba incluso cuando no había actividad muscular, lo que no concordaba con el consenso

---

[151] Adrian, E. D. *The Physical Background of Perception*. Citado en Cobb, Matthew. *The Idea of the Brain*, 186

[152] Borck, Cornelius. «Recording the Brain at Work: The Visible, the Readable, and the Invisible in Electroencephalography». *Journal of the History of the Neurosciences* 17 (2008): 367–79.

científico de la época, según el cual el movimiento muscular debía ser lo único capaz de generar una medida de la actividad potencial eléctrica cerebral. Y, sin embargo, ahí estaba el paciente de Caton, sentado y quieto, emanando energía como un faro.

Casi cincuenta años después, Berger, entonces director de la clínica psiquiátrica de la Universidad de Jena, exhumó su obra.[153] Por fuera, el hombre era estricto y tedioso en el trabajo.[154] Su corazón estaba en otra parte; llevaba trabajando en secreto desde la década de 1890 en un proyecto de inmenso significado personal. Todo se remontaba a un accidente que sufrió de joven en un ejercicio de entrenamiento militar. En 1892, mientras tiraba de artillería pesada a caballo, Berger salió despedido y su cabeza aterrizó a escasos centímetros de la rueda de un cañón de artillería que se aproximaba. El carro se había detenido en el último segundo, por lo que Berger debería haber muerto. Cuando regresó al cuartel aquella noche, conmocionado por la experiencia, encontró un telegrama de su padre preguntándole si se encontraba bien. El motivo de la consulta era que, justo en el momento del accidente, su hermana mayor se sintió invadida por una inexplicable sensación de pánico y suplicó a su padre que se asegurara de que a Hans no le había pasado nada.

Berger no podía cuadrar la experiencia con la ciencia. ¿Qué podía explicar una coincidencia tan extraordinaria? Solo podía concluir que la intensidad de su terror había adoptado una forma física externa a su mente y se había transmitido de algún modo instantáneo a su hermana. Berger estaba decidido a encontrar la base psicofisiológica de la telepatía mental. En 1902 descubrió los trabajos de Caton sobre la detección de las corrientes eléctricas del cerebro con un electrómetro. Tras veinte años más tratando de encontrar señales acordes en el cerebro, por fin consiguió un galvanómetro de cuerda. Su primer sujeto de experimentación fue un estudiante universitario de diecisiete años llamado Zedel, que tenía un gran agujero en el cráneo tras la extirpación de un tumor cerebral. Berger conectó los electrodos de

---

153 Millett, David. «Hans Berger: From Psychic Energy to the EEG». Perspectives in Biology and Medicine, vol. 44, no. 4 (2001): 522-42.
154 Millett, «Hans Berger», 522-42.

Zedel a un galvanómetro de cuerda que había tomado prestado del hospital universitario, donde normalmente se utilizaba para hacer las primeras versiones del ECG. De repente, allí estaban: trazados eléctricos como los que Waller había obtenido del corazón, claros como el día, pero esta vez del cerebro. Por fin había pruebas de emanaciones eléctricas cerebrales.

Sin embargo, los patrones que captó del cerebro eran mucho más variados, débiles y ruidosos que las señales que el dispositivo clínico había podido detectar del corazón y, por tanto, mucho más difíciles de analizar en busca de significados coherentes. Berger encargó un galvanómetro aún mayor. Durante cinco obsesivos años, ajustó de forma minuciosa el aparato para extraer patrones significativos de todas las demás interferencias que los ocultaban: desde los más leves movimientos corporales hasta los latidos del corazón, e incluso las pulsaciones del flujo sanguíneo del propio cerebro.

En 1929, su nuevo equipo estaba lo suficientemente desarrollado como para producir cientos de grabaciones de pacientes con defectos craneales, epilepsia, demencia, tumores cerebrales y otros trastornos, así como de controles sanos: él mismo y su hijo.[155] Todas mostraban patrones coherentes en las formas de onda; eran las mismas en muchos tipos de personas. Y, lo que es más curioso, cambiaban de forma similar. Por ejemplo, su forma cambiaba cuando se prestaba atención o cuando se tenían los ojos cerrados. Cambiaban cuando una persona epiléptica sufría un ataque. Parecía que la forma de estas ondas nos decía algo sobre los procesos internos del cerebro. Finalmente, acumuló pruebas suficientes para convencerse de que había ideado un «espejo cerebral» que reflejaba la actividad mental del cerebro. Llamó a su nueva herramienta electroencefalograma, y fue el primer EEG inexacto, un aparato que permitía escuchar a escondidas la actividad eléctrica del cerebro. Casi cinco años después de la grabación, Berger se atrevió por fin a publicar sus resultados.

Quizá había hecho bien en mostrarse reticente. La acogida fue fría y su artículo fue ignorado en su mayor parte. A causa de su secretismo y su reputación adusta y poco inspirada, nadie podía creer que aquel

---

155 Millet, «Hans Berger», 537.

hombrecillo hubiera encontrado algo innovador. Muchos de sus contemporáneos alemanes dudaban abiertamente de que las ondas oscilatorias que decía haber encontrado tuvieran su origen en el cerebro. En una conferencia en París, mientras Berger explicaba las proyecciones de sus gráficos de electroencefalograma en un auditorio a oscuras, la mitad del público se marchó sin más.

Adrian, sin embargo, vio el potencial en el trabajo de Berger y comenzó a replicarlo en su propio laboratorio.[156] Por ejemplo, Berger descubrió que la actividad cerebral en reposo forma un patrón de ondículas que denominó como ondas alfa, que zumban con regularidad y producen entre ocho y trece de estos pequeños dientes de sierra por segundo. La actividad mental intensa cambia el ritmo: las ondas más rápidas e irregulares se denominan ondas beta. Adrian dio mucha publicidad a los trabajos de Berger, hasta el punto de intentar rebautizar la onda alfa como «la onda Berger».[157] Incluso organizó una demostración para la Royal Society en la que tomó imágenes de sí mismo pensando en público, cambiando las formas de sus propias oscilaciones emitidas en tiempo real.[158] No hubo bulldogs implicados.

La lectura de los patrones de EEG empezó a permitir a los técnicos estadounidenses distinguir el sueño de los estados de vigilia, la concentración de la falta de atención e incluso los cerebros sanos de los que padecían enfermedades neurológicas.

En Alemania, la imaginación del público empezaba a entrar en su fase febril y, a finales de los años veinte y treinta, la capacidad del electroencefalograma para realizar grabaciones de la actividad eléctrica del cerebro humano comenzó a avivar especulaciones de gran alcance sobre el inminente desciframiento del cerebro y, en consecuencia, de la mente. Un periodista alemán escribió entusiasmado que «hoy el cerebro está escrito en un código secreto, pero muy pronto los científicos podrán leer en él las afecciones neuropsiquiátricas, y en el futuro podremos escribir nuestras primeras cartas auténticas en el lenguaje del cerebro».[159]

---

156 Cobb, *The Idea of the Brain*, 170.
157 Millet, «Hans Berger», 539.
158 Borck, «Recording», 369.
159 Borck, «Recording», 368.

Este entusiasmo no duraría. En algún momento, el tono optimista desapareció, dejando solo los peores escenarios. Un programa de radio se dispuso a investigar los preocupantes «problemas electrofisiológicos del futuro».[160] Las viñetas de los editoriales captaban la actitud del alemán medio de la época: una especulaba con que el adicto del futuro se drogaría con electricidad en lugar de cocaína y morfina; y otra —una brutalista representación del cerebro expuesto de una persona irradiado por ondas que brillaban a través de sus ojos confusos— imaginaba el lavado de cerebro por parte de un estado de vigilancia. El pie de la viñeta decía: «Intensificación de las fuerzas sugestivas mediante el suministro de energías eléctricas oscilatorias en el cerebro».[161]

Luego estaban los oportunistas emprendedores que se apoderaron del EEG, cuya estratagema ya le resultará bastante familiar a estas alturas. El descubrimiento de Berger abrió un mercado floreciente de aparatos creados por médicos charlatanes. Un comprador pidió consejo a Berger sobre el uso del EEG para evaluar el temperamento de su nuevo caballo. El director de una clínica para mujeres de Tubinga intentó utilizar el EEG para establecer las señales neurales del embarazo.[162] Berger estaba furioso por todo ello.

Fuera de Alemania, en 1938 ya se utilizaba en todo el mundo. Resultaba especialmente útil para diagnosticar los patrones característicos de los ataques epilépticos, las fases del sueño y la respuesta a los fármacos. El estudio del electroencefalograma avanzó a una velocidad asombrosa en Estados Unidos, donde la tecnología de los tiempos de guerra y la mentalidad abierta de los estadounidenses estaban dando lugar a grandes avances en la teoría, los dispositivos y la práctica.[163] Cuando se inauguraban nuevos laboratorios de electroencefalograma en las universidades, las ceremonias atraían a personalidades varias de todo el país. Pero no fue una época conocida por el intercambio

---

[160] Borck, Cornelius y Ann M. Hentschel. *Brainwaves: A Cultural History of Electroencephalography*. Londres: Routledge, 2018.

[161] Borck & Hentschel, *Brainwaves*, 109.

[162] Borck & Hentschel, *Brainwaves*, 115.

[163] Collura, Thomas. «History and Evolution of Electroencephalographic Instruments and Techniques». *Journal of Clinical Neurophysiology*, vol. 10, no. 4 (1993): 476–504.

abierto de conocimientos científicos entre Alemania y otras naciones, así que Berger no tenía ni idea de hasta qué punto su EEG estaba cambiando ya la faz de la neurociencia en Estados Unidos. Solo se percató de lo que él llamaba de manera fulminante la «algarabía» que su creación había provocado en su propio país. En 1941, justo cuando Adrian redactaba su carta recomendando a Berger al comité Nobel, este, sumido en la desesperación y la depresión, se quitó la vida.

Tras diecisiete años de avances en la tecnología EEG, el campo se estancó durante otras cuatro décadas. Durante este tiempo, decidimos que preferíamos enviar electricidad al cerebro que descifrar los códigos que se esconden en el tipo natural.

Cómo decidimos que el cerebro era un ordenador

En los albores de la era informática, cuando los ingenieros empezaron a ensamblar las primeras máquinas del tamaño de una habitación, esos ordenadores también se construían (y concebían) como una especie de cerebro. En 1944, el fabricante de electrónica Western Electric, en un brillante anuncio de la revista *Life* para su nuevo sistema de guiado antiaéreo, declaraba que «este cerebro eléctrico —el ordenador— piensa en todo». El siguiente salto lógico era inevitable: si un ordenador es una especie de cerebro… ¿podría ser el cerebro una especie de ordenador?

El neurofisiólogo estadounidense Warren McCulloch contemplaba esa posibilidad. Ya estaba familiarizado con la búsqueda de Adrian de los mensajes ocultos en las frecuencias de los nervios. Y ahora, al familiarizarse con la codificación binaria (que es la base de la informática), identificó una posible correlación. En los ordenadores, la elección binaria es entre una afirmación que es verdadera o falsa: 0 o 1. En el cerebro, «la neurona es un todo o nada». En el cerebro, «la neurona se dispara o no se dispara». ¿Podrían ser los disparos neuronales de «todo o nada» la versión cerebral del código binario?

El vocabulario de ambas disciplinas pronto se solapó. Durante los años y décadas siguientes, McCulloch y sus colegas de muchas disciplinas dispares sembraron de términos de ingeniería eléctrica sus descripciones del funcionamiento del sistema nervioso. La neurología adoptó términos como «circuitos cerebrales». La electrofisiología adoptó términos como «circuito», «retroalimentación», «entrada» y «salida» para describir el funcionamiento del sistema nervioso. Cada vez se difuminaba más la línea entre el código que se escribía en un ordenador para programarlo y la idea de que los cerebros estaban sujetos a un gobierno similar.

Todo este mestizaje pronto dio lugar a una nueva escuela formal de pensamiento: la cibernética, una idea surgida de la Segunda Guerra Mundial, que se consideraba una ciencia de las comunicaciones y los sistemas de control automático, relevante tanto para las máquinas como para los seres vivos. Sin embargo, para sus seguidores más fervientes, también era un medio para el control mental. La idea principal de la cibernética es que si todo lo que un ser humano (o cualquier animal) percibe y experimenta no es más que un código dirigido a través del cerebro por los circuitos del sistema nervioso, se debería poder controlar una mente humana con la misma seguridad que se puede controlar una máquina. No fueron solo los científicos los que sucumbieron a la moda de la cibernética, sino que este nuevo conocimiento pronto penetró de lleno en el espíritu de los tiempos. Los ingenieros construyeron robots cuyos sistemas operativos pretendían ser un modelo del cerebro humano y los dotaron de cualidades similares a la conciencia gracias a su capacidad para «percibir la luz» o volver a sus estaciones de carga por su propia voluntad.[164] Cuando Norbert Wiener publicó su influyente libro *Cybernetics: Or Control and Communications in the Animal and the Machine* en 1948, la idea ya era muy popular y el libro se convirtió en un bestseller internacional, a pesar de contener, como ha señalado el historiador de la ciencia Matthew Cobb, «vastas extensiones de ecuaciones que eran incomprensibles para la mayoría de los lectores (y que estaban llenas de errores)».[165] En otras palabras, la idea era tan convincente que no tenía mucho sentido preocuparse por si estaba basada en hechos. La

---

[164] Marsh, Allison. «Meet the Roomba's Ancestor: The Cybernetic Tortoise», *IEEE Spectrum*, 28 de Febrero de 2020 <https://spectrum.ieee.org/meet-roombas-ancestor-cybernetic-tortoise>

[165] Cobb, *The Idea of the Brain*, 190

idea de que deberíamos ser capaces de conducir a un animal como un robot simplemente activando circuitos específicos de neuronas era demasiado buena para verificarla.

Por el contrario, ¿con qué herramientas sería posible controlar los circuitos humanos? Los científicos recurrieron a un método de eficacia probada: las descargas eléctricas. (Incluso Edgar Adrian había tenido un breve escarceo con esto.[166] Durante la Primera Guerra Mundial, mientras finalizaba sus estudios de Medicina en Londres, él y su colega adaptaron el *torpillage*, un tipo de electroterapia popular en Francia y Alemania, para curar a los soldados británicos de la neurosis de guerra y devolverlos al frente lo antes posible.[167] Cuando se dio cuenta de que los soldados recaían más a menudo de lo que mejoraban, Adrian abandonó la práctica en 1917 y volvió al trabajo que le llevaría al Nobel).

Al principio, los electroterapeutas administraban descargas de electricidad a todo el cerebro, sin suerte. ¿Y si, en lugar de bombardear a una persona con electricidad sin ton ni son, se dirigieran las descargas a un circuito cerebral específico? Las áreas cerebrales específicas eran un tema candente. En la década de 1940, mientras buscaba las partes del cerebro responsables de los ataques epilépticos, el neurocirujano Wilder Penfield descubrió un indicio extraordinario: había zonas en las profundidades del cerebro responsables de experiencias y recuerdos muy concretos. Antes de cortar los trozos de tejido cerebral que generaban los síntomas epilépticos, Penfield localizaba primero la zona problemática estimulando eléctricamente varias partes del cerebro profundo. Se producían comportamientos extraños. Sus pacientes podían empezar de repente a cantar la letra de una canción que no habían oído desde que eran niños o podían decir que olían un poderoso aroma fantasma. La activación eléctrica de algunas zonas cerebrales

---

166 Hodgkin, Alan. «Edgar Douglas Adrian, Baron Adrian of Cambridge. 30 November 1889-4 August 1977». *Biographical Memoirs of Fellows of the Royal Society* 25 (1979): 1-73.

167 Tatu, Laurent. «Edgar Adrian (1889–1977) y Shell Shock Electrotherapy: A Forgotten History?» *European Neurology*, vol. 79, nos 1–2 (2018): 106-7.

sacaba las sensaciones del oscuro armario del cerebro inconsciente y las traía a la luz del día.[168]

Envalentonados por estas pistas sobre lo que se codificaba en los circuitos cerebrales, otros científicos experimentaron con personas y animales y les clavaron electrodos para lograr un control más preciso de esto. Los primeros enfoques se centraron en los centros de placer y los circuitos de recompensa del cerebro. Este enfoque tuvo poderosas consecuencias. Un electrodo que diera en el punto adecuado del cerebro de una rata provocaba que el animal intentara hacer cualquier cosa para estimularse, incluso permanecer despierto sin hacer otra cosa durante veintiséis horas.[169]

El descubrimiento de ese interruptor de control en el cerebro de los mamíferos provocó exactamente el tipo de naufragio ético que cabría esperar. A finales de los años sesenta, un paciente acudió a la consulta de Robert Heath, psiquiatra de la Universidad de Tulane, en Nueva Orleans. Este paciente estaba desesperado por curarse de su homosexualidad, algo comprensible dadas las actitudes culturales de la Luisiana de los años sesenta. Cuando el paciente, al que Heath se refería como B-19 en su historial, buscó ayuda profesional, ya tenía tendencias suicidas. Heath implantó a su paciente un estimulador con vistas a reorientar sus deseos hacia las mujeres. Mientras B-19 controlaba el autoestimulador, Heath le indicó que viera pornografía heterosexual ilimitada en el laboratorio.[170] Heath informó de que «B-19 se estimulaba a sí mismo hasta… una euforia y una euforia casi abrumadoras, y tuvo que ser desconectado, a pesar de sus enérgicas protestas». Al cabo de un tiempo, B-19 quiso probarlo en carne y hueso, y Heath consiguió que una prostituta visitara el laboratorio. La observación clínica del psiquiatra fue la siguiente: «La joven cooperó y fue una experiencia muy satisfactoria».[171] Los efectos a largo plazo,

---

168 Underwood, Emil. «A Sense of Self». *Science*, vol. 372, 6547 (2021): 1142-5.
169 Olds, James. «Pleasure Centers in the Brain». *Scientific American*, vol. 195 (1956): 105-17; Olds, James. «Self-Stimulation of the Brain». *Science* 127 (1958): 315-24.
170 Moan, Charles y Robert G. Heath. «Septal Stimulation for the Initiation of Heterosexual Behavior in a Homosexual Male». En Wolpe, Joseph y Leo J. Reyna (eds), *Behavior Therapy in Psychiatric Practice*. New York: Pergamon Press, (1976): 109-16.
171 Giordano, James (ed.). *Neurotechnology*. Boca Raton: CRC Press, 2012.

sin embargo, fueron menos concluyentes. Aunque B-19 mantuvo una relación heterosexual a largo plazo, nunca dejó de tener relaciones sexuales con hombres. Al parecer, la simple eliminación de los circuitos de recompensa humanos tenía sus límites. Lo mismo ocurrió con la paciencia del público hacia el trabajo de Heath en este campo, que en 1972 fue denunciado como un «experimento nazi» por una revista local, juicio que hizo que su carrera cayera en picado.[172] Pero su trabajo ya había sido eclipsado por algo mucho más emocionante y apropiado para los medios: en lugar de un botón que estimulaba, uno que *detenía*.

José Delgado fue un neurofisiólogo español de la universidad de Yale que, en sus años de formación académica, exploró las raíces neurales de la agresión, el dolor y el comportamiento social, justo cuando la cibernética ganaba fuerza. En este marco comenzó a investigar la estimulación eléctrica en animales. Pronto empezó a construir microelectrónica a medida para implantarla en cerebros de gatos, macacos, gibones, chimpancés y toros.[173]

A mediados de la década de 1960, Delgado se trasladó a un rancho de Córdoba en España para investigar las zonas del cerebro en las que la actividad neuronal estaba relacionada con la agresividad. Para su experimento, Delgado eligió un toro de lidia llamado Cayetano y otro llamado Lucero. Cada uno pesaba más de 150 kilos.

Delgado insertó un electrodo alimentado por batería en una zona polivalente del cerebro de Lucero que interviene en todo, desde el movimiento hasta la emoción. Luego le hizo enfadar. Cuando el toro embistió, en el último momento Delgado pulsó un botón de un aparato de radio que encendió a distancia el electrodo estimulador, de manera que electrificó el núcleo caudado de Lucero y provocó que el toro se detuviera en seco.

La fotografía granulada que muestra el famoso experimento ha recorrido probablemente todos los seminarios universitarios de

---

172 Frank, Lone. «Maverick or monster? The controversial pioneer of brain zapping». *New Scientist*, 27 de Marzo de 2018 <https://www.newscientist.com/article/mg23731710-700-maverick-or-monster-the-controversial-pioneer-of-brain-zapping/>

173 Blackwell, Barry. «José Manuel Rodriguez Delgado». N*europsychopharmacology,* vol. 37, no. 13 (2012): 2883-4.

neurociencia del mundo. Delgado luce una figura inverosímil vestido con pantalones y un jersey de cuello de pico sobre una camisa de cuello, enfrentándose a una bestia que carga contra él en un recinto vallado. Sostiene algo que parece una radio portátil con antena, aparentemente imperturbable, frente a un toro que parece haberse detenido tan bruscamente que apenas se ven sus pezuñas rígidas tras una nube de polvo.[174]

El implante de Lucero no solo impedía que el toro embistiera. Si el toro estaba comiendo cuando Delgado pulsaba el mando a distancia, dejaba de comer. Si el toro estaba caminando, al pulsar el botón dejaba de hacerlo. Parecía que Delgado había encontrado en esta zona del cerebro algo así como un botón universal de «pausa». Esta repentina transición de la rabia a la calma llevó a *The New York Times* a calificar el experimento de «una modificación deliberada del comportamiento animal mediante el control externo del cerebro».[175]

Delgado siguió explorando el control de la agresividad, la pasividad y el comportamiento social mediante implantes en humanos, chimpancés, gatos y muchos otros animales. En 1969 publicó un libro sobre sus experimentos y sus implicaciones, titulado *Physical Control of the Mind: Hacia una sociedad psicocivilizada*. Alcanzó una notoriedad instantánea, aunque solo fuera por su capítulo final, en el que Delgado —cuyo ethos cibernético se había forjado tras pasar cinco meses en un campo de concentración— declaraba que la humanidad estaba a punto de «conquistar la mente» y debía cambiar su misión de la antigua sentencia «Conócete a ti mismo» a «Constrúyete a ti mismo». Utilizada con sabiduría, insistía, la neurotecnología podría ayudar a crear «un hombre mejor, menos cruel y más feliz».[176]

---

[174] La foto puede verse en Marzullo, Timothy. «The Missing Manuscript of Dr. José Delgado's Radio Controlled Bulls». *JUNE*, vol. 15, no. 2 (Primavera 2017): 29–35.

[175] Osmundsen, John. «Matador with a radio stops wired bull: modified behavior in animals subject of brain study», New York Times, 17 de Mayo de 1965.

[176] Horgan, John. «Tribute to José Delgado, Legendary and Slightly Scary Pioneer of Mind Control», Scientific American, 25 Septiembre 2017

Nadie querría implantar un interruptor de pausa en un cerebro humano por razones tan especulativas. Pero pronto se presentó un caso de uso mucho más convincente.

Un marcapasos para el cerebro

Era una mañana tranquila de 1982 y un paciente llamado George acababa de ingresar en una unidad de psiquiatría con un diagnóstico de esquizofrenia catatónica. Le habían diagnosticado esa designación no porque concordara, sino porque nada más lo hacía. El paciente no respondía, pero aún parecía alerta, una combinación que no encajaba con ninguno de los marcos existentes en aquel momento. Los psiquiatras estaban seguros de que el paciente tenía un trastorno neurológico, y los neurólogos estaban seguros de que el paciente tenía un trastorno psiquiátrico. Finalmente, el jefe de residentes corrió al despacho del director de neurología, Joseph Langston.

Langston dejó a un lado su café, levantó la vista de los informes del electroencefalograma de esa mañana y empezó a realizar sus propias pruebas y consultas. Inicialmente, llegó a la conclusión de que George presentaba todos los síntomas de la enfermedad de Parkinson avanzada, un cruel trastorno neurodegenerativo cuyo síntoma icónico es un temblor tan violento que una persona no puede ni sostener un vaso de agua, y que progresa al cabo de muchos años hasta convertirse en una fría rigidez. Pero Langston sabía que el diagnóstico no podía ser correcto por dos razones. El paciente solo tenía cuarenta y pocos años, por lo que era demasiado joven (unos veinte años menos) para un diagnóstico de Parkinson. Y en lugar de manifestarse de forma gradual a lo largo de años o incluso décadas, sus síntomas (aparentemente) terminales habían aparecido literalmente de la noche a la mañana.

El misterio se profundizó aún más cuando encontraron a la novia de George rígida en el mismo estado a pesar de ser aún más joven: solo tenía treinta años. Finalmente, el equipo localizó otros cinco casos idénticos. Les costó trabajo y suerte, pero Langston y la policía acabaron descubriendo el factor común: todos los pacientes habían consumido heroína recientemente o, al menos, lo que ellos creían que era heroína. Cuando el grupo de Langston consiguió algunas muestras, lo que encontraron no era heroína en absoluto: los químicos callejeros habían sintetizado por error un compuesto llamado MPTP. Una búsqueda en la literatura médica reveló la existencia de varios estudios sobre el MPTP, cuyos resultados no auguraban nada bueno para la pareja. Se había descubierto que, al destruir una zona profunda del cerebro llamada sustancia negra, el MPTP provocaba síntomas irreversibles similares a los del Parkinson, incluida esa fría rigidez.

El descubrimiento de esa zona cerebral relevante tuvo varias consecuencias. En los años setenta, unos neurocirujanos experimentaron con electrodos implantados para tratar el dolor crónico y la epilepsia. Perforaban el cráneo e introducían un electrodo penetrante en la materia gris. Era una solución prometedora al gran problema que había llevado a la psicocirugía a la quiebra: a diferencia del método tradicional de quemar o cortar las partes molestas del cerebro, las «lesiones eléctricas» eran ajustables y reversibles. Si se aplicaba poca electricidad, se podía aumentar y, si se aplicaba demasiada, se podía reducir.

Al hacerlo, los médicos empezaron a observar dos patrones entre los pacientes que presentaban síntomas molestos: en primer lugar, la estimulación eléctrica por sí sola bastaba a veces para atenuar los síntomas. En segundo lugar, cuanto más rápida era la estimulación eléctrica, más mejoraban los pacientes.

Estos patrones eran intrigantes, pero los electrodos no podían implantarse para llevarlos a casa. Al igual que el primer marcapasos de Hyman, estaban conectados a un aparato externo que era difícil de manejar, una gran fuente de energía que se conectaba a los electrodos que sobresalían de la cabeza mediante cables.[177] Además, nadie había realizado unos ensayos clínicos tan extensos para comprobar si la estimulación de alguna zona cerebral en particular funcionaba para todo el mundo, o si solo se adaptaba a cada paciente. La única evaluación de si funcionaba o no era la garantía del cirujano que lo implantaba.[178]

---

177 Gardner, John. «A History of Deep Brain Stimulation: Technological Innovation and the Role of Clinical Assessment Tools», *Social Studies of Science,* vol. 43, no. 5 (2013): 707-28.

178 Schwalb, Jason M. y Clement Hamani. «The History and Future of Deep Brain Stimulation», *Neurotherapeutics,* vol. 5, no. 1 (2008): 3-13.

Sin embargo, todo este creciente interés había llevado a Medtronic a trabajar en la adaptación de su marcapasos como una implantación cerebral. Enviaron sus dispositivos experimentales a varios centros especializados e incluso registraron el término ECP («estimulación cerebral profunda»). Sus dispositivos seguían limitándose a pequeños experimentos puntuales. Pero todo cambió cuando el revelador estudio de caso de George cayó en manos de Alim-Louis Benabid, del Hospital Universitario de Grenoble, y este supo conectarlo todo.[179] Benabid era uno de los pocos psicocirujanos que seguían utilizando electrodos implantados para identificar la zona cerebral en mal estado antes de la psicocirugía. Le habían fascinado los efectos evidentes que observaba en sus pacientes de Parkinson: los síntomas se calmaban en tiempo real en el quirófano. Cuando comprendió la importancia del estudio del caso de George, consiguió los nuevos marcapasos cerebrales de Medtronic y los implantó en un puñado de pacientes. Las mejoras fueron espectaculares. Detener el código neuronal defectuoso que surgía de esa parte del cerebro solucionaba los temblores y permitía a los pacientes volver a mover las extremidades a su antojo. Medtronic contrató a Benabid para diseñar varios ensayos masivos. Ahora, en lugar de chispas sin base científica acompañados de la aprobación poco convincente por parte de un médico, se trataba de una enfermedad con síntomas muy bien definidos, un área cerebral relevante y una respuesta contundente a un dispositivo médico ya aprobado.

Medtronic buscaba desesperadamente una forma de ampliar su exitoso negocio de marcapasos y en el trabajo de Benabid vio una nueva oportunidad. En un ensayo tras otro, se descubrieron los mismos efectos dramáticos: si se iniciaba el flujo de corriente a través de esos electrodos profundos, los temblores remitían al instante. Las personas que antes de la intervención no podían sostener una taza de té, ahora podían prepararse con confianza una jarra entera. Los reguladores de la UE aprobaron el implante para el Parkinson en 1998, y la Administración de Alimentos y Medicamentos (FDA) aprobó el tratamiento en los Estados Unidos en 2002. Uno de los médicos que empezó a implantar el marcapasos a sus pacientes lo consideró «una

---

179 Gardner, «A History», 719.

nueva vida». El marcapasos se había trasladado al cerebro, y así la estimulación cerebral profunda había nacido.

Se han implantado más de 160 000 de estos «marcapasos cerebrales» para mitigar los espasmos musculares incapacitantes de personas con Parkinson, temblor esencial y distonía.[180] En primer lugar, se perforan dos orificios en el cráneo. A continuación, se introducen dos electrodos metálicos, cada uno del tamaño de un espagueti seco, en la región del cerebro responsable de los síntomas. Por último, el cable serpentea por la cabeza y baja por el cuello hasta que llega, implantado bajo la piel cerca de la clavícula, a un objeto del tamaño aproximado de un cronómetro. Ese es el marcapasos. Entonces envía una corriente, cuyo pulso y amplitud, en las dos semanas siguientes, serán ajustados por un técnico hasta que remitan los síntomas. En los ensayos clínicos con muchos participantes, saber qué zona del cerebro hay que sobrecargar con electricidad ha permitido a los cirujanos cortocircuitar con éxito las señales defectuosas en estas regiones rotas. ¿Qué otras áreas cerebrales podrían detenerse de este modo para ampliar la red de afecciones controlables con un marcapasos? Muchos pequeños ensayos ofrecieron pistas sobre la próxima gran dolencia.

En 1999, investigadores de la Universidad Católica de Lovaina (KuL), en Bélgica, implantaron electrodos de ECP en una zona denominada cápsula interna en cuatro personas con trastorno obsesivo-compulsivo grave. Los síntomas mejoraron en tres de ellos.[181] Se sucedieron rápidamente otros ensayos con otras dolencias, de nuevo, pequeños estudios de investigación, a menudo con solo diez o menos participantes. Sin embargo, a pesar de su pequeño tamaño, estos ensayos generaron titulares espectaculares, como señaló mi colega Andy Ridgway en 2015 en *New Scientist*.[182] La ECP permitió a un adolescente

---

180 Lozano, A. M., N. Lipsman, H. Bergman, et al. «Deep brain stimulation: current challenges and future directions», *Nature Reviews Neurology* 15 (2019):148–60 <https://www.nature.com/articles/s41582-018-0128-2>

181 Nuttin, Bart et al. «Electrical Stimulation in Anterior Limbs of Internal Capsules in Patients with Obsessive-Compulsive Disorder». *The Lancet*, vol. 354, no. 9189 (1999): 1526.

182 Ridgway, Andy. «Deep brain stimulation: A wonder treatment pushed too far?», *New Scientist*, 21 Octubre 2015 <https://www.newscientist.com/article/mg22830440-500-deep-brainstimulation-a-wonder-treatment-pushed-too-far/>

autista de trece años hablar por primera vez.[183] Liberó a las personas con Tourette de tics físicos que les rompían los huesos. Supuestamente también impidió que las personas obesas comieran en exceso y que las anoréxicas dejaran de comer.[184] Los pequeños ensayos proliferaron: ¿qué otra cosa cedería ante un marcapasos cerebral? ¿La ansiedad? ¿El tinnitus? ¿Las adicciones? ¿La pedofilia?[185] Medtronic apostó por la depresión. No eran los únicos que pensaban que esto era prometedor. La idea llevaba gestándose desde 2001, cuando la neurocientífica Helen Mayberg tuvo la idea de investigar la ECP para la depresión resistente (la que se niega a ceder sea cual sea el tratamiento). La ECP, me dijo cuando la conocí en el simposio de la Sociedad Internacional de Neuroética en San Diego en 2018,[186] «parecía bloquear la función cerebral anormal en el Parkinson, así que queríamos bloquear la área específica de la depresión». Mayberg se centró en una región cerebral conocida como área 25 de Brodmann, que ha sido apodada el «centro de la tristeza» del cerebro. Mayberg y sus colegas pensaron que un exceso de actividad en esta zona provocaba síntomas como el estado de ánimo negativo y esa característica falta de ganas de vivir. ¿Qué pasaría si se pausan esas neuronas? Cuatro de sus seis primeros pacientes experimentaron una mejora espectacular.[187] Otros veinte pequeños ensayos registraron tasas de mejora de hasta el 60 % o el

---

183 Sturm, V., et al. «DBS in the basolateral amygdala improves symptoms of autism and related self-injurious behavior: a case report and hypothesis on the pathogenesis of the disorder». *Frontiers in Neuroscience*, vol. 6, no. 341 (2013), doi: 10.3389/fnhum.2012.00341

184 Formolo, D. A., et al. «Deep Brain Stimulation for Obesity: A Review and Future Directions». *Frontiers in Neuroscience*, vol. 13, no. 323 (2019), doi: 10.3389/fnins.2019.00323; Wu, H., et al. «Deepbrain stimulation for anorexia nervosa». *World Neurosurgery* 80 (2013).

185 Baguley, David, et al. «Tinnitus». The Lancet, vol. 382, no. 9904 (2013): 1600-7; Luigjes, J., van den Brink, W., Feenstra, M., et al. «Deep brain stimulation in addiction: a review of potential brain targets». *Molecular Psychiatry* 17 (2012): 572-83 <https://doi.org/10.1038/mp.2011.114>; Fuss, J., et al. «Deep brain stimulation to reduce sexual drive». *Journal of Psychiatry and Neuroscience*, vol. 40, no. 6 (2015): 429-31

186 Satellite meeting of Society for Neuroscience, San Diego, 2018. Mayberg también tocó este tema en: «Deep Brain Stimulation for Treatment-Resistant Depression: A Progress Report», *Brain & Behaviour Research Foundation YouTube*, 16 de Octubre de 2019 <https://www.youtube.com/watch?v=X86wBj1tjiA>

187 Mayberg, Helen, et al. «Deep Brain Stimulation for Treatment-Resistant Depression», 651-60.

70 %. «La gente sale de ese estado tan peligroso y se recupera», dijo Mayberg a Ridgway. «Simplemente vuelven a subirse al autobús». En otros ensayos realizados en todo el mundo, la depresión mejoró de forma similar.

Jude Medical, rival de Medtronic, se lanzó a financiar un ensayo de gran envergadura. Parecía casi garantizado que culminaría en laprimera nueva aplicación comercial de la ECP para el Parkinson. Unos doscientos participantes de más de una docena de centros médicos recibieron el implante. La expectación era inmensa y, entonces, al cabo de seis meses, el ensayo se detuvo. Entre la industria corrió el rumor de que no se había superado el análisis de futilidad de la FDA, cuyo objetivo es asegurarse de que los ensayos que suponen un gasto excesivo se suspendan si suponen una clara pérdida de tiempo y dinero. Se contaban historias de efectos secundarios terribles y de un intento de suicidio.[188] La implicación —mala para el futuro de la tecnología— era que no había diferencia entre un placebo y un implante.[189]

Cuando todo el drama y las recriminaciones se asentaron, la historia terminó siendo mucho más extraña y menos directa de lo que sugirieron los primeros informes: como concluyó el periodista David Dobbs en un análisis post mortem muy detallado y publicado en *The Atlantic* en 2018, parecía ser un caso de un tratamiento que realmente parecía funcionar saboteado por un ensayo que no lo hizo. Para las personas en las que funcionó, fue un regalo, que produjo resultados inmediatos que fueron tan dramáticos que eran considerados casi mágicos. «¿Qué has hecho?», respondía el paciente despierto, todavía en el quirófano, en el momento en que se encendía el estimulador. Y cuando eso ocurría, los resultados eran duraderos. «Si el paciente mejoraba, seguía mejorando con la estimulación continuada», declaró Mayberg a varios medios de comunicación tras el ensayo. Lo mismo ocurría con el trastorno obsesivo-compulsivo: los pacientes

---

[188] Dobbs, David. «Why Deep-Brain Stimulation for Depression Didn't Pass Clinical Trials», *The Atlantic*, 17 de Abril de 2018<https://www.theatlantic.com/science/archive/2018/04/zapping-peoples-brains-didnt-cure-their-depression-until-it-did/558032/>

[189] «BROADEN Trial of DBS for Treatment-Resistant Depression No Better than Sham», *The Neurocritic blog*, 10 de Octubre de 2017 <https://neurocritic.blogspot.com/2017/10/broaden-trial-of-dbs-for-treatment.html>

que habían respondido bien en un ensayo de estimulación cerebral de la Universidad Católica de Lovaina seguían teniendo su trastorno obsesivo-compulsivo bajo control al cabo de quince años. «Fue como si alguien hubiera hecho una limpieza de primavera de mi cerebro y hubiera eliminado todos los pensamientos innecesarios», declaró otro participante a Alix Spiegel, presentadora del programa de radio *Invisibilia*.[190]

Pero no era posible predecir quién tendría un milagro y quién no. Además, también se produjeron algunos efectos secundarios extraños.[191] Las zonas profundas y antiguas del cerebro a las que se dirige la electrificación en la depresión y el Parkinson están implicadas en mucho más que el control motor y del estado de ánimo. Están implicadas en el aprendizaje, la emoción y la recompensa, es decir, en la adicción. Interferir en ellos tuvo consecuencias imprevisibles. Este fue el caso de un holandés que recibía tratamiento para un trastorno obsesivo-compulsivo grave y al que los médicos de la Universidad de Ámsterdam llamaron de forma anónima Sr. B. Su nuevo implante cerebral llevaba funcionando unas pocas semanas cuando se topó por casualidad con una grabación de *Ring of Fire* de Johnny Cash. En las cinco décadas anteriores a que los electrodos gemelos penetraran en su cerebro profundo, nunca se había sentido especialmente conmovido por la música: era el tipo de persona a la que le gustaban tanto los Beatles como los Rolling Stones. Sin embargo, el día en que la voz de Johnny Cash llegó a sus recién electrificados centros del placer, todo cambió. A partir de entonces, no podría escuchar otra cosa. El Sr. B compró todos los CD y DVD de Johnny Cash que caían en sus manos. Por el contrario, cuando se apagó el electroestimulador, no podía recordar qué tenía de importante Johnny Cash.[192]

Sin embargo, no todos los efectos secundarios fueron tan entrañables. Algunas personas con implantes de Parkinson han informado

---

190   «The Remote Control Brain», *Invisibilia*, NPR, 29 de Marzo de 2019 <https://www.npr.org/2019/03/28/707639854/the-remote-control-brain>

191   Cyron, Donatus. «Mental Side Effects of Deep Brain Stimulation (DBS) for Movement Disorders: The Futility of Denial», *Frontiers in Integrative Neuroscience* 10 (2016), pp. 1–4.

192   Mantione, Mariska, et al. «A Case of Musical Preference for Johnny Cash Following Deep Brain Stimulation of the Nucleus Accumbens». Frontiers in Behavioral Neuroscience, vol. 8, no. 152 (2014)

de un aumento de los trastornos del control de los impulsos, como el juego excesivo y la hipersexualidad.[193]

Esto refleja un secreto a voces algo incómodo sobre la ECP: a pesar de toda esta compleja charla sobre la función de áreas precisas del cerebro, nadie está seguro de cómo funciona exactamente.[194] En 2018, los informes académicos describían la ECP como un tratamiento eficaz pero «poco comprendido», incluso en el Parkinson y otras enfermedades motoras, para cuyo tratamiento se ha aprobado durante décadas.[195] «Si pensamos en las neuronas que ejecutan el código neuronal como si tocaran una melodía en un piano», afirma Kip Ludwig, antiguo director de los Institutos Nacionales de Salud (NIH) de Estados Unodps., «la ECP es como tocar el piano con un mazo».

Este enfoque tiene un límite. Encender con electricidad zonas cerebrales específicas es capaz controlar en general algunos males, pero es imposible llegar a un nivel más profundo para dar con un objetivo tan efímero como la depresión. Necesitamos saber exactamente qué ocurre en el código neuronal como respuesta a esas descargas.

Para ello, necesitamos descifrar el código neuronal.

Leer el código neuronal

En los años 70, Francis Crick se había aburrido de la biología molecular, a pesar de haberla inventado. Quería resolver el siguiente gran misterio. Si descifrar el plan de la vida había sido emocionante, ¿qué tal descifrar el secreto de la conciencia? Así que en 1977 abandonó Cambridge para trasladarse al Instituto Salk de California, donde se centró en lo que

---

  193 Florin, Esther, et al. «Subthalamic Stimulation Modulates Self-Estimation of Patients with Parkinson's Disease and Induces Risk-Seeking Behaviour». *Brain*, vol. 136, no. 11 (2013): 3271–81.

  194 Shen, Helen H., «Can Deep Brain Stimulation Find Success beyond Parkinson's Disease?» *Proceedings of the National Academy of Sciences*, vol. 116, no. 11 (2019): 4764–6.

  195 Müller, Eli J. y Peter A. Robinson. «Quantitative Theory of Deep Brain Stimulation of the Subthalamic Nucleus for the Suppression of Pathological Rhythms in Parkinson's Disease», ed. by Saad Jbabdi, *PLOS Computational Biology*, vol. 14, no. 5 (2018). Véase también Kisely, Steve, et al. «A Systematic Review and Meta-Analysis of Deep Brain Stimulation for Depression». *Depression and Anxiety*, vol. 35, no. 5 (2018): 468–80.

consideraba un enfoque muy poco prometedor de la neurociencia. Exigía nuevas «teorías que trataran directamente del procesamiento de la información» y formas de vincular los comportamientos y las acciones a los disparos neuronales que los acompañaban.

En 1994, resumió sus investigaciones en *The Astonishing Hypothesis* (La hipótesis asombrosa), un delgado volumen que tendría un impacto explosivo en la neurociencia y la filosofía. «Se puede llegar a la conclusión», escribió, «de que, para comprender las distintas formas de conciencia, necesitamos conocer sus correlatos neuronales».[196] También afirmó que todas las cosas que pensamos, sentimos o vemos «no son, de hecho, más que el comportamiento de un vasto conjunto de células nerviosas y sus moléculas asociadas».[197] (No explicó en qué se diferenciaba esto de que nuestra identidad no fuera más que el comportamiento de un vasto conjunto de genes). El subtítulo —*La búsqueda científica del alma*— dejaba clara la ambición del libro.

En las dos décadas que precedieron a la publicación del libro de Crick, menos de diez artículos científicos revisados por pares hacían referencia al término «código neuronal». Sin embargo, tras la publicación de *The Astonishing Hypothesis*, los neurocientíficos centraron cada vez más su atención en tratar de encontrar las firmas neuronales de una amplia gama de comportamientos y pensamientos. Para los estudiosos del sensorio, el código neural estaba de moda.

Tampoco es que supieran lo que significaba el término. Incluso cuando Crick escribía su libro, la definición del término era objeto de una polémica en la neurociencia. La idea de Adrian de que la información podía codificarse en los puntos del código Morse que pasaban por las neuronas individuales seguía teniendo adeptos, pero ahora existía una idea mejor. La plasticidad cerebral —resumida en el axioma «neuronas que se encienden juntas, se conectan juntas»— se hizo omnipresente gracias a la sucinta explicación de cómo diferentes neuronas aprenden a trabajar juntas a medida que se aprenden diferentes habilidades, desde el lenguaje hasta el ballet. Los representantes

---

[196] Crick, Francis. *The Astonishing Hypothesis: The Scientific Search for the Soul.* New York: Scribner; Londres: Maxwell Macmillan International, 1994.

[197] Crick, *The Astonishing Hypothesis*, 3. Para saber más, véase el capítulo 5 de *The Idea of the Brain* de Matthew Cobb.

de la nueva vanguardia escribieron en 1997 que un código neuronal real no podía centrarse en el disparo de una sola neurona, sino que tenía que tener en cuenta el modo en que los grandes conjuntos de neuronas diferentes interactúan juntas en sincronía para formar un patrón coherente a lo largo del tiempo y el espacio.[198]

Sería muy difícil de medir. Para entonces, ya habíamos empezado a comprender el enorme tamaño del cerebro: 86 000 millones de neuronas. Ninguna herramienta era, ni es (ni posiblemente será nunca) capaz de leer la actividad de todas esas neuronas al mismo tiempo, pero a medida que se acercaba el siglo XXI, teníamos opciones.

El encefalograma (EEG) seguía en uso, un caballo de batalla que nos había proporcionado las diferentes ondas que podían revelar la concentración y la falta de atención, pero también mucho más. Los científicos pasaron décadas utilizando estas lecturas para avanzar en nuestra comprensión del sueño. Como el EEG no requiere abrir el cráneo, solo unos electrodos en el cuero cabelludo, los científicos pudieron obtener muchos datos de mucha gente. El EEG evolucionó, desde sus humildes orígenes en el laboratorio de Hans Berger, hasta convertirse en unos casquetes incrustados con docenas de electrodos que podían leer sutiles variaciones en el coro de los miles de millones de habitantes del cerebro. El posterior descubrimiento de las ondas delta y gamma (además de las alfa y beta de Adrian) ayudó a los investigadores a identificar las distintas fases del sueño, dando lugar a las conocidas cuatro fases, cada vez más profundas, y al sueño onírico. Otros trabajos relacionaron las alteraciones características de estas ondas con trastornos del sueño y enfermedades neurológicas, e incluso ayudaron a identificar la localización de tumores cerebrales. Gracias a la potencia cada vez mayor de los ordenadores y a la mejora de los algoritmos de procesamiento de señales, el EEG pudo analizar con mayor precisión los patrones cerebrales. La depresión se correlacionaba con un exceso de ondas alfa en el EEG. En la enfermedad de Parkinson, había escasez de ondas beta. En los enfermos de Alzheimer se ha observado un déficit de ondas gamma de gran

---

198 Gerstner, Wulfram, et al. «Neural Codes: Firing Rates and Beyond», *Proceedings of the National Academy of Sciences*, vol. 94, no. 24 (1997): 12740-1.

amplitud. Diversos trabajos de investigación informaron de un arcoíris de emociones correlacionadas con formas de onda que Berger no podría haber soñado.[199]

Otra herramienta, la electrocorticografía (ECoG), podría profundizar más en el cerebro, pero se adaptaría a una población más reducida. Se trataba de una alfombrilla de electrodos colocada directamente sobre los pliegues expuestos del cerebro, un poco como un tapete sobre una mesa auxiliar, para registrar la actividad eléctrica del córtex. Esta sí requiere abrir el cráneo, por lo que es raro obtener este tipo de trazos. A los únicos voluntarios humanos para este tipo de lectura cerebral ya se les había abierto el cráneo con fines de investigación no relacionados. A veces, estas personas daban permiso a los investigadores para colocar la malla en sus cerebros y leer los correlatos neuronales de ciertos pensamientos específicos, pero los investigadores seguían sin poder acercarse a ninguna neurona concreta.

Para ello se necesitaba un electrodo invasivo de penetración cerebral. El primero de ellos se aprobó en la década de 1990. Se llamaba la matriz de Utah y tenía el aspecto de un pequeño cuadrado metálico con noventa y seis electrodos que sobresalían de él, un poco como una cama de clavos para una mariquita. Enclavado en los pliegues cerebrales, podía registrar las disputas de muchas neuronas que hablaban entre sí, o centrarse en una en particular. Pero esta lectura era la más invasiva de todas: no solo había que abrir el cráneo (o taladrarlo), sino también introducir el electrodo penetrante a través de la barrera hematoencefálica y sacar un cable del cráneo para alimentar y escuchar el conjunto. Los únicos sujetos en los que se consideraba ético probar este dispositivo eran animales y, más tarde, personas que habían sufrido un trauma fisiológico irreversible, que hacía que este dispositivo fuera su última esperanza para ayudarles.

En 2004, el neurocientífico teórico Christoph Koch —un compañero de Crick que influyó profundamente en sus ideas sobre los correlatos neuronales de la conciencia— predijo que, gracias a estas y otras nuevas herramientas, pronto sería posible descifrar el funcionamiento

---

199 Buzsöki, Gyárgy. *Rhythms of the Brain*, New York: Oxford University Press, 2011.

del código neuronal para comprender la conciencia, el lenguaje y la intencionalidad.

A principios del siglo XXI, los medios de comunicación se hicieron eco de esta lectura optimista del futuro. En 1993, un electrodo invasivo colocado en el córtex de una mujer paralizada por un derrame cerebral permitió a un ordenador determinar en qué lugar exacto de un cuadrado de letras centraba su atención. Los electrocardiogramas detectaron las firmas eléctricas de las personas que pensaban con palabras enteras: «sí», «no», «caliente», «frío», «sediento», «hambriento», «hola» y «adiós».[200]

Parecía que, de acuerdo con las predicciones de Koch, se podían utilizar las señales eléctricas del cerebro para espiar en la mente de las personas. En 2022, al menos cincuenta artículos anuales revisados por expertos mencionaban el término «código neuronal». Muchos de estos trabajos investigaban qué acciones, pensamientos y sentimientos podían rastrearse hasta las señales bioeléctricas del cerebro.

Eso planteó una nueva pregunta: si se podía leer el estado del cerebro examinando sus señales eléctricas, ¿qué ocurriría si se cambiaban? ¿Se podría reprogramar el cerebro?

Escribir el código neuronal

El 22 de junio de 2004, un pequeño alfiletero metálico se introdujo en el córtex motor de Matt Nagle, en concreto, en la región que controlaba su mano y brazo izquierdos dominantes. Tras quedar paralizado del cuello para abajo en un accidente, el neurocientífico John Donoghue le había apuntado a un ensayo clínico llamado BrainGate, y le había implantado una matriz de Utah. Al final, Nagle pudo mover el cursor de un ordenador solo con sus intenciones. Si quería moverlo a la izquierda, las neuronas motoras de su cerebro se disparaban como lo habrían hecho normalmente para controlar sus dedos. Una matriz de Utah captaba esa señal, la traducía a lenguaje

---

[200] Kellis, Spencer, et al. «Decoding Spoken Words Using Local Field Potentials Recorded from the Cortical Surface». *Journal of Neural Engineering*, vol. 7, no. 5 (2010).

de máquina para controlar el cursor, y este se movía a la izquierda. Así fue como, en 2005, Nagle venció a un reportero de la revista *Wired* en el juego de ordenador Pong.[201]

Donoghue tenía planes mucho más ambiciosos. Si estas señales podían controlar un brazo robótico, ¿por qué no podían los investigadores encontrar la forma de controlar un brazo real, como el de Nagle? En 2005 declaró a *Wired* que su plan final era «conectar el BrainGate a estimuladores capaces de activar el tejido muscular, de forma que arreglen por completo un sistema nervioso dañado».[202] Era ambicioso y muy emocionante (aunque un poco Frankenstein): en lugar de intentar curar la lesión medular que había desconectado las extremidades del cerebro, el implante BrainGate enviaría directamente las señales eléctricas que impulsaban la intención a su punto final previsto, y así reanimaría las extremidades.

La idea se denominó *bypass* neural y en una década se demostró en una charla TED.[203] «La idea es tomar señales de una determinada parte del cerebro y redirigirlas alrededor de la lesión, ya sea cerebral o medular, y luego reinsertar esas señales en los músculos para permitirles recuperar el movimiento», explicó Chad Bouton al público, paseándose por el escenario como un presentador de televisión. Bouton era el ingeniero que había desarrollado los algoritmos de procesamiento de señales para el proyecto BrainGate original. «Sin embargo, aún no hemos conseguido que [nuestros sujetos] se muevan», dijo, frustrado, en su empeño de ayudar a las personas con lesiones medulares irreversibles a volver a caminar. Cuando en 2008 quebró Cyberkinetics, la empresa propietaria de BrainGate, Bouton se trasladó al Instituto Feinstein de Manhasset (Nueva York) para empezar a trabajar en su *bypass* neural. Bajo los auspicios de un proyecto financiado por el Departamento de Defensa de Estados Unidos, se unió a un grupo enorme de investigación con el Instituto Científico Battelle y

---

201 Martin, Richard. «Mind Control», *Wired*, 1 de Marzo de 2005 <https://www.wired.com/2005/03/brain-3/>

202 Martin, «Mind Control», 2005.

203 Bouton, Chad. «Reconnecting a paralyzed man's brain to his body through technology», *TEDx Talks YouTube channel*, 25 de Noviembre de 2014 <https://www.youtube.com/watch?v=BPI7XWPSbS4>

la Universidad Estatal de Ohio, y en 2014 implantaron un chip informático en la corteza motora de un joven llamado Ian Burkhardt, que había quedado tetrapléjico tras un accidente de buceo.

Para Bouton y los demás que trabajan en el restablecimiento de la motricidad fina, descifrar el código neuronal no consistía en contar los potenciales de acción generados por cada nervio, como hacía Edgar Adrian. En un cerebro de 86 000 millones de neuronas, es imposible identificar y analizar el comportamiento de los mil millones picos que intervienen en cada movimiento. Bouton pensó que, en su lugar, había que centrarse en cómo los grupos de neuronas sincronizaban los tiempos de sus disparos cuando se registraba una intención concreta. Lo llamó relación «espacio-temporal». Una vez recogido este patrón, lo recodificarían en lenguaje de máquina para animar un manguito de electrodos alrededor de las muñecas de Burkhardt. En lugar de accionar los motores de una extremidad robótica (como hacía BrainGate), cada electrodo estimularía pequeñas porciones de músculo de su propio brazo.

No era exactamente la forma en que una señal cerebral inerva el músculo, pero las complejas transformaciones matemáticas funcionaban. Con la ayuda del dispositivo, Burkhardt cogió una taza de agua y se la llevó a los labios para beber un sorbo. Ian Burkhardt se había convertido en la primera persona en utilizar un chip para «reanimar» sus propios músculos vivos con el código neuronal extraído de su propio cerebro.[204] Las señales eran lo bastante precisas como para permitirle jugar incluso al *Guitar Hero*.[205]

Pero Bouton seguía sin estar totalmente satisfecho. ¿De qué sirve poder moverte si no tienes noción de lo que estás tocando? Era una pregunta práctica. «Parece obvio para ti o para mí, pero, si has perdido el sentido del tacto en las manos, la conciencia de la presión o el deslizamiento, ignoras si tu agarre es lo suficientemente firme», me dijo Bouton cuando visité su laboratorio en Feinstein un par de años más tarde. Sin esa conciencia de agarre, sería tan probable que se te cayera la

---

204 Bouton, C., Shaikhouni, A., Annetta, N., et al. «Restoring cortical control of functional movement in a human with quadriplegia». *Nature* 533 (2016): 247–50.

205 Geddes, Linda. «First paralysed person to be 'reanimated' offers neuroscience insights», *Nature*, 13 de Abril de 2016 <https://doi.org/10.1038/nature.2016.19749>

taza como que la aplastaras de repente y te derramaras café caliente por encima (y tu falta de conciencia del dolor haría que no supieras que acabas de provocarte quemaduras de segundo grado que necesitan atención médica). Para evitarlo, el implantado debe dedicar toda su atención a sujetar la taza desde que la coge hasta que la suelta. «Había un tipo con el implante», dice Bouton, «que podía coger cosas, pero que, en cuanto quería hacer o pensar en cualquier otra cosa, soltaba lo que estaba sujetando». Imagina que tuvieras que hacer eso cada vez que tomas un sorbo de café. Y ahora imagina que no es una taza de café lo que estás sujetando, sino la mano de tu hijo. «Todas estas actividades de la vida cotidiana carecerían de sentido sin sensaciones». Una solución a medias, pensó Bouton. El córtex sensoriomotor, donde vive la sensación, está muy cerca del área motora, donde vive la intención. Esa era la buena noticia. La mala noticia era que escribir el patrón correcto de picos eléctricos en el cerebro para reproducir la experiencia de la sensación sería un problema mucho más difícil que leer las señales existentes a medida que se disparaban.

Casi exactamente seis meses después, un voluntario paralítico llamado Nathan Copeland —que trabajaba con otro grupo de investigación de la Universidad de Pittsburgh— yacía con los ojos vendados junto a un brazo robótico de cinco dedos. Cada vez que un investigador tocaba uno de los «dedos» del robot, Copeland identificaba en qué parte de su mano sentía el contacto. «Dedo índice», anotaba cuando el investigador tocaba el dedo índice de la máquina. «Dedo corazón, dedo anular», y así una larga serie de localizaciones correctas.[206] Además de los implantes habituales de corteza motora al estilo BrainGate, a Copeland le habían implantado dos haces de electrodos en las zonas del cerebro cuyas neuronas responden a la sensibilidad de los dedos (cada implante tenía el tamaño aproximado de una semilla de sésamo). Cada vez que el investigador pinchaba el dedo del robot, estas semillitas enviaban patrones de electricidad a las neuronas correctas.[207]

---

206 Geddes, Linda. «Pioneering brain implant restores paralysed man's sense of touch», *Nature,* 13 de Octubre de 2016 <https://doi.org/10.1038/nature.2016>
207 Flesher, S. N., et al. «Intracortical microstimulation of human somatosensory cortex». *Science Translational Medicine.* vol. 8, no. 361 (2016).

Este mecanismo interesó a Theodore Berger (sin parentesco con Hans), pero, en lugar de implantar sensaciones, sus electrodos desencadenaban recuerdos artificiales.

El fabricante de recuerdos

El objetivo de Berger era imitar la función del hipocampo, una parte del cerebro donde se procesan y codifican los recuerdos. Llevaba tiempo trabajando en un chip que registraba cualquier patrón cerebral correspondiente a un comportamiento que le gustara, y luego lo retroalimentaba al cerebro utilizando lo que él llamaba un algoritmo de múltiple entrada/múltiple salida (MIMO) que reprodujera el comportamiento.

Probó el MIMO dañando temporalmente el cerebro de una rata, con el objetivo de bloquear específicamente la capacidad del hipocampo de escribir recuerdos, para imitar los efectos de la demencia. Previamente había grabado a la rata realizando con éxito una tarea específica. Con el daño cerebral, la rata ya no podía repetir la tarea. Sin embargo, cuando el hipocampo dañado recibió los patrones MIMO grabados anteriormente, la rata volvió a cumplir la tarea de memoria con normalidad, a pesar de que su cerebro seguía dañado.[208]

Berger creía que había creado una prótesis de memoria (aunque muchos rebatirían esa caracterización). Él y sus coautores concluyeron que «con información suficiente sobre la codificación neuronal de los recuerdos, una prótesis neuronal puede restaurar e incluso mejorar los procesos cognitivos». Pero eso no era todo. El código extraído de una rata podía aplicarse a cualquier otra, lo que parecía sugerir que Berger había descubierto aspectos de un código universal que rige la formación de recuerdos en todas las criaturas,[209] incluso en los macacos.[210] Esta vez, se utilizó el MIMO para intervenir cuando parecía

---

208 Berger, T. W., et al. «A cortical neural prosthesis for restoring and enhancing memory». *Journal of Neural Engineering*, vol. 8, no. 4 (2011).

209 Frank, Loren. «How to Make an Implant That Improves the Brain», *MIT Technology Review*, 9 de Mayo de 2013 <https://www.technologyreview.com/2013/05/09/178498/how-to-make-a-cognitive-neuroprosthetic/>

210 Hampson, Robert E., et al. «Facilitation and Restoration of Cognitive Function in Primate Prefrontal Cortex by a Neuroprosthesis That Utilizes Minico-

que un mono estaba a punto de tomar una decisión equivocada. Los monos que recibieron la estimulación del código de «decisión correcta» tomaron mejores decisiones el 15 % de las veces. Berger insistió en que esto demostraba que el MIMO no era específico de un animal en particular, lo que planteaba la posibilidad de que un día, cuando una persona vaya a coger patatas fritas, el implante de la buena decisión le dé un pequeño chispazo de «ensalada».

Berger contaba desde hacía tiempo con las subvenciones de la Agencia de Proyectos de Investigación Avanzada de Defensa (DARPA), conocida como el ala de la ciencia loca del ejército estadounidense, y su investigación encajaba perfectamente con sus esfuerzos por comprender la neurociencia de la memoria y las lesiones cerebrales traumáticas (con vistas a curar las sufridas por artefactos explosivos improvisados y otras lesiones de guerra). La agencia estaba financiando un dispositivo protésico de memoria para implantarlo en un cerebro humano,[211] pero tanto el plazo (demasiado corto) como el dinero (insuficiente) dejaban fuera de su alcance los ensayos en humanos. Bryan Johnson, que acababa de embolsarse 800 millones de dólares con la venta de su empresa de pagos en línea a PayPal, buscaba algo más interesante en lo que invertir.[212]

Cuando descubrió el trabajo de Berger, Johnson invirtió inmediatamente 100 millones de dólares en la nueva empresa Kernel, que haría realidad el chip de memoria. No parecía haber límite para lo que se podía hacer al manipular el código neuronal. Si todos los sentidos se reducen en última instancia a señales eléctricas que llegan a distintas zonas del cerebro, ¿no se podría crear una memoria desde cero suplantando esas señales?

Los ingenieros dijeron que lo único que necesitaban era acceder a más neuronas. Otro grupo de investigadores, que dijo haber transmitido el recuerdo de una sensación, había utilizado treinta y dos electrodos. Pero Johnson dijo a los periodistas que el plan consistía en

---

lumn-Specific Neural Firing», *Journal of Neural Engineering*, vol. 9, no. 5 (2012).
    211   Strickland, Eliza. «DARPA Project Starts Building Human Memory Prosthetics», *IEEE Spectrum*, 27 de Agosto de 2014 <https://spectrum.ieee.org/darpa-project-starts-building-human-memory-prosthetics>
    212   McKelvey, «The Neuroscientist», 2016.

implantes protésicos de memoria que contuvieran casi 2 000 electrodos, y que 5 000 o incluso 10 000 eran alcanzables. Para no quedarse atrás, Elon Musk, empresario de SpaceX y Tesla, propuso un implante cerebral que leería y escribiría en *miles* de neuronas simultáneamente. (Famoso por sus objetivos no demasiado modestos, Musk abogaba por utilizar este implante para «coevolucionar» con la inteligencia artificial). Parecía una progresión lineal bastante sencilla: cuantas más neuronas se pudieran manipular, más preciso sería el código neuronal; cuanto más preciso fuera el código neuronal, más potente sería la interfaz cerebral. Por tanto, si quieres leer y escribir más neuronas, solo tienes que añadir electrodos.

Sin embargo, no basta con «añadir» más electrodos (véase el capítulo 9). Poco después de que Kernel fichara a Berger, Johnson convenció a Adam Marblestone para que dejara su puesto en el laboratorio de biología sintética del MIT y se convirtiera en el director de estrategia de la empresa. Sin embargo, cuando empezó a revisar el trabajo de Berger y los objetivos de Kernel, Marblestone y sus colegas vieron un problema potencial. En primer lugar, Berger trabajaba con un dispositivo que tenía un total de dieciséis electrodos, mucho menos que incluso una matriz de Utah. En segundo lugar, decir que el algoritmo había restaurado la memoria podría haber sido una interpretación demasiado generosa del experimento, ya que las tareas eran a la vez limitadas y básicas. «Decir que se ha "leído el código neuronal" sería como decir que se ha descifrado el lenguaje cuando solo se han descodificado las palabras "sí" y "hola"», afirma Marblestone, «técnicamente cierto, pero potencialmente exagerado».

Tras un experimento humano fallido, la colaboración se vino abajo. Aun así, Marblestone no cree que esto sea motivo para ser demasiado cínico. «Dado que aún no entendemos mucho sobre el código neuronal, y carecemos de la tecnología con la que leer y escribir con profundidad», dice, «no sabemos todavía si es posible o no». Pero no es una afirmación que se pueda llevar a los inversores. Después de que Johnson se diera cuenta de que no había forma de tomar lo que Berger había construido y ampliarlo para construir algo que cualquiera pudiera o quisiera comprar, Kernel abandonó el chip de memoria.

Al final, fue la plena apreciación del problema del hardware lo que llevó a Bryan Johnson a replantearse su relación con el código neuronal. «Durante un tiempo, Kernel pensó en construir un dispositivo médico similar al ECP», afirma Marblestone. «Sin embargo, en realidad no sabemos qué se puede hacer con dispositivos de este tipo, más allá del Parkinson».

Y eso explica lo que ocurrió a continuación: Marblestone aconsejó a Johnson que abandonara la idea de escribir el código neuronal y que, en su lugar, ideara lo más interesante que pudiera hacerse con el cerebro *sin* abrir el cráneo. Johnson le hizo caso y Kernel se decidió por la lectura de las señales cerebrales. Empezaron a construir algo que pudiera medir otras firmas de actividad mental mientras se estimulaba el cerebro, ya fuera mediante implantes o con ketamina; en otras palabras, el tipo de dispositivo de circuito cerrado que buscaba la neurocientífica Helen Mayberg. Un dispositivo así sería capaz de escuchar el código neuronal del cerebro durante y después del chispazo u otro tipo de estimulación, para saber qué había ocurrido en el cerebro.

Puede que el microchip de memoria todavía no se haya inventado, pero el código neural le ha cosechado algunos éxitos a Ian Burkhardt. En 2020, los investigadores de Battelle pudieron utilizar el implante que ya tenían para detectar las señales residuales de sus nervios sensoriales y restablecer así una aproximación a la retroalimentación sensorial.[213] «Es fantástico, porque puedo saber que no se me va a caer nada cuando utilice el sistema», declaró Burkhardt a un periodista de MathWorks.[214]

El futuro de los microchips cerebrales

¿Cuándo podrás comprar tu propio exocortex? La matriz de Utah —cuyo diseño se ha mantenido prácticamente inalterado desde su

---

[213] Ganzer, Patrick, et al. «Restoring the Sense of Touch Using a Sensorimotor Demultiplexing Neural Interface», *Cell*, vol. 181, no. 4 (2020): 763–73.

[214] «Reconnecting the Brain After Paralysis Using Machine Learning», *Medium*, 21 de Septiembre de 2020 <https://medium.com/mathworks/reconnecting-the-brain-after-paralysis-using-machine-learning-1a134c622c5d>

invención— es el único dispositivo aprobado por la FDA y sigue siendo la única opción para quienes desean leer o escribir el código neuronal. Para que quede claro: solo está aprobado para la investigación. Los obstáculos normativos han impedido que implantes más avanzados permitan descifrar el lenguaje del cerebro. Muchos dispositivos producen resultados interesantes en ratas (o, a veces, en monos) y los periódicos se vuelven locos, pero luego se estancan antes de salir al mercado. ¿Por qué? La respuesta es siempre la misma. Hay una gran diferencia entre el hardware que puede leer señales complejas en animales de laboratorio y el que se puede introducir de forma experimental en el cerebro de un voluntario humano.

Por el contrario, como interfaz cerebro-ordenador, este alfiletero en miniatura del tamaño de un sello de correos deja mucho que desear. Solo puede leer las señales de un par de centenares de neuronas como máximo, y solo de las que pueblan el milímetro superior del cerebro. Y no, no se puede llenar el cerebro con un montón de ellas. De añadir unos pares más, los cables que conectan el microchip con el aparato de procesamiento de señales fuera del cráneo plantearían un riesgo de infección cada vez más grave. Por no hablar de la cantidad prohibitiva de datos que esto generaría, más de los que pueden almacenar las máquinas actuales.[215]

Aunque los aparatosos implantes como los de BrainGate recibieron mucha publicidad, cuando se apagaron las luces y las cámaras de televisión, algunos participantes descubrieron que sus dispositivos habían dejado de funcionar. Tras años aprendiendo a utilizar su implante con un brazo robótico, Jan Scheuermann, otra voluntaria tetrapléjica que participó en los experimentos de Donoghue en BrainGate, perdió gradualmente su destreza, lo que se parecía mucho a caer en la parálisis por segunda vez. Según le explicaron los investigadores, se debía a una respuesta inmunitaria previsible.[216] No es de extra-

---

215 Bryan, Carla y Ivan Rios (eds). *Brain–machine Interfaces: Uses and Developments*. New York: Novinka, 2018.

216 Chad Bouton está trabajando justo en dar solución a ese problema. Bouton, Chad. «Brain Implants and Wearables Let Paralyzed People Move Again», *IEEE Spectrum*, 26 de Enero de 2021 <https://spectrum.ieee.org/brain-implants-and-wearables-let-paralyzed-people-move-again>

ñar que el cerebro considere un alfiletero metálico como un invasor extraño y se defienda enérgicamente, envolviendo el implante en una funda protectora. En consecuencia, es poco probable que la matriz de Utah sea la base de un futuro microchip cerebral.

En los años 90, un neurocientífico llamado Phil Kennedy diseñó una alternativa a la matriz de Utah. En lugar de 100 alfileres metiendo las narices en las neuronas para espiar su conversación, su «electrodo neurotrópico» funcionaba según el principio opuesto: hacer que vinieran a ti. El electrodo era un cono de cristal que albergaba un hilo de oro impregnado de factores de crecimiento y otras golosinas tentadoras para las neuronas. En lugar de generar una respuesta inmunitaria, las neuronas crecían y se entrelazaban con el electrodo, lo que en teoría debería mantenerlo en funcionamiento durante años. Además, era inalámbrico.

En 1998, Kennedy colocó uno de estos electrodos a un veterano de Vietnam llamado Johnny Ray, que había quedado incapacitado para moverse o hablar debido a un derrame cerebral; era plenamente consciente de todo, pero estaba paralizado. El electrodo de Kennedy fue capaz de captar las señales cerebrales de Johnny Ray lo suficientemente bien como para permitirle mover un cursor por un teclado y juntar palabras lentamente. Los medios de comunicación compararon a Kennedy con Alexander Graham Bell, pero los elogios no duraron. Después de que uno o dos sujetos no respondieran tan bien, y que Kennedy no pudiera encontrar nuevos voluntarios, la FDA anuló la aprobación del electrodo neurotrópico para voluntarios humanos. Kennedy no quiso proporcionar datos claros sobre qué tipo de cosas estaba poniendo en los electrodos que estaba implantando en sus voluntarios. Y, ahora que teníamos la matriz de Utah, no había mucha urgencia. En la década de 2010, Kennedy estaba desesperado. En un último esfuerzo por obtener datos suficientes para convencer a la FDA de que volviera a aprobar su implante, eligió al único paciente que podía. En 2014, Kennedy voló a Belice para que un neurocirujano cada vez más nervioso le implantara su propio electrodo (prohibido para uso humano) en su propio cerebro (perfectamente sano), por 30 000 dólares. El procedimiento habría sido ilegal en Estados Unidos.

Kennedy sobrevivió a la operación, de once horas y media, y a pesar de unos días postoperatorios aterradores (durante los cuales su estado se parecía al de los pacientes encerrados a los que solía tratar), unos años más tarde parece haber superado la experiencia prácticamente intacto. Por desgracia, el electrodo solo permaneció en su cerebro unos meses antes de que surgiera un problema. Una segunda intervención quirúrgica extirpó el equipo de grabación y transmisión, pero no los electrodos, ya que estaban demasiado dentro para extraerlos con seguridad.[217]

Después de la hazaña, es poco probable que la FDA quiera echar un vistazo a la investigación de Kennedy. Kennedy insiste en que obtuvo datos lo bastante buenos como para desarrollar futuras investigaciones, y aparentemente no tiene efectos secundarios de las cosas que están en su cerebro. Sin embargo, ahora hay otros nuevos diseños en marcha: otro electrodo llamado Neuropixels ya se está utilizando para registrar datos en pacientes sometidos a implantes de ECP.[218] Aún no está aprobado, pero tiene un diseño similar al electrodo neurotrópico de Kennedy, capaz de registrar a mayor profundidad en el cerebro. Y luego está el polvo neural: sensores piezoeléctricos de tamaño micrométrico que se esparcen por el cerebro y utilizan ondas sonoras reflejadas para captar las descargas eléctricas de las neuronas cercanas.[219] Probablemente hayas oído hablar del encaje neuronal, el material que Elon Musk cosió a un cerdo con una máquina de coser robótica. Lo último son los neurogranos, unas virutas del tamaño de un grano de sal presentadas en 2021 para mejorar el ECoG.[220] Blackrock, el fondo de inversión que ha financiado los neurogranos, ha declarado

---

217 Engber, Daniel. «The Neurologist Who Hacked His Brain – And Almost Lost His Mind». *Wired*, 26 January 2016

218 Jun, James J., et al. «Fully Integrated Silicon Probes for High-Density Recording of Neural Activity». *Nature*, vol. 551, no. 7679 (2017): 232–6.

219 Strickland, Eliza. «4 Steps to Turn "Neural Dust" Into a Medical Reality», *IEEE Spectrum*, 21 de Octubre de 2016 <https://spectrum.ieee.org/4-steps-to-turn-neural-dust-into-a-medical-reality>

220 Lee, Jihun, et al. «Neural Recording and Stimulation Using Wireless Networks of Microimplants». *Nature Electronics*, vol. 4, no. 8 (2021): 604–14.

que quiere que los microchips cerebrales sean más comunes que los marcapasos.[221]

El desarrollo de las interfaces cerebrales se enfrenta a tres problemas fundamentales. Uno que a veces se pasa por alto es que, a la hora de la verdad, no entendemos mucho sobre el funcionamiento real del cerebro. «Lo que se olvida en muchas de estas conversaciones es lo poco que sabemos sobre el cerebro», afirma Flavio Frohlich, neurocientífico de la Universidad de Carolina del Norte. «Hay muy pocos hechos que se hayan verificado de forma independiente; me refiero a cosas básicas fundamentales, como el procesamiento visual». Aquí es donde puede ayudar el dispositivo sobre el que pivotó Johnson. Kernel trabaja ahora en un nuevo tipo de casco para leer el cerebro —sin necesidad de cirugía cerebral— que combina lo mejor del EEG y la IRMf: la magnetoencefalografía (MEG). Se trata de una especie de Google Street View del cerebro, que muestra dónde se produce la actividad eléctrica. Hasta ahora, la MEG solo era posible con superconductores, que deben refrigerarse con nitrógeno líquido, por lo que la máquina era del tamaño de uno de los primeros aparatos de ECG de Einthoven. El diseño de Johnson utiliza refrigeración por láser; el único problema es que, al igual que los primeros galvanómetros que Nobili intentó mejorar, el MEG se ve superado por el campo magnético de la Tierra. «Es mucho mayor que el campo magnético del cerebro», afirma Marblestone. Por eso, de momento, el casco parece una gran seta blanca de plástico, como *Mario Kart* en *Spaceballs*, aunque, al menos, es útil.

Hay mucho camino por recorrer en el tema de los implantes cerebrales actuales y las solicitudes de Silicon Valley. Las funciones complejas y subjetivas como la memoria requerirían leer y manipular tantas neuronas que es improbable que alguna vez podamos influir en ellas mediante este método. También está el problema de cuántos alfileres se pueden clavar en el cerebro de alguien antes de que este empiece a contraatacar. Todo esto suena bastante abstracto hasta que

---

[221] «Brain chips will become "more common than pacemakers" says investor, as startup raises $10m», *The Stack*, 19 de Mayo de 2021 <https://thestack.technology/blackrock-neurotech-brain-machine-interfaces-peter-thiel/>

se piensa en el destino de personas como Ian Burkhardt, cuya parálisis solo se reduce de forma temporal cada vez que se presta voluntario para experimentos el laboratorio.[222] Jan Scheuermann, la mujer que perdió de forma gradual la capacidad de utilizar su brazo robótico, dijo al periodista de *MIT Technology Review* Antonio Regalado que una vez hizo que sus ayudantes le pusieran orejas y una cola de rata, en un guiño oscuramente divertido a cómo piensa que los científicos la perciben.[223] Para seguir avanzando en los implantes cerebrales harían falta muchas más personas como Burkhardt y Scheuermann.

Sin embargo, hasta que no tengamos las respuestas a los dos primeros problemas, ninguna supervisión gubernamental permitirá de forma responsable ensayos en grupos de voluntarios humanos lo suficientemente grandes como para constituir un ensayo adecuado. Y, sin embargo, estos no son los mensajes que predominan sobre el futuro de los implantes cerebrales. Eso se debe a que no hay mucha gente que se sienta con fuerzas para denunciar las afirmaciones más extremas. Pocas áreas contienen temas más opacos y que requieran tantos conocimientos interdisciplinares como la neuroingeniería. Las *start-ups* sin escrúpulos aprovechan esta confusión para sacar pie a afirmaciones que no tienen ninguna base real. La historia de Kernel es una rara excepción, ya que la empresa siguió a la ciencia por donde quería ir, no por donde *ellos* querían que fuera.

Y estos retos no solo afectan al cerebro.

El código neuronal es solo un aspecto dentro del sistema mucho más amplio de señalización bioeléctrica del el cuerpo.

---

222 Ghose, Carrie. «Ohio State researcher says Battelle brain-computer interface for paralysis could save $7B in annual home-care costs», *Columbus Business First*, 10 de Octubre 2019 <https://www.bizjournals. com/columbus/news/2019/10/10/ohio-state-researcher-saysbattelle-brain-computer.html>

223 Regalado, Antonio. «Thought Experiment», *MIT Technology Review*, 17 de Junio de 2014 <https://www.technologyreview.com/2014/06/17/172276/the-thought-experiment/>

CAPÍTULO 6

LA CHISPA CURATIVA: EL MISTERIO DE LA REGENERACIÓN ESPINAL

En 2007, Brandon Ingram cogió su andador, se levantó de la silla de ruedas y, una vez enderezado, empezó a dar pequeños pasos por la alfombra de su sala de estar. Le costó un gran esfuerzo y algo de ayuda, pero al final pudo controlar sus propias piernas utilizando los músculos abdominales.[224] Esto no debería haber sido posible. Cinco años antes, Ingram había salido despedido de un coche en un accidente de carretera y la lesión en su médula espinal era irreparable. Los médicos le dijeron que no volvería a andar.

Y, sin embargo, allí estaba, caminando. Era un poco engorroso, ya que seguía necesitando una silla de ruedas para la mayoría de las cosas, pero había recuperado otras capacidades mucho más importantes cuando se tiene una lesión medular: podía cambiar de posición y sentir algunas sensaciones. «He tenido mucha suerte», declaró Ingram al *Boston Globe*.[225]

---

[224] Bowen, Chuck. «Nerve Repair Innovation Gives Man Hope», Spinal Cord Injury Information Pages, 4 de Julio de 2007 <https://www.sciinfo-pages.com/news/2007/07/nerve-repair-innovation-givesman-hope/>

[225] Wallack, Todd. «Sense of urgency for spinal device», Boston Globe. 18 de Septiembre de 2007 <http://archive.boston.com/business/globe/articles/2007/09/18/sense_of_urgency_for_spinal_device/>

Su suerte fue que su accidente tuvo lugar justo cuando un nuevo ensayo clínico estaba reclutando pacientes con lesiones medulares en la universidad Purdue de Indiana. Varios días después de su lesión, un neurocirujano le colocó electrodos entre las vértebras de la columna aplastada, que emitían un campo eléctrico. Los investigadores esperaban que este campo indujera a los extremos opuestos de los nervios motores y sensoriales de la columna vertebral de Ingram a arrastrarse lentamente sobre la zona dañada y volver a unirse, permitiendo que las señales cerebrales fluyeran de nuevo sin obstáculos. El implante se retiró al cabo de unos meses. Cuando los investigadores le hicieron un seguimiento un año después, la mayoría de los participantes en el ensayo informaron de algunas mejoras.

En 2019 —doce años después de los tímidos pasos de Ingram—, el científico que inventó el dispositivo que mitigó el sombrío pronóstico de Ingram murió, y con él, gran parte de la experiencia en torno al campo de estimulación de ondas. Aunque se había considerado seguro y parecía hacer lo que ningún otro fármaco o tecnología había logrado jamás, y las autoridades reguladoras estadounidenses ya habían aprobado provisionalmente un ensayo de mayor envergadura, poco después de los comentarios de Ingram al *Globe*, la investigación se detuvo en seco.[226] Solo catorce personas se han beneficiado de él y, tras años de ver su desarrollo bloqueado en todo momento, la empresa encargada de traerlo al mundo quebró. El dispositivo quedó inactivo.

Todavía hay gente muy disgustada por las circunstancias que rodearon su desaparición. «Creo que esto hizo retroceder diez años la investigación sobre lesiones medulares», afirma James Cavuoto, director de la influyente publicación del sector *Neurotech Reports*. ¿Dónde estaríamos hoy si no hubieran asustado a los investigadores e inversores que querían seguir esta línea de investigación? Cavuoto considera que el campo de estimulación de ondas, marginado por una clase dirigente que no entendía los principios de su funcionamiento, atacado por competidores que se apuntaban tantos y cuya animadversión era más personal que profesional, estaba demasiado adelantado

---

[226] Por Debra Bohnert, la asistente de laboratorio de Richard Borgen de 1986 a 2019, en una entrevista telefónica con la autora.

a su tiempo y era demasiado desconocido para tener éxito, demasiado alejado de la forma en que se pensaba entonces sobre la interacción entre biología y electricidad.

Porque este implante no se centraba en los potenciales de acción, sino en un campo eléctrico más fundamental, cuya existencia no se había reconocido oficialmente hasta los años setenta. La misma firma eléctrica es emitida y utilizada por la piel, los huesos, los ojos y todos los órganos del cuerpo. Nuevas investigaciones y herramientas han empezado a arrojar luz sobre los fundamentos fisiológicos de este campo bioeléctrico, iluminando su funcionamiento interno y su potencial médico. La década de 2020 traerá más dispositivos y técnicas diseñados para manipularlo. Pero, como de costumbre, para comprender esta historia en su totalidad, tenemos que remontarnos (¡muy brevemente!) al principio.

El laboratorio de Lionel Jaffe

Todo empezó con aquellos viejos estudios que demostraban que todo produce su propio campo eléctrico: organismos sin cerebro como los hidroides, las algas o las plántulas de avena. Lionel Jaffe empezó a desentrañar el misterio en los años sesenta, cuando la mayoría de los electrofisiólogos no querían estudiar otra cosa que no fuera el sistema nervioso. Sin embargo, Jaffe, un botánico formado en Harvard con alma de físico, perseguía teorías más amplias y unificadoras.

Un buen lugar para empezar fueron las algas pardas (fucus marino para ti, si te gusta lo raro). Un dato curioso: el fucus contiene hasta ocho veces más sodio que el queso cheddar y once veces más potasio que los plátanos, así que quizá lo comemos todos en el futuro. A los biólogos les encanta, porque es un organismo sexual que descarga su esperma y sus óvulos directamente en el agua de mar (de nada). Esto permite estudiar todo su proceso de desarrollo desde el primer día, sin tener que navegar por complicados úteros. Las algas crecen de forma diferente en un lado y en el otro, según el extremo expuesto a la luz solar.

Para investigar de cerca sus características eléctricas, Jaffe cogió un puñado de frondas de fucus y las metió en un jacuzzi de Purdue para mezclar sus efluvios. Una vez que tuvo sus nuevos embriones en desarrollo, los colocó en una fila ordenada en un tubo estrecho, iluminó un extremo para imitar la luz del sol y comprobó si había algún campo eléctrico medible a medida que los embriones empezaban a crecer. Y vaya si lo había. Positivo arriba, negativo abajo. Era como una batería. Ahora necesitaba que unos cerebritos le ayudaran a investigar por qué.

Purdue era una de las principales instituciones de electrofisiología del mundo, por lo que abundaban los talentos. Jaffe decidió pescar a los estudiantes más prometedores del departamento de física. Su primera presa fue Ken Robinson, que abandonó la física del vacío tras asistir a su primera clase con Jaffe. Estaba maravillado. «Comprendía de una forma tan precisa e intuitiva la física y las matemáticas que nadie que yo conociese lo hacía», me dijo Robinson. «Me quedé alucinado».

A continuación, Jaffe reclutó a Richard Nuccitelli de la ingeniería del estado sólido. ¿Quién iba a pensar que las células podían producir corrientes eléctricas? Dejó la física y cursó semestres enteros de biología para intentar alcanzar al resto de sus compañeros de laboratorio. «Estaban encantados de tenerle. Era el técnico más dotado que he visto en mi vida», afirma Robinson. En 1974, Nuccitelli construyó para Jaffe un nuevo dispositivo de medición eléctrica llamado sonda vibratoria. Era cien veces más sensible y potente que todo lo anterior. Con ella, el equipo recién reunido pudo empezar a investigar adecuadamente las minúsculas corrientes eléctricas que giraban alrededor de la superficie de los huevos fecundados de fucus. Estas corrientes eran mucho más pequeñas que las que hacen estallar un potencial de acción. El equipo las bautizó como «corrientes fisiológicas». Además de débiles, eran estables: mientras que los potenciales de acción oscilan como luces estroboscópicas, las corrientes fisiológicas brillaban desde los organismos, estables como una bombilla.

El campo parecía orientar el fucus, permitiéndole crecer en la dirección correcta hacia el sol. ¿Qué haría por otras criaturas? Jaffe decidió crear su propio campo eléctrico débil, teniendo cuidado de imitar con exactitud la débil intensidad de los campos fisiológicos que emitían los huevos de algas pardas de forma natural, y aplicarlo a otros seres vivos.

En primer lugar, empezó con las neuronas espinales de rana. Las había elegido Mu-ming Poo, el biofísico del equipo, siguiendo la tradición secular que se había inaugurado con la preparación de Galvani. Poo colocó las células en una placa de Petri, las sometió al campo fisiológico y observó. Surgió un curioso comportamiento. A medida que la neurona crecía, sus neuritas (nombre genérico para los brotes de las neuronas que tienen axones y dendritas) se extendían más rápidamente hacia el electrodo positivo. Las neuritas parecían preferir ese extremo del campo eléctrico.[227]

Volviendo a los iones de Faraday, no solo los iones se mueven hacia su «lado» eléctrico preferido. Resulta que las células enteras también pueden desviarse. El grupo de Jaffe no había sido el primero en observar este fenómeno: la gente llevaba observando la electrotaxis (la migración de las células bajo la electricidad) desde la década de 1920.[228] No había ninguna explicación plausible para que un grupo de células se arrastrara por una placa de Petri persiguiendo un campo eléctrico. La gente lo atribuía a un efecto químico poco conocido y hacía todo lo posible por ignorarlo. Lo que era diferente ahora, en el laboratorio de Jaffe, era que, por primera vez, había un instrumento y nuevos conocimientos para estudiar este fenómeno adecuadamente.

Los experimentos y teorías que salieron del laboratorio de Jaffe unificaron toda una rama de la electrofisiología celular que, al tener lugar fuera de la neurociencia, había estado hasta entonces dispersa en una serie de disciplinas separadas. Muchos de sus estudiantes consideraban el laboratorio de Jaffe como su segundo hogar. Estaba increíblemente dedicado a su ciencia y a los científicos que trabajaban a sus órdenes. Robinson se sintió inspirado por su intrépido enfoque de la búsqueda de la verdad. «Nunca dejaba que los datos siguieran una hipótesis, sino todo lo contrario», me dijo. «Si obtenías un resultado que no coincidía con los datos, no se enfadaba por ello», afirma Nuccitelli. «Lo dejaba todo y decía: "Tenemos que investigar eso y averiguar qué nos está diciendo"». Mu-ming Poo es ahora uno de los gigantes de

---

227 Jaffe, L. F. y M.-m. Poo. «Neurites grow faster towards the cathode than the anode in a steady field». *Journal of Experimental Zoology* 209 (1979): 115-28.
228 Ingvar, Sven. «Reaction of cells to the galvanic current in tissue Cultures». *Experimental Biology and Medicine*, vol. 17, issue 8 (1920).

la neurociencia, con cargos conjuntos en la Universidad de California Berkeley y la Academia China de Ciencias. El santuario interior de Jaffe era su familia de laboratorio. Fue entonces cuando llegó Richard Borgens a la ciudad.

El Texano

En la solicitud de Richard Borgens para estudiar en el laboratorio de Jaffe había un lapso de algunos años. Jaffe le preguntó por ellos. En lugar de una respuesta, Borgens le entregó un disco de vinilo de su banda, los Briks.[229]

Borgens era de Texas, y lo único más grande que su personalidad era su bigote. Le gustaban los coches de época, las armas antiguas y los anfibios (desde muy pequeño le fascinaba ver cómo a los tritones del acuario de su padre les volvían a crecer las patas después de que los peces se las arrancaran a mordiscos). Su camino hacia Purdue fue muy diferente de la vía institucional de alto calibre de Ken Robinson y Mu-ming Poo.[230] A finales de la década de 1960, había comenzado una licenciatura en la Universidad del Norte de Texas, donde pronto se desvió por la escena musical de Denton (la mayoría de sus compañeros de banda asistieron al Cooke County Junior College, designado por un profesor como un «hogar para enfermos académicos»).[231] Borgens se encargó de la voz y la guitarra solista, y el tono melódico y taciturno de la banda captó lo suficiente el espíritu de la época como para atraer a una fiel base de fans, de forma que consiguió que algunas canciones se hicieran nacionales. Los fines de semana, a Borgens le gustaba improvisar con el hermano mayor de Stevie Ray Vaughan o, cuando este no estaba, con Don Henley. «Todos los que les seguíamos pensábamos que estaban destinados a la grandeza», escribió un fan en un sitio conmemorativo cuarenta años después. «Sin embargo, el

---

229 Bishop, Chris. «The Briks of Denton and Dallas TX», *Garage Hangover*, 18 de Octubre de 2007 <https://garagehangover.com/briksdenton-dallas/>

230 Nota. Pithoud, Kelsey. «Ex-rocker turns to research», *The Purdue Exponent*, 17 de Septiembre de 2003 <https://web.archive.org/web/20151216205707/https://www.purdueexponent.org/campus/article_73f34375-9059-5273-b6a8-8d9577c74b5d.html>

231 Bishop, «The Briks», 2007.

tiempo, los militares, la guerra de Vietnam [*sic*] y la locura general de la época lo vieron de otra manera».[232]

Borgens terminó una breve gira como médico del ejército y regresó con una perspectiva diferente. Dejó la banda y terminó la carrera, hizo un máster en biología y llegó a Purdue. Borgens recordaba que cuando entraba en el laboratorio de Jaffe veía a gente haciendo cosas que él ya sabía hacer para obtener un doctorado. «¿Por qué no podía obtener yo también un título haciendo ese tipo de cosas?». Borgens era el único en el laboratorio de Jaffe que no era físico, pero eso no molestaba a ninguno de los dos.

Al igual que Jaffe, Borgens era demasiado impaciente para estudiar las partes de un sistema: quería entender cómo funcionaba en su conjunto. Aunque su enfoque del mundo académico era poco formal en comparación con el de algunos de sus compañeros de laboratorio, no tardó en ganárselos. «Parecía un paleto, pero, en realidad, era muy inteligente», dice Nuccitelli. Los dos se hicieron amigos rápidamente cuando Borgens descubrió que Nuccitelli tocaba el contrabajo: «Escribimos muchas canciones juntos burlándonos de la gente de nuestro laboratorio».

Pero, sobre todo, jugaban a ver qué podían hacer los campos eléctricos. A Borgens le gustaba llamarse zoólogo experimental.[233] Durante un tiempo se distrajo con un proyecto en el que intentaba utilizar campos eléctricos para hacer crecer las patas de una serpiente. Mu-ming Poo hacía tiempo que había abandonado la electrotaxis en favor de un mecanismo más explicable y científicamente aceptable: el uso de sustancias químicas en lugar de electricidad para mover neuritas en una placa de Petri. Por el contrario, los demás estudiantes del laboratorio de Jaffe mantuvieron su compromiso con los campos fisiológicos incluso después de abandonar Purdue: Robinson se fue a Connecticut, Nuccitelli a California y Borgens obtuvo una beca en Yale. En 1981, Robinson y su alumna Laura Hinkle publicaron una prueba definitiva de que las células de la placa respondían al campo

---

232 Comentario de Johnny Young sobre Bishop, «The Briks», 2007. El 25 de Enero de 2019 a las 11.30 de la mañana.
233 Kolsti, Nancy. «This is… Spinal Research», *The North Texan Online*, Otoño 2001 <https://northtexan.unt.edu/archives/f01/spinal.htm>

eléctrico y no a otras misteriosas señales químicas.[234] Descubrieron que era posible cambiar el sentido de las neuritas en la dirección que se quisiera simplemente reorientando el campo. Esto funcionaba tan bien y de forma tan predecible que, cambiando continuamente la ubicación de la fuente de campo, eran capaces de «dibujar» patrones intrincados. Jugaban a buscar sus propias iniciales en los garabatos de los axones.[235]

Cuando todavía empezaban a descubrir esta capacidad de control, llegaron nuevas implicaciones: esas mismas corrientes eléctricas que habían medido con la sonda vibratoria también estaban implicadas en la regeneración. Se había demostrado que salían de los extremos cortados de los miembros amputados de los anfibios, lo que planteaba la posibilidad de que fueran agentes causales.[236] Borgens tomó la investigación en placas de Petri del laboratorio de Jaffe y, en 1981, la amplió a vertebrados vivos. Empezó con lampreas larvarias.[237] Lo que hace únicas a estas criaturas marinas es su capacidad para regenerar espontáneamente su médula espinal si esta se secciona. El proceso suele durar entre cuatro y cinco meses y, durante el proceso de curación, se pueden observar los campos fisiológicos y las corrientes que salen de la lesión con la misma claridad con la que du Bois-Reymond midió la corriente de su propia herida.

Borgens quería saber si se podían amplificar. Cuando aplicó un campo eléctrico a las neuronas en regeneración, consiguió acelerar el tiempo de curación tres veces. La razón por la que esto funcionó y por la que el campo eléctrico aceleró el proceso de curación de la médula espinal es que impidió que los axones seccionados adoptaran un comportamiento denominado muerte regresiva. Este fenómeno es

---

[234] Hinkle, Laura, et al. «The direction of growth of differentiating neurones and myoblasts from frog embryos in an applied electric field». *The Journal of Physiology*, 314 (1981): 121-35.

[235] McCaig, Colin. «Epithelial Physiology, Ovarian Follicles, Nerve Growth Cones, Vibrating Probes, Wound Healing, and Cluster Headache: Staggering Steps on a Route Map to Bioelectricity». *Bioelectricity,* vol. 2, no. 4 (2020): 411-17.

[236] Borgens, Richard, et al. «Bioelectricity and Regeneration». *BioScience*, vol. 29, no. 8 (1979): 468-74.

[237] Borgens, Richard, et al. «Large and persistent electrical currents enter the transected lamprey spinal cord». *Proceedings of the National Academy of Sciences*, vol. 77, no. 2 (1980): 1209-13.

uno de los mayores obstáculos para la curación de cualquier lesión medular, tanto en mamíferos como en anfibios. Cuando las neuronas son cortadas, se encogen lejos del borde cortado antes de comenzar el proceso de recrecimiento. Si se pudiera evitar esto, se podrían prevenir muchos otros problemas que se acumulan tras una lesión medular.

Las células muertas y lesionadas vierten su contenido tóxico interno, lo que mata de forma inadvertida a las células sanas cercanas. Esto hace que los macrófagos y los glóbulos blancos, encargados de recoger los desechos y engullir los cuerpos extraños, vayan hasta el lugar de la lesión. Pero estas células no son muy buenas controlando las porciones; invariablemente comen en exceso y se quedan más de lo debido, lo que crea un gran quiste lleno de líquido. Entonces empieza a formarse tejido cicatricial, que crea otro obstáculo físico para cualquier axón que quiera regenerarse. Por si todo esto fuera poco, en los mamíferos adultos las lesiones dejan tras de sí moléculas inhibidoras que señalan inequívocamente que allí ha pasado algo malo. No es de extrañar que tan pocos vertebrados puedan regenerar una médula espinal.

Borgens tuvo una idea para resolver el problema. Pensó que, si se conseguía que los axones crecieran en ese territorio antes de que se desatara el caos, habría muchas más posibilidades de regeneración. Poo ya había comprobado que las neuritas crecen más rápido cuando se las somete a un campo eléctrico de corriente continua y que lo hacen hacia el cátodo. Y así fue: cuando Borgens aplicó el campo eléctrico, este actuó como entrenador y guía. Convenció a los axones para que ignoraran las señales inhibitorias normales que impedían la reconexión con sus otras mitades perdidas. Y esto ocurría en el complejo entorno de una lamprea viva, no en una placa de Petri.

En 1982 regresó a Purdue, donde intentó usar sus hallazgos sobre la lamprea en los mamíferos, suturando electrodos a las columnas vertebrales seccionadas de cobayas. El experimento dio los mismos resultados: una vez más, pudo rastrear la regeneración de los axones en el lugar de la lesión. Pero se encontró con un problema que no había observado en las lampreas. La curación en las cobayas era esporádica y dependía de si el cátodo estaba por encima o por debajo del lugar de la lesión.

La médula espinal está organizada como una autopista de dos carriles. Los axones de neuronas sensoriales suben hasta el cerebro para transmitir sensaciones, mientras que los axones de neuronas motoras bajan del cerebro para transmitir instrucciones. Por tanto, si se coloca el cátodo sobre el lugar de la lesión, todos los axones crecerán hacia él, lo que significa que solo los axones sensoriales volverán a conectarse a través del lugar. Si se coloca el cátodo por debajo del lugar, solo se cruzarán los axones motores. Sin embargo, Borgens recordó que Robinson había demostrado previamente en ranas que las neuronas crecen ocho veces más rápido hacia el cátodo que hacia el ánodo. Se dio cuenta de que si conseguía que su campo eléctrico emitiera una luz *estroboscópica* en lugar de una luz fija — invirtiendo su polaridad de un lado a otro, de modo que el cátodo estuviera en un lado de la lesión durante quince minutos y luego cambiara al otro lado — podría resolver el problema. Para sorpresa de todos, funcionó: Borgens fue capaz de crear una especie de patrón de progreso de dos pasos adelante, un paso atrás, y finalmente consiguió que todas las piezas del axón se fusionaran. Las cobayas recuperaron la función motora y sensorial.[238] Llamó a su nuevo invento campo de estimulación de ondas extraespinal (OFS).

Para entonces, tanto Borgens como Robinson estaban de vuelta en Purdue, dispuestos a continuar el trabajo iniciado por su mentor Lionel Jaffe —que, entretanto, había dejado la universidad para dirigir el flamante Centro Nacional de Sondas Vibratorias del Laboratorio Biológico Marino de Woods Hole (y dedicar más tiempo a sus fucus marinos)—, pero tenían ideas distintas sobre cómo hacerlo. Borgens ya había puesto el ojo en las aplicaciones médicas. Las implicaciones eran obvias. Las médulas espinales humanas no se curan de forma natural. Pero si las neuronas de la médula espinal de los cobayas podían regenerarse mediante la aplicación de un campo eléctrico, era lógico pensar que esta técnica ayudaría a curar el mismo tipo de lesiones devastadoras en las personas.

---

238 Borgens, Richard B., Andrew R. Blight y M. E. McGinnis. «Behavioral Recovery Induced by Applied Electric Fields After Spinal Cord Hemisection in Guinea Pig». *Science,* vol. 238, no. 4825 (1987): 366-9.

Era un buen momento para hacer este tipo de trabajo. El optimismo en torno a la investigación de las lesiones medulares ascendía tras un largo periodo de estancamiento, favorecido por una serie de lesiones de gran repercusión. Marc Buoniconti, hijo de un defensa de los Miami Dolphins y ganador de la Super Bowl, acababa de sufrir una lesión catastrófica jugando al fútbol universitario. En 1985, su padre ayudó a fundar el *Miami Project to Cure Paralysis* (Proyecto de Miami para curar la parálisis).[239] Fue una de las muchas iniciativas influyentes que se crearon en Estados Unidos y Canadá para tratar las lesiones medulares, y todas ellas atrajeron una financiación y una atención mediática considerables. Fue una de estas organizaciones la que invitó a Borgens a asistir a una cena filantrópica por las lesiones medulares, recuerda Debra Bohnert, asistente administrativa del laboratorio de 1986 a 2018. «Volvió y dijo: "Puedo hacerlo, puedo averiguar cómo provocar la regeneración de la médula espinal", y eso fue lo que hicimos durante el resto de su carrera». Su pasión impresionó claramente a los filántropos que había conocido en una de esas cenas, porque en 1987 uno de ellos, un millonario canadiense que iba en silla de ruedas, donó una pila de dinero a Purdue, destinado a Borgens. Lo utilizó para crear el Centro de Investigación de la Parálisis en la Facultad de Veterinaria de Purdue.

Con la nueva entrada de dinero y el traslado a un edificio totalmente nuevo, Borgens posó su mirada en el siguiente objetivo. Quería usar el OFS en ensayos con humanos, pero no se podía ir a la FDA con un ensayo con cobayas o ratas: el diámetro de su médula espinal es mucho menor que el de un ser humano. Los efectos de un campo eléctrico serían tan diferentes que los ensayos carecerían de sentido.

Así, Borgens se decidió por los perros. No se trataba solo de que su anatomía era similar a la humana; también le interesaban porque ofrecían la posibilidad de tratar lesiones del mundo real. Cuando los perros sufren lesiones medulares, estas suelen tener mucho en común con las que sufren las personas: me refiero a lesiones por aplastamiento, no incisiones artificiales con bisturí realizadas en un laboratorio. Este

---

[239] Kleitman, Naomi. «Under one roof: the Miami Project to Cure Paralysis model for spinal cord injury research». *Neuroscientist*, vol. 7, no. 3 (2001): 192–201.

podría ser el trampolín para un ensayo en humanos. (Además, hay que decir que a Richard Borgens le encantaban los perros).

Se puso en contacto con una empresa que fabricaba dispositivos de asistencia para perros paralíticos llamada Doggy Kart. Es posible que hayas visto a perros dando vueltas en ellos; parecen carritos de juguete. La mitad trasera del perro va sujeta con correas, mientras que con las patas delanteras tira del carro. A pesar de lo alegre que pueda parecer esta situación a los transeúntes, para los perros y sus dueños, la parálisis es una situación sombría. Cuando un perro está paralizado, el dueño debe exprimir de forma manual los intestinos y la vejiga del animal varias veces al día. Los veterinarios suelen recomendar la eutanasia.

Bohnert explica que el centro se ofreció a pagar la operación de columna de un perro si el dueño accedía a que le implantaran el estimulador. «También les dimos una silla de ruedas», explica. «Solo les pedimos que, si su perro mejoraba, nos lo devolvieran». El primer ensayo se realizó con veinticuatro perros, a trece de los cuales se les implantó un campo de estimulación real.[240] (Una nota importante es que, en ese momento, ya no se podía comprobar si las neuritas habían crecido como Borgens esperaba. Los perros mascota de la gente no son como las lampreas: no podemos matarlas y diseccionar sus espinas dorsales para examinar la respuesta de las neuritas a la estimulación eléctrica. Lo único que se puede hacer es averiguar a partir del comportamiento del perro si se han producido cambios significativos). Al cabo de seis meses, siete de los perros OFS podían volver a andar, dos de ellos casi tan bien como un perro que nunca se hubiera lesionado. Todos los demás recuperaron el control de esfínteres y otras funciones. Los avances fueron permanentes.[241]

Basándose en este éxito, a principios de la década de 1990 ampliaron la prueba. La gente enviaba a sus perros desde todo el país para

---

[240] Borgens, Richard B., et al. «Effects of Applied Electric Fields on Clinical Cases of Complete Paraplegia in Dogs». *Restorative Neurology and Neuroscience,* vol. 5, no.5-6 (1993): 305–22.

[241] «Electrical stimulation helps dogs with spinal injuries», *Purdue News,* 21 de Julio de 1993 <https://www.purdue.edu/uns/html3month/1990-95/930721.Borgens.dogstudy.html>

participar. Borgens contrató a Scott Shapiro, neurocirujano de la Universidad de Indiana, para que le ayudara a implantar más dispositivos OFS en más animales. En 1995 ya habían tratado a casi 300 perros con lesiones medulares. «Sin tratamiento, el 90 % de estos perros habrían sido sacrificados», declaró Borgens al *Chicago Tribune*.[242] «Nos devolvieron muchos carros», dice Bohnert.

Salvar a los perros de la parálisis y la eutanasia no tenía ningún inconveniente. Estos éxitos fueron cautivadores, y Purdue se vio inundada por el calor de la atención mediática y el dinero. En 1999, Borgens consiguió que se incluyera una disposición en la ley de Indiana por la que el estado se comprometía a donar medio millón de dólares al año a Purdue para la investigación de lesiones medulares.[243] Al año siguiente, Mari Hulman George, la presidenta del Indianapolis Motor Speedway (si viste la Indianapolis 500 entre 1997 y 2015, fue su voz la que oiste gritar: «¡Señoras y señores, enciendan los motores!», añadió otros 2,7 millones de dólares al bote.[244] Ahora había dinero suficiente para llevar a cabo un ensayo con humanos. Shapiro y Borgens iniciaron el largo proceso para obtener la aprobación de la FDA. «Nos llevó dos años y cuatro volúmenes de texto, pero conseguimos la aprobación para poner diez dispositivos en diez pacientes», dice Shapiro.

Purdue celebró un gran anuncio oficial para dar el pistoletazo de salida al ensayo con humanos. Deambulando por el escenario había un pointer marrón brillante llamado Yukon, al que Borgens y su equipo habían salvado la vida cuatro años antes tras quedarse paralítico por la tuptura de un disco.[245] David Geisler, de cuya familia

---

242 Orr, Richard. «Research On Dogs' Spinal Cord Injuries May Lead To Help For Humans», *Chicago Tribune*, 20 de Noviembre de 1995 <https://www.chicagotribune.com/news/ct-xpm-1995-11-20-9511200137-story.html>

243 «Purdue/IU partnership in paralysis research», *Purdue News Service*, 28 de Julio de1999 <https://www.purdue.edu/uns/html4ever/1999/990730.Borgens.institute.html>

244 «Human Trial for Spinal Injury Treatment Launched by Purdue, IU», *Purdue News Service*, Diciembre 2000 <https://www.purdue.edu/uns/html4ever/001120.Borgens.SpinalTrial.html>

245 Callahan, Rick. «Two universities launch clinical trial for paralysis patients», *Middletown Press*, 12 de Diciembre de 2000 <https://www.middletownpress.com/news/article/Two-universities-launch-clinical-trial-for-11940807.php>

formaba parte Yukon, relató las angustiosas circunstancias en las que llevó a su querida mascota al centro para que la evaluaran y comprobaran si cumplía los requisitos para participar en el ensayo, sabiendo el resultado si la respuesta era negativa. «El equipo me vio llorar», dijo. Pero la OFS cumplió. «Supe que estaba mejorando cuando empezó a mover el rabo», dijo Geisler.[246] Cuando se anunció el ensayo con humanos, Yukon volvía a subir y bajar las escaleras. En la rueda de prensa se respiraba esperanza. Los *Angeles Times*[247] se hizo eco del acontecimiento. El listón estaba muy alto.

Brandon Ingram y los otros nueve voluntarios se habían quedado paralíticos durante un estrecho margen de menos de veintiún días antes de empezar el tratamiento. Todas sus lesiones habían sido catastróficas. Borgens y Shapiro implantaron un dispositivo del tamaño de un marcapasos cardíaco y lo dejaron allí durante quince semanas. En ese tiempo, esperaban que sus oscilaciones guiaran a los axones a través de la lesión del mismo modo que habían demostrado hacerlo en lampreas, ratas y cobayas. Y esperaban obtener los mismos resultados funcionales y sensoriales que habían observado en los perros.

Una vez retirados los dispositivos, Borgens y Shapiro hicieron un seguimiento de los participantes durante un año, sometiéndolos a pruebas periódicas para comprobar qué tipo de cambios percibían. Por desgracia, pocos informaron de cambios en la movilidad como los que experimentó Ingram, pero ese no es ni mucho menos el único objetivo de la cirugía de columna. En las encuestas, las personas con lesiones medulares sitúan sistemáticamente la recuperación de la capacidad de andar al final de una larga lista de preocupaciones mucho más acuciantes, que incluyen ir al baño de forma independiente, recuperar la sensibilidad y la capacidad de cambiar sutilmente de posición para evitar úlceras por presión. Los voluntarios recuperaron una mezcla de estas capacidades.

---

246 Esta cita está tomada de una edición del boletín autopublicado de la Facultad de Medicina Veterinaria de Purdue por el autor: «Tales from the Vet Clinic: Yukon overcomes his chilling ordeal!», *Synapses*, Otoño de 2020.

247 «Device to Aid Paralysis Victims to Get Test», *Los Angeles Times*, 13 de Diciembre de 2000.

Al cabo de un año, todos los participantes menos uno habían recuperado la sensibilidad para sentir las manos y las piernas. Se trataba sobre todo del sentido tacto leve y dolor, función sexual y algo de propiocepción (el sentido que tiene el cuerpo de su propia posición). Nadie recuperó las funciones intestinal y vesical. Esto no fue una decepción, ya que Borgens nunca afirmó que volvería a hacer caminar a la gente: «Richard siempre nos decía: *"No digáis que vamos a curar la parálisis, nunca, solo que devolveremos algunas funciones a algunas personas"*», me dijo Bohnert. Dos pacientes —incluido Ingram— recuperaron alguna función en las extremidades inferiores, y ambos recuerdan que otro de los pacientes podía ahora levantar las piernas horizontalmente hasta el suelo por primera vez desde su lesión. Lo más importante fue que la capacidad recuperada se mantuvo: «Sus mejoras fueron duraderas», afirma Shapiro.

Los resultados fueron tan impresionantes que los editores de la *revista Journal of Neurosurgery: Spine* los sacaron en portada en 2005. Se trataba de un ensayo clínico de fase uno, en el que solo se evalúa la seguridad, no la eficacia, por lo que las mejoras funcionales «no contaban». Sin embargo, eso estaba bien: el dispositivo había superado su primer obstáculo: sin muertes, sin infecciones y sin efectos secundarios dolorosos. Se había demostrado que el OFS era seguro.

Finalmente, tendría que superar varios ensayos más para poder venderse. Un dispositivo como este no puede venderse en el mercado abierto de Estados Unidos sin una regulación explícita de la Food and Drug Administration (FDA). Si la FDA no autoriza su uso en seres humanos, no se puede vender. Y punto.

Por supuesto, ninguno de los titulares posteriores decía a gritos que el dispositivo había superado un control de seguridad rutinario. Más bien: «La innovación en la reparación del sistema nervioso promete un futuro esperanzador».[248] La experiencia de Ingram fue especialmente estimulante. Fue capaz de vestirse, ducharse y coger un coche

---

248 Bowen, C. «Nerve Repair Innovation Gives Man Hope», *Indianapolis Star*, 4 de Julio de 2007 <http://www.indystar.com/apps/pbcs.dll/article? AID=/20070703/BUSINESS/707030350/1003/BUSINESS>

sin ayuda, según declaró a los periódicos, que siguieron buscándole dos años después.[249]

Basándose en el análisis de seguridad del primer ensayo, la FDA aprobó un segundo ensayo clínico para otros diez pacientes con lesiones medulares graves.[250] Este ensayo diferiría del anterior en un aspecto crucial: en lugar de limitarse a garantizar la seguridad del dispositivo, exploraría hasta qué punto funcionaba realmente. La forma más importante de hacerlo en cualquier estudio científico era equipar a algunas personas con el dispositivo real y a otras con un simulacro, un pseudoestimulador que no hace nada. Este grupo de control placebo es la «la regla de oro» de todo ensayo. Proporcionan el contraste crucial para su técnica. Si hay una gran diferencia entre su mejoría y la de las personas con el dispositivo real, se pasa a ensayos cada vez más grandes para determinar, con mayor precisión, si el efecto del dispositivo es real y de qué magnitud.

El neurocirujano Scott Shapiro planificó metódicamente los siguientes pasos. Reclutó a otros tres neurocirujanos en otros centros médicos que habían aceptado participar en el siguiente pequeño ensayo controlado aleatorio. Y después de eso, su plan era dirigirse a los NIH para financiar un ensayo algo mayor de ochenta pacientes, cuarenta de los cuales recibirían un OFS funcional. Para Shapiro, los siguientes pasos estaban claros y debían darse en orden.

Borgens no lo veía así. Se estaba haciendo mayor y ya llevaba más de veinticinco años realizando este trabajo. Estaba cansado de ir pisando huevos, y toda la publicidad y la aclamación le hacían más difícil pensar en incrementos. Quería sacar algo al mercado, pero el OFS era difícil de vender para los grandes fabricantes de dispositivos como Medtronic. No se podía ganar dinero con una lesión tan poco frecuente. Y lo que les resultaba aún menos convincente era que la mayoría de estas lesiones se producían en varones sin seguro (más propensos a sufrir heridas de bala o por inmersión). Borgens pensó

---

249 Ravn, Karen. «In spinal research, pets lead the way», *Los Angeles Times*, 9 de Abril de 2007 <https://www.latimes.com/archives/la-xpm-2007-apr-09-he-labside9-story.html>

250 «Implanted device offers new sensation», *The Engineer*, 11 de Enero de 2005 <https://www.theengineer.co.uk/implanted-device-offersnew-sensation/>

que podría fabricar y vender el dispositivo a una empresa grande y rica y dejar que ellos se preocuparan de todo el papeleo de la FDA. Así que, tres meses después de publicar el artículo en la revista, él y algunos de sus colegas fundaron una empresa llamada Andara Life Sciences y negociaron los derechos de propiedad intelectual del OFS. Al cabo de un año, habían encontrado su gran y rica empresa, que rápidamente se abalanzó sobre Andara y la absorbió.[251] La empresa era Cyberkinetics, la misma que había creado BrainGate. Sí, esos tipos.

Purdue se bañaba en la luz dorada de la fama de Borgens. Sus investigaciones hacían que lloviese dinero público y privado sobre la escuela. Mari Hulman George volvió a echar mano de los bolsillos de su fundación para conseguir otros 6 millones de dólares. Poco después, el OFS recibió grandes elogios por parte de los observadores de la industria, que esperaban con impaciencia el día en que este primer dispositivo de regeneración neural de la historia saliera al mercado: «representa un avance revolucionario en neurotecnología», declaró James Cavuoto, editor de *Neurotech Business Report*.[252] Sin embargo, como dispositivo en investigación, el OFS aún no estaba aprobado para la venta y solo podía obtenerse mediante la participación en un estudio clínico (cuyos detalles Shapiro aún estaba estudiando). Cyberkinetics, que quería empezar a ganar dinero con su última inversión mucho antes, presentó una solicitud para obtener el estatus de Dispositivo de Uso Humanitario de la FDA, que, si se concedía, habría permitido a Cyberkinetics vender el dispositivo comercialmente a finales de 2007. Borgens y Bohnert entendieron que la aprobación era casi una formalidad. «Nos dijeron: "no os preocupéis, sabemos cómo tratar con la FDA"», afirma Bohnert. Cyberkinetics planeaba empezar a vender los estimuladores al año siguiente.

---

251 «Cyberkinetics to acquire Andara Life Science for $4.5M», *Boston Business Journal*, 13 de Febrero de 2006 <https://www.bizjournals.com/boston/blog/mass-high-tech/2006/02/cyberkinetics-to-acquireandara-life-science.html>

252 Nota de prensa de una conferencia de prensa de Cyberkinetics, 28 de Septiembre de 2006<https://www.purdue.edu/uns/html3month/2006/060928CyberkineticsAward.pdf>

El apóstata

Ken Robinson estaba preocupado. Se había preguntado, leyendo el artículo de Borgens y Shapiro, a qué se debía la decisión de elegir exactamente quince minutos entre el cambio entre cátodo y ánodo. Sin embargo, cuando hurgó en las referencias en busca de la justificación, se encontró de bruces con su propio nombre. Fue una gran sorpresa para Robinson, ya que el artículo en cuestión no abordaba en absoluto esta idea. «Tergiversaba mi trabajo», afirma.

Robinson nunca había visto neuronas de mamíferos que respondieran a campos fisiológicos como lo hacían sus neuronas de anfibios. Para obtener algún efecto, se necesitaban campos de una o dos veces de mayor magnitud. Así que Robinson intentó repetir el experimento en el pez cebra. Debería haber sido una formalidad, un ejercicio rutinario. En cambio, las neuronas de pez cebra no se inmutaron ante las corrientes «fisiológicas». «Nos quedamos estupefactos», afirma. «No podíamos extrapolar los datos de los anfibios a otros animales y suponer que eran iguales, en especial con los mamíferos. Y eso me hizo empezar a ver el panorama completo».

En 2007, Robinson planteó sus dudas a Shapiro en una larga carta en la que le preguntaba si el equipo había observado alguna vez directamente el tan alardeado crecimiento bidireccional en alguna de las ranas. No obtuvo respuesta. Robinson empezó a temer que los experimentos no hubieran sido del todo éticos. «No tenían motivos suficientes para hacerlo».

¿Cómo podía un científico hacer afirmaciones sobre una intervención cuando no había nadie en el estudio que no estuviera recibiendo el tratamiento, como era el caso de este ensayo de seguridad, por diseño? ¿Cómo podían tener en cuenta el efecto placebo? No había forma de cotejar las mejoras autodeclaradas por los voluntarios con el crecimiento de las neuritas espinales, porque no es que se pudieran cortar para diseccionarlas. Los grupos de comparación que utilizaron Shapiro y Borgens eran estudios de casos de otros experimentos que no estaban relacionados con el suyo. Por supuesto, ninguno de los diez sujetos resultó dañado, pero «esos experimentos no eran éticos aunque no dañaran a nadie», insiste Robinson. Omitir el trabajo fundacional necesario, dice, significaba que el diseño del estimulador era totalmente arbitrario, y esto por sí solo hacía que los experimentos no fueran éticos. Fundar una empresa y vender el dispositivo agravó el delito. Este argumento constituyó, a grandes rasgos, la esencia de un artículo de revisión que Robinson y su colega Peter Cormie publicaron en 2007, tras considerar que habían esperado el tiempo suficiente para recibir una respuesta a su carta.[253] En él se destripaba el trabajo de Borgens. Su efecto más inmediato fue distanciar a Robinson del resto de los descendientes de Jaffe. La ruptura fue tan inmediata y completa que hoy, retirado en Oregón, sigue refiriéndose a sí mismo como «el apóstata». Este término suele reservarse a los acólitos religiosos que dan la espalda a sus creencias.

Esta crítica sin escrúpulos fue la primera gota que colmó el vaso. En contra de lo esperado, la adquisición por parte de Cyberkinetics no había solucionado el camino para los ensayos. De hecho, nadie informó a Shapiro de la adquisición. «No lo sabía», afirma. Había estado trabajando en su meticulosa hoja de ruta, había usado el implante con otros dos pacientes y las cosas iban bien. «De repente, llegaron, se llevaron todos los documentos y dispositivos con mis investigaciones y me echaron». Lo que nadie sabía era que, en 2007, Cyberkinetics estaba al borde de la quiebra y estaba desesperada por conseguir un producto comercial. «Intentaron que la FDA aprobara el dispositivo como uso compasivo para doce pacientes», explica Shapiro. «Sabía que fracasaría». Además no conceder la exención humanitaria, la FDA había retirado su aprobación para implantar el dispositivo a más pacientes en un ensayo de fase dos.

Pero Borgens nunca tuvo claro nada de esto. La FDA se limitaba a dar largas a las aprobaciones, en una maniobra que parecía que quería hacer correr el tiempo hasta que a nadie le quedara dinero y el proyecto se marchitara y muriera.

Dejemos a un lado por un momento la defensa de la FDA: Puede que la Administración de Alimentos y Medicamentos sea la agencia

---

253 Robinson, Kenneth y Peter Cormie. «Electric Field Effects on Human Spinal Injury: Is There a Basis in the In Vitro Studies?» *Developmental Neurobiology*, vol. 68, no. 2 (2008): 274–80.

reguladora más infravalorada, sobrecargada de trabajo e injustamente difamada de Estados Unidos. Su misión es asegurarse de que todos los medicamentos y dispositivos cumplen sus requisitos y no matan a nadie. A las administraciones políticas que favorecen a las empresas suelen privarla de fondos, creyendo que la agencia disfruta entorpeciendo las innovaciones. Sin embargo, cuando la FDA no puede hacer bien su trabajo, ocurren cosas como los desastres de los implantes de malla vaginal y los implantes mamarios con fugas. Gracias a la FDA se retiraron los ventiladores defectuosos durante la pandemia de Covid-19 antes de que pudieran matar a alguien.

Sin embargo, cuando el campo de estimulación de ondas estaba pasando por sus tribulaciones, la FDA era muy diferente de la agencia que es hoy, y esto desempeñó un papel en la desaparición del dispositivo.

Al igual que James Cavuoto, Jennifer French se sintió frustrada por el modo en que la agencia gestionó la aprobación del dispositivo. French, una defensora de los pacientes ante la FDA, vio todo el proceso desde dentro, y sabe un par de cosas sobre lesiones medulares. En 1998, tras un accidente de *snowboard* que le dañó permanentemente la columna, quedó tetrapléjica. Un año después, French se ofreció voluntaria para ser una de las primeras personas del mundo en probar un nuevo implante eléctrico de vanguardia llamado prótesis neural implantada, que devolvía temporalmente a los paralíticos la capacidad de levantarse y moverse. Para ello inyectaba impulsos de corriente en los músculos y nervios a través de electrodos colocados con precisión. Servir como piloto de pruebas de esta neuroingeniería de vanguardia le proporcionó una visión inigualable de la brecha existente entre lo que la gente necesitaba y lo que los investigadores estaban proporcionando. Rápidamente se implicó en la defensa de las personas con afecciones neurológicas, sobre todo para ayudar a las agencias encargadas de separar los avances innovadores del humo.

Para French, la capacidad del OFS para restaurar la sensibilidad había sido el resultado más convincente y estadísticamente significativo. La sensibilidad es una prioridad absolutamente vital para las personas con lesiones medulares. Es crucial para evitar las úlceras por presión, es decir, las grietas en la piel. Cuando no se siente la piel, estas pueden pasar desapercibidas e infectarse y volverse sépticas, envenenando la sangre. La sepsis es una de las dos principales causas de muerte entre los lesionados medulares. Sin embargo, a la hora de evaluar las pruebas de la eficacia de un producto, la FDA se interesaba menos por lo que los pacientes de los ensayos tenían que decir sobre el impacto de un dispositivo en su vida que por lo que consideraba medidas más «objetivas», razón por la cual, en 2007, las medidas que la FDA utilizaba para evaluar un dispositivo no incluían la sensibilidad. «Era como una caja negra», explica. El tipo de pruebas que querían podían ser evaluadas de forma independiente por un clínico centrado en la actividad motora. Hoy, gracias a la defensa de personas como Jen French, eso ha cambiado, y la FDA se toma mucho más en serio que antes los resultados comunicados por los pacientes.

Sin embargo, en aquel momento, esto significaba que la FDA no veía realmente por qué había tanto alboroto. Este dispositivo no estaba consiguiendo que la gente volviera a ponerse en pie, así que ¿por qué apresurarse a hacer más ensayos o exenciones? El otro problema era que, a diferencia de hoy, la agencia aún no había establecido los programas que ayuda para guiar a las empresas a través del papeleo de datos de seguridad y eficacia que se necesitan para que aprueben su investigación. Dejaban que las empresas se las arreglaran solas. Algunas lo consiguieron, otras no.

Mientras tanto, Cyberkinetics seguía confiando en la exención, que se retrasaba mes tras mes. «Por aquel entonces, la FDA tardaba mucho en tomar decisiones», afirma Cavuoto. Aunque cuando pasaban por alto los informes de los pacientes, en sus deliberaciones tenían en cuenta montones de otras pruebas. Eso probablemente incluía la revisión de Robinson. Aunque, sin duda, habrían incluido las declaraciones públicas que había realizado un neurocientífico de fama mundial en un importante periódico. En 2007, el *Boston Globe* entrevistó a Miguel Nicolelis, de la Universidad de Duke, sobre el OFS.[254] «No tengo nada bueno que decir de esta empresa», afirmó. «No veo ninguna ciencia sólida detrás de su último intento de obtener ingresos fáciles o de evitar que el precio de sus acciones se desplome por completo».

---

254 Wallack, «Sense of urgency», 2007.

¿Qué sabía Miguel Nicolelis de campos fisiológicos? Resulta que no mucho. «No tenía nada que ver con Andara», dijo Cavuoto, sino con John Donoghue, uno de los fundadores de Cyberkinetics. Nicolelis odiaba a Donoghue. Ambos eran pioneros en el campo de las interfaces cerebro-ordenador, pero Donoghue era el preferido de los medios de comunicación, lenaba columnas en *The New York Times*, y Nicolelis no, para su consternación. «Nicolelis no sabía nada de la tecnología, lo único que sabía era que era la empresa de John Donoghue».

Tras la publicación de sus despectivos comentarios, Cavuoto escribió una súplica editorial —dirigido a la FDA— rogándoles que no hicieran caso a Nicolelis. Pero ya era demasiado tarde. Cavuoto cree que el artículo contribuyó a hundir la empresa. La FDA se tomó su tiempo y Cyberkinetics se quedó sin dinero, y los inversores tiraron del enchufe. «Y eso fue todo», afirmó. Entonces llegó la recesión de 2008. Cyberkinetics, Andara, la exención por razones humanitarias... todo desapareció.

Quince años después, Cavuoto sigue dolido por cómo se desarrollaron los acontecimientos, y no solo por el dispositivo en sí. «Cuando obligaron a Cyberkinetics a cerrar —que es lo que hizo la FDA— estaban enviando un mensaje claro a la comunidad investigadora e inversora», afirma. «Trabaja en esto y tu carrera no irá a ninguna parte». Los efectos de sus acciones, afirma, se extienden más de una década después. «En mi opinión, hizo que el sector retrocediera unos diez años».

El final del camino

Mientras tanto, el laboratorio Purdue nunca pudo poner en marcha su ensayo de fase dos. «La FDA no permitía que empezara», dice Bohnert. «No paraban de pedirnos más información. Nunca supimos por qué. Recuerdo que le pregunté a Richard: "¿A quién has cabreado?"». Sin embargo, fiel a su personalidad, después de todos los contratiempos, Borgens seguía negándose a rendirse. Intentó varias veces recomponer las piezas que les quedaban. Tanto él como Shapiro —y, más tarde, el doctor Jianming Li— aplicaron esfuerzos hercúleos para conseguir que el OFS volviera a las andadas o, al menos, evitar que cayera en el olvido. En 2012, Shapiro escribió una publicación posterior a la revisión para informar de los resultados del OFS, que incluía a los cuatro participantes adicionales que había conseguido reunir. Publicó otra revisión similar en una revista europea en 2014, como parte del mismo esfuerzo por mantener la relevancia académica del trabajo.[255]

Pero, al final, fue demasiado incluso para Borgens. «La FDA le abrumó con tanto papeleo que al final se dio por vencido», afirma Ann Rajnicek, que se doctoró con Robinson, pero cortó su relación con él después de los hechos. «Solía levantar la mano, extender el brazo todo lo que podía, y decía: "He rellenado papeleo, literalmente de este tamaño, para la FDA, para intentar que esto ocurra". Y añadió: «Simplemente ya no fuerzas para seguir haciéndolo».

Li, ahora profesor de investigación, intentó tomar el relevo. Modernizó la electrónica del OFS y jugueteó con la optimización de la colocación de los electrodos. Los avances tecnológicos que se habían desarrollado desde 2001 ofrecían mejoras asombrosas: existía la posibilidad de modificar los ajustes del dispositivo, nuevos algoritmos, el control del dispositivo mediante una aplicación. Pero Borgens ya había dejado de centrarse en la tecnología para centrarse en fármacos capaces de fusionar neuronas.[256]

Luego, en 2018, le diagnosticaron cáncer de próstata. Fue entonces cuando Purdue hizo limpieza en casa. Bohnert dice que uno de los decanos obligó a Borgens a jubilarse. Los otros en el departamento que no fueron despedidos se jubilaron anticipadamente o se fueron. Borgens falleció a finales de 2019.

Incluso entonces, Li intentó continuar el trabajo de su antiguo mentor, tratando de mantener vivos tanto el Centro de Investigación de la Parálisis como el OFS.[257] Como la patente original había

---

[255] Shapiro, Scott. «A Review of Oscillating Field Stimulation to Treat Human Spinal Cord Injury». *World Neurosurgery*, vol. 81/5–6 (2014): 830–5

[256] Bowman, Lee. «Study on dogs yields hope in human paralysis treatment», *Seattle Post-Intelligencer*, 3 de Agosto de 2004.

[257] Li, Jianming. «Oscillating Field Electrical Stimulator (OFS) for Regeneration of the Spinal Cord», *Create the Future Design Contest*, 2017 <https://contest.techbriefs.com/2017/entries/medical/8251>

caducado, Li preparó una nueva solicitud de patente y publicó algunos de los avances.[258] Consiguió una colaboración tentativa con Case Western, y estuvo a punto de probar la nueva versión del OFS en humanos. Entonces llegó el Covid.

En medio del caos, Li fue despedido y sustituido por un nuevo director, que cambió la misión del centro y descartó seguir trabajando en el OFS. «Fue muy triste», dice Bohnert. «Tenía una forma de ayudar a la gente y no le dejaron seguir adelante». Shapiro se jubiló de la Universidad de Indiana en 2021. Todo lo que queda de Richard Borgens en Purdue es una puerta de oficina pintada con la bandera de Texas.

Décadas después, Andara es todo un jardín de «y si... ». ¿Habría tenido éxito si no se hubiera visto atrapada con Cyberkinetics, si no hubiera sido entorpecida por la recesión? ¿Tenía razón Robinson en que Borgens se saltó pasos cruciales al principio que se habrían dado a conocer en pruebas posteriores? ¿O, simplemente, la idea estaba demasiado adelantada a su tiempo?

Se trataba de un dispositivo que funcionaba con neuronas, pero que no tenía nada que ver con conceptos como el código neuronal y los potenciales de acción. Se trataba de un mecanismo de cicatrización de heridas que utilizaba electricidad, lo que no tenía ningún sentido para los biólogos y evocaba viejos recuerdos de la electroquímica. «Estaba haciendo algo totalmente nuevo», afirma Richard Nuccitelli. «Intentar regenerar la médula espinal, guiar su crecimiento, es algo de lo que los electrofisiólogos normales no saben nada. No les interesa, solo les interesan los potenciales de acción».

Hoy en día, la estimulación medular vuelve a estar en boca de todos.[259] Sin embargo, son los potenciales de acción los que centran estos nuevos esfuerzos de investigación, que abordan la conectividad medular desde la perspectiva tradicional. En lugar de intentar reconectar los axones seccionados, aplican intensas descargas de

---

258 Li, Jianming. «Weak Direct Current (DC) Electric Fields as a Therapy for Spinal Cord Injuries: Review and Advancement of the Oscillating Field Stimulator (OFS)». *Neurosurgical Review,* vol. 42, no. 4 (2019): 825–34.

259 Willyard, Cassandra. «How a Revolutionary Technique Got People with Spinal-Cord Injuries Back on Their Feet». *Nature*, vol. 572, no. 7767 (2019): 20–5.

electricidad a los axones intactos que quedan en la médula espinal para obligarlos a transportar potenciales de acción que impulsen la función motora. Resulta que estas pocas vías intactas pueden mostrar una plasticidad similar a la que suele asociarse con el cerebro. La no fusión de neuronas rotas parece ser la forma en que la electricidad se utiliza popularmente en la investigación de las lesiones medulares. Y ha cosechado algún que otro éxito, un puñado de personas que antes de la intervención tecnológica no caminaban. «Quizá, si se hubiera aprobado Andara, todo eso habría ocurrido años antes con enfoques más diferentes», se queja Cavuoto. «Quizá ahora habría más gente que pudiera caminar después de sufrir lesiones medulares».

¿Funcionaba realmente el dispositivo de Borgens según estos principios? ¿O funcionan los dispositivos actuales porque algunos de los campos vuelven a conectar los axones del mismo modo que lo hacía el OFS? El problema es que no hay muchas formas de comprobar si Borgens tenía razón sobre el mecanismo exacto que devolvió el movimiento a Brandon Ingram. Como con los perros, no podemos abrir a la gente para comprobarlo.

Sin embargo, los trabajos que están surgiendo en otras áreas de la bioelectricidad en el cuerpo podrían zanjar pronto esta cuestión. Y es que cada vez está más claro que Richard Borgens estaba aprovechando las propiedades bioeléctricas de las células y ahora están empezando a comprenderse en su totalidad. En cuanto a los campos fisiológicos que el OFS de Borgens estaba captando, eran, por supuesto, reales, y no se limitan a las células de la columna vertebral. Las mismas propiedades eléctricas son comunes a todas las células vivas del cuerpo. Puede que Borgens los utilizara de una forma que pusiera el carro delante de los bueyes, pero está claro que estaba aprovechando algo elemental. Y a medida que esta investigación empieza a madurar, las teorías se van cohesionando sobre cómo los campos eléctricos fisiológicos reparan el cuerpo sea cual sea la forma en que se descomponga, y cómo crear nuevos dispositivos que ayuden a hacerlo mejor.

El trabajo de Borgens sigue reproduciéndose en pequeños ensayos. El más reciente ha sido realizado por un grupo eslovaco en 2018, que recreó el OFS con precisión. Lo probaron en ratas y, gracias a las mejoras en imagen y análisis disponibles más de treinta años después de que Borgens realizara sus propios ensayos con ratas, pudieron ver exactamente lo que hacía el OFS. Bajo la guía del campo eléctrico, los axones destrozados se unieron con éxito a sus lejanos compañeros sobre el lugar de la lesión. Puede que no hayamos visto lo último del campo e estimulación oscilante.

Al parecer, los instintos de Borgens habían dado en el clavo.

Todas tus baterías

En las décadas que Borgens pasó librando su batalla, otros investigadores poblaron rápidamente la tabla periódica de todas las demás células que responden a los campos eléctricos fisiológicos ultradébiles.

Colin McCaig se propuso crear un conjunto de pruebas irrefutables de que los nervios y los músculos se alineaban bajo un campo eléctrico débil. Se dio cuenta de que necesitaba reforzar sus argumentos frente a los escépticos, y que podía hacerlo demostrando que el llamado «campo fisiológico» hacía lo mismo en otros tipos de tejido corporal. Reclutó a Ann Rajnicek, protegida de Robinson, y a Min Zhao, que había estudiado con el mejor traumatólogo de China, para que se trasladaran a Escocia y se unieran a su laboratorio en la Universidad de Aberdeen. Juntos se propusieron demostrar que la bioelectricidad tenía efectos profundos en todo el cuerpo. ¿Qué más podía arrastrar un cátodo? Pues prácticamente cualquier cosa. Los mismos campos sutiles que Borgens había intentado reclutar para curar axones heridos —y que Poo había descubierto al guiar las neuritas de la médula espinal— también provocaban comportamientos similares en células de la piel, células inmunitarias, macrófagos, células óseas y casi cualquier otra cosa que se les pusiera por delante.

A Zhao, en particular, le sorprendió la enorme potencia que podían ejercer estos campos eléctricos. Al llegar al laboratorio de McCaig, esperaba que se desarrollara una serie de acontecimientos previsibles: como es habitual en la ciencia, dedicaría algún tiempo a caracterizar otro factor interesante entretantos otros, en un proceso biológico complejo. Sin duda, el trabajo sería «importante», pero sospechaba que no sería ni demasiado emocionante ni demasiado importante. No iba a cambiar el mundo. Así es como suele ocurrir en biología:

hay demasiados factores implicados como para señalar con precisión la importancia global de uno solo. Esto era especialmente cierto en el caso de la cicatrización de heridas, un fárrago de factores de crecimiento entrelazados, citocinas y otros contendientes: «Todo el mundo tiene una molécula favorita y puede demostrar que desempeña un papel importante», afirma. Pero cuando Zhao encendió la electricidad para un experimento de cicatrización, los resultados los dejaron a todos con la boca abierta.

Zhao se quedó atónito. Un minúsculo campo eléctrico tenía poder de veto sobre la influencia de cualquier otro factor de crecimiento o gen o cualquier otra cosa que se hubiera supuesto con anterioridad que explicaba la cicatrización de las heridas.[260] Las células hacían lo que los campos eléctricos les indicaban, sin importarles qué otras cosas compitieran por su atención.[261] Este es el sello distintivo de una variable epigenética. «Fue entonces cuando me di cuenta de que estábamos trabajando en algo mucho más importante de lo que otros, incluso yo mismo, esperábamos», me dijo Zhao.

Para su consternación (y la de McCaig y Rajnicek), nadie más se interesó por sus hallazgos. A pesar de lo evidentemente revolucionario que era su trabajo —podía mejorar la reparación de tejidos, comprender el desarrollo embrionario, etc. —, la mayoría de los electrofisiólogos lo ignoraron en gran medida.[262] La electricidad no hace eso. Muchos científicos lo miraban con la aversión que normalmente se reserva a la homeopatía. Sin embargo, el equipo soñado de Aberdeen no se dejó intimidar. Siguieron adelante. Solo habían visto las primeras señales de por qué estos campos eran importantes. Las células individuales que se movían en sus placas de Petri no eran lo más importante. Al fin y al cabo, el cuerpo no está formado por un montón de células individuales, sino por enormes conjuntos organizados en

---

260   Incluso factores químicos y físicos como la liberación por inhibición de contacto y la presión demográfica.

261   McCaig, Colin D., et al. «Controlling Cell Behavior Electrically: Current Views and Future Potential». *Physiological Reviews*, vol. 85, no. 3 (2005): 943-78.

262   «Los campos eléctricos de corriente continua (CC) están presentes en todos los tejidos animales en desarrollo y regeneración, pero su existencia y su posible impacto en la reparación y el desarrollo de los tejidos se ignoran en gran medida», según «Controlling Cell Behavior Electrically».

tejidos y órganos que cooperan entre sí. Forman cuatro tipos principales de tejido: además del nervioso y el muscular, hay tejido conjuntivo y tejido epitelial (piel). Y la investigación de Aberdeen prometía responder al viejo misterio de por qué la electricidad salía de ellos cuando sufrían daños.

La piel es un conjunto de miles de millones de células estrechamente coordinadas. Está organizada en tres capas de tejido llamadas epitelio, cuya cara externa se denomina epidermis. Si se me permite una metáfora simplista, la piel es como una membrana celular a escala, pero de todo el cuerpo. Esto es especialmente cierto desde el punto de vista eléctrico.

El epitelio genera un voltaje a través de sí mismo. Se podría interpretar como una señal de «todos los sistemas nominales». Cuando la piel está intacta, genera un potencial eléctrico de forma que la superficie externa de la piel siempre es negativa con respecto a las capas internas de la piel.

Pero lo realmente interesante es lo que ocurre cuando se corta la piel. Se cortan las capas epiteliales de la epidermis y, al hacerlo, todos los iones de sodio y potasio, que habían estado viajando por las vías que ofrecen sus uniones, se filtran por todas partes. Si se tratara de un cable cortado, se produciría un cortocircuito, lo que significa que la electricidad fluiría en todas direcciones. Las vías limpias para la corriente han desaparecido o están destrozadas, por lo que los iones se derraman por todos los espacios disponibles.

Como mencioné en la introducción, se trata de la corriente de la herida que puedes sentir cuando te muerdes el interior de la mejilla y luego tocas la marca de la mordedura con la lengua. El cosquilleo es el voltaje que sientes. Ken Robinson solía hacer una demostración mucho más espectacular para sus alumnos de Purdue, tal y como recuerda Rajnicek. Cogía un amperímetro y proyectaba su esfera en 0, en una pantalla situada en la parte delantera de la sala de conferencias. Luego, con una floritura, mostraba dos vasos de precipitados de solución salina conectados al medidor y sumergía los dedos en la solución para mostrar que dejaba la esfera imperturbable. Para su siguiente paso, «que no recomiendo hacer hoy», dice Rajnicek, Robinson sacó una cuchilla de afeitar y se cortó el dedo, y luego sumergió el apéndice ensangrentado en el vaso de precipitados una vez más. La aguja se abalanzaba. «Se podía ver cómo subía la corriente», dice. «El público siempre jadeaba».

Todas esas fugas de corriente crean un campo cuya influencia puede sentirse a cierta distancia dentro del cuerpo. Actúa como una combinación de alarma antirrobo, como brújula y señal de murciélago para las células circundantes. Al igual que Mu-ming Poo y Ann Rajnicek utilizaron campos eléctricos generados artificialmente para arrastrar células individuales alrededor de una placa de Petri, el campo creado de forma natural por la corriente de la herida es capaz de convencer a todo un grupo para que migren a la herida. Guía y dirige a los trabajadores de emergencia del cuerpo: los queratinocitos y fibroblastos que reconstruyen la estructura, y el equipo de limpieza (los macrófagos). Todos ellos trabajan juntos para volver a sellar la epidermis. ¿Y lo mejor? El campo eléctrico dirige las células hacia el centro de la herida. Ese es el cátodo natural, la gran diana roja hacia la que se dirigen todas las células colaboradoras del organismo.

Esto inicia el proceso de reparación. Y a medida que la reparación avanza, la corriente de la herida y su campo eléctrico asociado comienzan a desaparecer. Cuando la herida está cicatrizada, ya no hay corriente que detectar. Así es como funciona en todas y cada una de las células epiteliales.

Y adivina qué: tu piel no es tu único epitelio.

Para simplificar aún más las cosas, piensa que el epitelio de su piel es la envoltura eléctrica que rodea su cuerpo y que mantiene su interior dentro y el exterior fuera de ti. Y del mismo modo que todo el cuerpo está rodeado por el epitelio eléctrico de las múltiples capas que llamamos piel, todos los órganos están unidos por su propia envoltura eléctrica individual.

Dependiendo del órgano, la envoltura epitelial está en el exterior o en el interior (técnicamente, si está en el interior, se llama endotelio, pero sigue siendo lo mismo). Algunos órganos tienen ambas cosas: el corazón está envuelto por dentro y por fuera. Envuelve los riñones y el hígado. Cubre la boca, los vasos sanguíneos, las partes huecas de todos los órganos, como los pulmones, los ojos, el tracto urogenital, el tracto digestivo, la vagina y la próstata. No me canso de repetirlo:

está en todas partes. Al igual que la membrana de una célula crea un límite que determina lo que entra y lo que sale, su función principal es determinar lo que entra y lo que sale del órgano que envuelve (con la contribución del sistema circulatorio). Y como tanto el epitelio como el endotelio son eléctricos, eso significa que todas esas cosas también son pilas. Cada órgano del cuerpo tiene un voltaje y lo utiliza. La razón de la batería cardíaca es fácil de conceptualizar: el corazón utiliza literalmente el campo para controlar sus latidos. «Es una contracción eléctrica», explica Nuccitelli. Pero también hay una batería renal. Una batería de tetas (el lumen de las glándulas mamarias). Una batería de próstata (te señalo a ti, Alexander von Humboldt). Dondequiera que la corriente atraviese el epitelio, hay una pila.

La batería ocular es probablemente la más difícil de concebir, pero es la más increíble. El ojo tiene una corriente extra fuerte que ayuda a acelerar el proceso de curación de la córnea y el cristalino cuando se lesionan.[263] Esto se debe a que el epitelio de la retina es uno de los tejidos más activos eléctricamente del cuerpo: la razón por la que cualquiera de nosotros puede ver algo se debe a las corrientes y campos eléctricos que se arremolinan en sus múltiples capas, que los investigadores de los años 70 bautizaron como «corriente oscura».[264] Aunque suena como un homenaje a Pink Floyd, su nombre es literal: esta corriente solo fluye en la oscuridad. Si se encienden las luces, los canales de sodio se cierran y un montón de otras señales activan la visión cromática.

Así pues: nervio, músculo y piel, todos ellos eléctricos. Queda una última categoría: los tejidos conectivos, como los huesos y la sangre, que unen y sostienen a los demás. ¿Son eléctricos?

Bueno, no estarías leyendo un libro titulado *Somos electricidad* si no fuera así, así que te ahorraré el suspense.

El hueso también es eléctrico. El hueso es un material piezoeléctrico, lo que significa que es un tejido que puede tomar una forma determinada de energía (correr, por ejemplo) y convertirla en otra.

---

[263] Reid, Brian, et al. «Wound Healing in Rat Cornea: The Role of Electric Currents». *The FASEB Journal*, vol. 19, no. 3 (2005): 379–86.

[264] Hagins, W.A., et al. «Dark Current and Photocurrent in Retinal Rods». *Biophysical Journal*, vol. 10, no. 5 (1970): 380–412.

Por ejemplo, la presión de las pisadas sobre los huesos los fortalece porque las cargas que generan las células óseas en respuesta a esta actividad mecánica se traducen en señales eléctricas que potencian el crecimiento óseo. El hueso también emite fuertes corrientes de herida cuando se rompe: en los puntos de fractura aparecen voltajes que ayudan al hueso a cicatrizar su herida.

En resumen, no se puede hablar de un sistema vivo sin reconocer su componente eléctrico. Sin electricidad, no somos nada.

Si el cuerpo utiliza de forma natural su propia electricidad para curar las heridas, ¿qué pasaría si pudiéramos aprender a controlarla del mismo modo que con el marcapasos y la estimulación cerebral profunda?

Jugando a dos bandas

Cada vez estaba más claro que se podían alterar los procesos naturales de reparación del cuerpo simplemente interfiriendo con la electricidad... Los investigadores escoceses descubrieron que, si utilizaban bloqueadores de canales para inhibir los iones de sodio e interrumpir así las señales eléctricas enviadas por la corriente de las heridas en ratas, estas tardaban más en cicatrizar.[265]

Sin embargo, ¿era cierto lo contrario? ¿Podríamos también acelerar el proceso de curación si amplificamos la electricidad natural de nuestro cuerpo? Una serie de ensayos clínicos realizados en la última década sugiere que la respuesta es afirmativa. Tal vez las heridas más terribles sean las úlceras de decúbito graves, que pueden tardar meses o años en curarse (si es que se curan) y atacan a los tejidos, músculos y huesos que se encuentran bajo la piel. La mayor parte de la investigación con estimulación eléctrica para curar heridas en humanos se ha realizado con este tipo de heridas; al igual que la estimulación cerebral profunda, se trata de un método de último recurso cuando nada más parece ayudar. Tras muchos años de experimentos de este tipo, dos

---

[265] Song, Bing, et al. «Electrical Cues Regulate the Orientation and Frequency of Cell Division and the Rate of Wound Healing in Vivo». *Proceedings of the National Academy of Sciences*, vol. 99, no. 21 (2002): 13577–82.

grupos de científicos realizaron metaanálisis y llegaron a la conclusión de que amplificar la corriente natural de las heridas con estimulación eléctrica podía casi duplicar su tasa de curación.

Desde la década de 1980, cada vez hay más pruebas de que el mismo tipo de pequeñas corrientes eléctricas podría acelerar la cicatrización de fracturas óseas, y algunos sugieren que incluso podría ayudar a tratar la osteoporosis.[266] Ayuda a que los nuevos vasos sanguíneos crezcan más rápido en las heridas y también se está empezando a estudiar seriamente su uso en los ojos. Incluso se ha demostrado que la estimulación eléctrica es eficaz para ayudar a los trasplantes de piel: parece que ayuda a que la nueva piel se fije.

Solo hay un problema: los resultados de este tipo de experimentos han sido en general positivos, pero también incoherentes e impredecibles. «El problema es que no está optimizado», afirma Mark Messerli, que trabaja en vendajes bioeléctricos en la Universidad de Dakota del Norte. Como no conocemos el mecanismo por el que la electricidad acelera la cicatrización de la herida, no podemos hacer nada específico para potenciar o mejorar —ni siquiera regular— la estimulación. Y eso dificulta las cosas a cualquier médico que desee utilizar la estimulación eléctrica en sus pacientes. «Para optimizar la cicatrización de las heridas, tenemos que entender cómo funciona».

Min Zhao pudo avanzar enormemente en esta investigación en 2006, cuando él y el genetista Josef Penninger llevaron a cabo el primer experimento controlado de la historia con el objetivo de identificar algunos de los genes que se activan con los campos eléctricos en las heridas.[267] Se trataba de una de las pruebas más tempranas, sólidas y tentadoras del poder epigenético de los electrones.

Lo siguiente que había que hacer era encontrar un modo de medir el campo eléctrico real de las heridas humanas. Los aparatos de electroterapia actuales aplican corriente sin saber qué efecto tiene en la

---

[266] Leppik, Liudmila, et al. «Electrical Stimulation in Bone Tissue Engineering Treatments». *European Journal of Trauma and Emergency Surgery*, vol. 46, no. 2 (2020): 231–44.

[267] Zhao, Min, et al. «Electrical Signals Control Wound Healing through Phosphatidylinositol-3-OH Kinase-γ and PTEN». *Nature*, vol. 442, no. 7101 (2006): 457–60.

bioelectricidad de la persona. Para cambiar eso, se necesita un dispositivo que pueda ayudar a identificar si una persona tiene una corriente anormal o un mal funcionamiento de la herida. Ninguna herramienta había sido capaz de medir el campo eléctrico en el aire junto a la piel seca de mamíferos: siempre se había hecho sobre la piel húmeda de ranas en las condiciones controladas de un laboratorio. En 2011, Richard Nuccitelli creó un dispositivo no invasivo que podía tratar la piel humana, permitiendo observar de cerca nuestras corrientes en las lesiones. El Dermacorder podía detectar el voltaje más cercano. Al acercarlo a la piel, trazaba un mapa del voltaje en su superficie y lo correlacionaba con la profundidad de la herida.[268] Así se obtenía un mapa eléctrico topográfico tridimensional de la herida. «Fue la primera herramienta que un médico podía sostener y utilizar en una persona», afirma Rajnicek.

Esto provocó que se ahondara en la comprensión del funcionamiento de la electricidad en la cicatrización de heridas. Nuccitelli descubrió una estrecha correlación entre la magnitud del campo eléctrico de la herida y la progresión de la cicatrización: alcanza su máximo en el momento de la lesión, disminuye lentamente a medida que la herida cicatriza y vuelve a ser indetectable cuando la cicatrización es completa. Más interesante, sin embargo, fue la relación entre la intensidad de la corriente de la herida de una persona y su capacidad de cicatrización. Las personas con una corriente de herida débil cicatrizaban más lentamente que aquellas cuya corriente de herida era «más fuerte». Y lo más interesante de todo: la fuerza de la corriente de la herida disminuye con la edad, emitiendo una señal que solo es la mitad de fuerte en las personas mayores de sesenta y cinco años que en las menores de veinticinco.[269]

Con mejores mediciones llegaron mejores resultados experimentales. En 2015, Nuccitelli y Christine Pullar aplicaron la estimulación

---

268 Véase National Institutes for Health, «A Clinical Trial of Dermacorder for Detecting Malignant Skin Lesions», 17 de Noviembre de 2009 <https://clinicaltrials.gov/ct2/show/NCT01014819>

269 Nuccitelli, R., et al. «The electric field near human skin wounds declines with age and provides a noninvasive indicator of wound healing». *Wound Repair and Regeneration*, vol. 19, no. 5 (2011): 645–55.

eléctrica a heridas y, al cartografiarlas con el Dermacorder, consiguieron inducir la formación de nuevos vasos sanguíneos, acelerando la cicatrización en todos sus pacientes.

Curación eléctrica

La idea de acelerar la cicatrización de heridas parece estar alcanzando un punto álgido. En 2020, el DARPA concedió a Zhao y a varios investigadores 16 millones de dólares para desarrollar un sistema de cicatrización de heridas de nueva generación. No será una tirita adhesiva como las que usamos cuando nos hacemos un rasguño cortando verduras. El vendaje está pensado para curar grandes heridas traumáticas, por lo que reclutará la curación bioeléctrica de múltiples tipos de tejidos a la vez, y acelerará la curación en todos ellos.

Ya se ha completado la primera prueba de concepto: un dispositivo que puede mantener gradientes de voltaje específicos en las células al ejercer un control individual sobre los canales iónicos.[270] El otro dispositivo es un tatuaje electrónico que se puede llevar puesto, un circuito hecho de tinta eléctrica dibujado sobre el epitelio.[271] De manera tridimensional, esto traza con exactitud por dónde viaja la corriente de la herida a través del tejido a medida que se cura. Un vendaje de este tipo es útil tanto desde el punto de vista observacional como diagnóstico, ya que proporciona algo así como un mapa topográfico en el tejido vivo. La idea es que pueda utilizarse como Google Maps, para que se pueda seguir en tiempo real los movimientos y elementos de la corriente de la herida. También puede suministrar corriente eléctrica externa con una precisión similar. En lugar de limitarse a proyectar un campo eléctrico polivalente sobre una herida y esperar lo mejor, introduce los campos eléctricos con precisión para guiarlos hasta donde se necesitan.

---

[270] Stephens, Tim. «Bioelectronic device achieves unprecedented control of cell membrane voltage», *UC Santa Cruz News Center*, 24 de Septiembre de 2020 <https://news.ucsc.edu/2020/09/bioelectronics.html>

[271] Ershad, F., A. Thukral., J. Yue, et al. «Ultra-conformal drawn-on-skin electronics for multifunctional motion artifact-free sensing and point-of-care treatment». *Nature Communications*, vol. 11, no. 3823 (2020).

Zhao cree que este mapa corporal de conductividad eléctrica es similar para todos nosotros, algo así como si el cableado de cada casa se ajustara a unas normas comunes. Richard Borgens se adelantó mucho a su tiempo al intentar aprovechar las implicaciones radicales de lo que Lionel Jaffe había descubierto sobre los campos fisiológicos del cuerpo. Pero, al precipitarse con los experimentos clínicos, intentó saltarse los pasos que, gracias a una mejor comprensión del papel de la bioelectricidad en la curación y a herramientas de precisión para cartografiarla y medirla, solo ahora son posibles.

De hecho, esta perspectiva de curación de heridas puede no haber sido lo suficientemente radical para lo que Borgens intentaba hacer con las neuronas rotas, ya que él se centraba en controlar células individuales. En la última década, un aluvión de nuevas investigaciones ha revelado que no es necesario una microgestión a este nivel: hay formas de activar los sistemas de control latentes del cuerpo para que lo hagan todo por nosotros. Si descubriéramos los canales iónicos que hay que activar y desactivar, podríamos hacer mucho más que curar una extremidad lesionada.

Podríamos volver a hacerlo todo desde cero.

PARTE 4

LA BIOELECTRICIDAD EN EL NACIMIENTO Y LA MUERTE

> Tenemos billones y billones y billones de células
> en nuestro cuerpo... los genes de tu nariz, los
> genes de tus ojos, los de tu boca y los de tu codo,
> y todas las células de estos tejidos son iguales. ¿Por
> qué, entonces, hacen tantas cosas diferentes?
>
> Mina Bissell

En los albores del siglo XXI, empezamos a sospechar que las señales de esos iones hacían mucho más que remendar heridas. La idea de que solo las neuronas enviaban mensajes empezó a desvanecerse poco a poco, y surgió la nueva idea de que quizá todas las células enviaban y recibían comunicaciones eléctricas. Los mismos campos fisiológicos que guían la curación también parecen guiar la capacidad de nuestro cuerpo para moldearse a sí mismo desde cero, de acuerdo con un modelo extraordinariamente coherente, y parecen ser la clave de la capacidad del cáncer para propagarse por el cuerpo. Comprender este lenguaje eléctrico podría ofrecer las claves de las cuestiones y los problemas más intratables de la vida, desde cómo estamos hechos hasta cómo estamos deshechos.

CAPÍTULO 7

AL PRINCIPIO: LA ELECTRICIDAD QUE TE CONSTRUYE Y TE RECONSTRUYE

El dedo de Schrödinger

Durante la última década, las conferencias y ponencias de Michael Levin han incluido un detallado dibujo lineal de un ratoncito blanco sentado sobre sus patas traseras. La expresión de su cara solo puede describirse como una sonrisa a lo Mona Lisa.[272] Otra fuente de ambigüedad es su pata delantera izquierda, que está encerrada en una pequeña caja. La pata de la caja puede tener cinco dedos o cuatro.

Hay varios ratones reales en el laboratorio de Levin, en la Universidad de Tufts, y cada uno lleva una de las cajitas. A todos se les ha amputado un solo dedo. La caja se llama biorreactor, y se coloca en el muñón tras la amputación, junto con algo patentado para manipular las comunicaciones eléctricas en el tejido restante. Es posible que una de las cajas contenga de nuevo un juego completo de cinco

---

[272] Levin, Michael. «What Bodies Think About: Bioelectric Computation Beyond the Nervous System as Inspiration for New Machine Learning Platforms». Trigésima segunda conferencia anual de Ssstemas procesadores de información neural (NIPS). Palais des Congrès de Montréal, Montréal, Canada. 4 de Diciembre de 2018, diapositiva 49. <https://media.neurips.cc/Conferences/NIPS2018/Slides/Levin_bioelectric_computation.pdf >; véase también Pullar, Christine E. (ed.). *The Physiology of Bioelectricity in Development, Tissue Regeneration and Cancer*. Boca Raton: CRC Press, 2011.

dedos. Aún no hay resultados, pero este apéndice de Schrödinger podría cambiar el futuro de todo un campo científico.

La «medicina regenerativa» es un término genérico que se inventó hace unos treinta años para abarcar la gran variedad de formas en que se ha intentado reemplazar lo que se ha perdido a causa de un traumatismo o de la edad.[273]

Como si del monstruo de Frankenstein se tratara, esta disciplina se formó a partir de un conjunto dispar de otras subdisciplinas, como la medicina de implantes y trasplantes, las prótesis y la ingeniería de tejidos. Lo que las unió en un marco coherente fue el descubrimiento de las células madre y la promesa de galvanizarlas.

La razón por la que siempre oímos hablar de las células madre es por su capacidad única para convertirse en muchos otros tipos de células. Son un poco como los niños: al inicio son infinitamente maleables, pero, a medida que maduran y adquieren su vocación, se especializan en funciones adultas específicas como un músculo, un nervio o un hueso. Cuando eres un blastocisto de entre tres y cinco días, todo son células madre (unas 150, de hecho). Cuando eres adulto, ya no quedan muchas, y las pocas que hay se generan principalmente en la médula ósea. Cuando, en 1998, se consiguió extraer estos materiales mágicos de embriones humanos para transformarlos en cualquier otra célula en un laboratorio, de repente la idea de que pudiéramos utilizarlos para reparar o sustituir cualquier órgano o parte del cuerpo era posible, en lugar de lo que habíamos hecho antes: cambiarlos por metal o plástico, o por un órgano donado que requería suprimir el sistema inmunitario. Ya fueran viejos, dañados o enfermos, las células madre podrían rejuvenecer hígados, articulaciones, corazones, riñones, ojos y cualquier otra cosa que se pudiera desear.[274] Entre controversias (a la gente no le gustaba la idea de utilizar tejido fetal como bloques de construcción para la medicina) y nuevas esperanzas

---

273 Sampogna, Gianluca, et al. «Regenerative Medicine: Historical Roots and Potential Strategies in Modern Medicine». *Journal of Microscopy and Ultrastructure*, vol. 3, no. 3 (2015): 101-7.

274 Power, Carl y John E. J. Rasko. «The stem cell revolution isn't what you think it is », *New Scientist*, 29 de Septiembre de 2021 <https://www.newscientist.com/article/mg25133542-600-the-stem-cellrevolution-isnt-what-you-think-it-is>

(resultó que otras células del cuerpo adulto podían ser reclutadas para fines similares), los titulares no paraban. Las células madre curarían trastornos neurológicos. Curarían el dolor lumbar. Diablos, curarían cualquier cosa. Eran milagros biológicos.

Sin embargo, a pesar de treinta años de titulares espectaculares, la mayoría de estos objetivos siguen estando perpetuamente fuera de nuestro alcance. «Después de todos estos años, no hay ninguna lesión, ninguna enfermedad, nada, en la que la terapia con células madre sea mejor que las otras cosas que estamos haciendo», afirma Stephen Badylak, que dirige el Instituto McGowan de Medicina Regenerativa de Pittsburgh. Así que Levin está intentando algo completamente distinto. En lugar de tratar de microgestionar el complicadísimo universo de interacciones moleculares y químicas que intervienen en la construcción de un apéndice a partir de células individuales, cree que es posible activar los interruptores bioeléctricos que dan forma a ese ratón (y a todos sus dedos). Apuesta por la idea de que la capacidad de regenerar lo que se ha perdido por una lesión o enfermedad no está escrita en los genes, sino que puede controlarse mediante el lenguaje eléctrico que el cuerpo utiliza para comunicarse consigo mismo sobre su forma. Si descifras ese código, puedes hacer que la naturaleza reconstruya uno nuevo. Los primeros indicios de la existencia de estos interruptores eléctricos se remontan a hace casi un siglo, mucho antes de que supiéramos qué hacer con ellos.

La chispa de la vida

Si hubiera intentado llevar a cabo sus experimentos hoy en día, Harold Saxton Burr habría sido enviado a la cárcel. Sin embargo, en la década de 1930, todavía era concebible que el director de un laboratorio de biología de Yale pidiera a las mujeres que trabajaban para él que midieran sus voltajes todos los días y los compararan con sus ciclos menstruales.

Burr desarrolló toda su carrera en la Facultad de Medicina de la Universidad de Yale, donde su prolífico historial de publicaciones abarcó la mitad del siglo xx. La misión de su vida era comprender si todos los sistemas biológicos presentaban propiedades eléctricas y, en caso afirmativo, por qué. Para catalogar toda la actividad eléctrica biológica, pasó treinta años cableando desde bacterias hasta árboles y mujeres, midiendo y cartografiando las fuerzas sutiles que emitían. Cuando Burr inició este proyecto, tanto el EMG (electromiógrafo, para los músculos) como el ECG (electrocardiógrafo, para el corazón) ya se utilizaban ampliamente. Sin embargo, a él no le interesaban estos ritmos ruidosos y evidentes.

Oculta entre todo este ruido, Burr había identificado una señal diferente: una débil firma eléctrica que nunca crecía, nunca menguaba, solo persistía. Quería saber más. Para localizar esta señal, primero tuvo que pasar tres años diseñando un milivoltímetro tan sensible que hacía que los latidos que Augustus Waller había conseguido detectar con sus cubos parecieran ruidos de un disparo.[275]

Para sus investigaciones iniciales, pidió a los hombres de su laboratorio que se sometieran a lecturas de tensión. Se introdujeron dos electrodos en vasos llenos de una solución electrolítica, en los que los hombres sumergían sus respectivos dedos índices para obtener una idea de la diferencia entre el voltaje en los dos dedos — un poco como lo que hizo Ken Robinson para demostrar la corriente de herida, pero sin que nadie tuviera que abrir nada. Aun así, el voltímetro extremadamente sensible de Burr registró una diferencia. «Inmediatamente se hizo evidente que había un gradiente de tensión entre los dos dedos», escribió.[276] Se dio cuenta de que este campo eléctrico de corriente continua constante era una prueba de que todos los hombres tenían su propia polarización eléctrica personal: un lado de nuestro cuerpo negativo y el otro positivo. Lo denominó «campo electrodinámico», o campo L. Era la primera prueba de que los humanos somos una batería humana. Para asegurarse de que esta señal era real, Burr y sus colegas repitieron el experimento diez veces (y con distintas variaciones, para descartar interpretaciones erróneas). Cuando estuvieron

---

[275] Burr, Harold Saxton, et al. «A Vacuum Tube Micro-Voltmeter for the Measurement of Bio-Electric Phenomena». *The Yale Journal of Biology and Medicine*, vol. 9, no. 1 (1936): 65–76. Puede verse una imagen del fenómeno en la página: <https://www.ncbi.nlm.nih.gov/pmc/articles/PMC2601500/figure/F1/>

[276] Burr, Harold Saxton. *Blueprint for Immortality: The Electric Patterns of Life*. Essex: Neville Spearman Publishers, 1972.

satisfechos, empezaron su estudio en serio. Se ordenó a los hombres que realizaran estas mediciones todos los días de todas las semanas de todos los meses. Al examinar los resultados, Burr descubrió que podía trazar las intensidades de campo de los distintos hombres a lo largo de un espectro. Algunos hombres mostraban gradientes de tensión de hasta 10 milivoltios, mientras que otros apenas superaban los dos, pero el campo de cada uno de ellos no variaba mucho de un día para otro.

Fue entonces cuando Burr empezó a preguntarse por las mujeres de su laboratorio. ¿Serían sus firmas más variables? Les pidió que participaran en el experimento.[277] Y efectivamente: «descubrimos con asombro que se producía un gran aumento de la tensión durante 24 horas». Esto coincidió —tras un «examen de los registros personales de las mujeres»— aproximadamente con el punto medio del ciclo menstrual, lo que sugirió de inmediato que el aumento podría estar asociado con la ovulación.

Incluso en los años 30, no estaba permitido experimentar con mujeres humanas hasta ese alcance, así que Burr probó su hipótesis en una coneja. La ovulación de una coneja es predecible: cuando estimula su cuello uterino, nueve horas después cae un óvulo. Hicieron un experimento bastante espantoso para poder leer el voltaje del ovario de la coneja mientras observaban simultánea y directamente el acontecimiento real de la ovulación, la apertura de su abdomen y la extrusión de la trompa de Falopio.[278] «Para nuestro deleite, el momento de la ruptura del folículo en la liberación del óvulo iba acompañado de un cambio brusco en el gradiente de voltaje en el registrador eléctrico», escribió Burr. El experimento se realizó suficientes veces como para que quedara perfectamente claro que «no cabía duda de que el cambio eléctrico estaba asociado con el acontecimiento de la ovulación».[279]

---

277 Burr, Harold Saxton, L. K. Musselman, Dorothy Barton, Naomi B. Kelly. «Bio-Electric Correlates of Human Ovulation». *The Yale Journal of Biology and Medicine*, vol. 10, no. 2 (1937): 155–60.

278 Burr, Harold Saxton, R. T. Hill y E. Allen. «Detection of Ovulation in the Intact Rabbit». *Proceedings of the Society for Experimental Biology and Medicine*, vol. 33, no. 1 (1935): 109–11.

279 Burr, *Blueprint*, 50.

Replicar este experimento exacto en una mujer viva habría sido imposible. Sin embargo, Burr pudo encontrar un sustituto muy parecido: una joven que estaba a punto de someterse a una operación quirúrgica de investigación. La joven accedió a que realizaran su estudio y, durante las cincuenta y seis horas que pasó esperando a que la operaran, la midieron continuamente con su galvanómetro registrador. Burr colocó un electrodo en el exterior, en la pared abdominal central, y el otro en el interior, contra la pared del canal vaginal, cerca del cuello del útero, y observó los cambios de tensión entre ambos. Cuando las grabaciones mostraron el mismo pico en el gradiente de voltaje que Burr había observado en el conejo, la paciente fue enviada inmediatamente al quirófano para la laparotomía. Se extirpó el ovario, como estaba previsto, y un examen minucioso reveló la reciente ruptura de un folículo, signo de ovulación.

Para Burr, se trataba de una clara confirmación de que sus descubrimientos sobre los conejos eran aplicables a las mujeres.[280] Realizó algunos estudios más en este sentido[281] y pronto llamó la atención de la revista *Time*, que en 1937 informó sobre «un artilugio eléctrico cuya invención podría traer al Dr. Burr un Premio Nobel».[282] El periodista describía el artilugio con todo lujo de detalles: «En una caja lo suficientemente pequeña como para llevarla encima, hay cuatro tipos diferentes de pilas eléctricas, un delicado galvanómetro, dos tubos de vacío de radio, once resistencias, una fuga de rejilla y cuatro interruptores».[283]

Burr se ofreció a compartir el diagrama de cableado con cualquiera que pensara en construir uno de sus dispositivos para uso personal, pero advirtió al periodista de que solo podría montarlo «un mecánico experimentado que esté completamente familiarizado con la construcción de aparatos de radio». Sin embargo, merecía la pena, ya que este complicado aparato podía hacer algo que nadie había conseguido hasta entonces: indicarle a uno cuándo el ovario de una mujer

---

280   Burr, *Blueprint*, 51.
281   Langman, Louis y H. S. Burr. «Electrometric Timing of Human Ovulation». *American Journal of Obstetrics and Gynecology*, vol. 44, no. 2 (1942): 223–9.
282   «Medicine: Yale Proof», *Time*, 11 de Octubre de 1937 <http://content.time.com/time/subscriber/article/0,33009,770949-1,00.html>
283   Hay un gráfico en la página 156 de Burr et al., «Bio-Electric Correlates»

estaba a punto de producir un óvulo. *Time* explicaba obedientemente que esto sería una bendición para las personas que intentaran formar una familia, y mencionó de forma discreta que «tal previsión podría guiar la conducta de una mujer en caso de que *no* quisiera tener un bebé». Hoy podemos ser un poco más directos: podría servir para controlar la natalidad.

Entretanto, los hallazgos de Burr fueron confirmados en otros animales por varios científicos, entre ellos la conductista animal Margaret Altmann, formada en Cornell, que encontró los mismos correlatos bioeléctricos en cerdas y gallinas cuando entraban en celo.[284] Todo este alboroto acabó llamando la atención de John Rock, un destacado obstetra y especialista en fertilidad que dirigía el hospital ginecológico de Harvard.

Rock se involucró porque la hipótesis de Burr suscitó cierta controversia. En aquella época, se suponía que todas las mujeres ovulaban como pequeñas muñecas de relojería, en mitad de su ciclo menstrual: catorce días antes del inicio de la menstruación, tic tac, y sale un óvulo. Los datos no tenían una base científica especialmente sólida; procedían de estudios epidemiológicos sobre los veteranos que regresaban a casa tras la Primera Guerra Mundial y la rapidez con la que sus esposas se quedaban embarazadas. Estas observaciones se convirtieron rápidamente en conocimientos científicos generalizables.

Los hallazgos de Burr indicaban que, aunque esta regla de la «ovulación a mitad de ciclo» podía ser una buena regla general, los calendarios mensuales de cada mujer podían variar, en algunos casos mucho. De hecho, sus datos sugerían que algunas mujeres ovulaban más de una vez al mes, que otras tenían ventanas fértiles muy variables (nunca la misma ventana en meses consecutivos) y que, en consecuencia, era muy difícil quedarse embarazada basándose únicamente en el supuesto de que la ventana fértil se centraba en catorce días. Por otro lado, era una forma estupenda de quedarse embarazada cuando no se quería.

---

284 Altmann, Margaret. «Interrelations of the Sex Cycle and the Behavior of the Sow». *Journal of Comparative Psychology*, vol. 31, no. 3 (1941): 481-98.

Rock era un especialista católico en fertilidad que había sido pionero en las primeras técnicas de congelación de esperma y fecundación in vitro. Bastante alejado de la Iglesia, era firme partidario de que las mujeres controlaran su propio destino reproductivo, y más tarde desempeñaría un papel crucial en el desarrollo de la primera píldora anticonceptiva, presionando (en vano) al papa para que la aceptara.[285] Sin embargo, a finales de los años treinta, el único método anticonceptivo que la Iglesia católica consideraba moral, aunque fuera de forma condicional, era el método del ritmo, en el que las mujeres seguían la pista de sus menstruaciones anteriores para predecir el momento del mes en que eran menos fértiles (y requería una fe férrea en que los resultados anteriores garantizaban resultados futuros). Rock estaba a cargo de una clínica donde enseñaba a las clientas a utilizarlo.

Sin embargo, para que el método del ritmo fuera fiable, la mujer media tendría que ovular a intervalos regulares; si una mujer que realmente ovula el vigésimo primer día de su ciclo solo se abstiene de mantener relaciones sexuales en la mitad de su ciclo, podría acabar por accidente con más pequeños católicos correteando por ahí. Cuando Rock vio los experimentos de Burr, se apresuró a establecer una serie de mediciones en su hospital y realizó experimentos con otras diez mujeres para confirmar los hallazgos de Burr.

Los resultados iniciales parecían prometedores, pero Rock cambió de opinión al cabo de un año. Tras observar una serie de discrepancias en forma de desviaciones de voltaje, abandonó su investigación. Rock llegó a la conclusión de que el trabajo de Burr había sido erróneo: era imposible que la ovulación tuviera lugar en esos momentos aleatorios tan alejados del centro del ciclo menstrual. En su última publicación sobre el asunto, Rock descartó los hallazgos de Burr sobre las señales eléctricas y volvió a la opinión de que las desviaciones eran anomalías de una norma por lo demás fiable.[286]

A pesar de la confianza de Rock en sus propios conocimientos sobre la maquinaria reproductora de la mujer, hoy sabemos que

---

285 «Dr. John Rock (1890–1984)», *PBS American Experience* <https://www.pbs.org/wgbh/americanexperience/features/pill-dr-john-rock-1890-1984/>

286 Snodgrass, James, et al. «The Validity Of Ovulation Potentials». *American Journal of Physiology – Legacy Content*, vol. 140, no. 3 (1943): 394–415.

Burr tenía razón: el método del ritmo es falso. Más tarde se supo que algunos cambios eléctricos sí están bien correlacionados con la fertilidad. Las concentraciones de iones cloruro, por ejemplo, se disparan justo antes de ovular.[287] Esto es tan evidente, sobre todo en el moco cervical y la saliva, que se ha convertido en la base de una prueba de ovulación, que se desarrolló de manera específica para comprobar las concentraciones de estos iones. Si se examinan estos fluidos al microscopio, se puede observar literalmente cómo los depósitos de cristales de cloruro florecen en unos patrones cristalinos que se asemejan a helechos.[288] Se trata de indicadores de buena fe de la fertilidad. (Como anécdota, cuando una amiga personal de Burr utilizó su método electrométrico después de luchar contra la infertilidad, pudo concebir. Burr lo escribió como un estudio de caso).[289]

Los primeros experimentos de Burr se alejan bastante de las normas laborales modernas, pero fue clarividente: todo lo que teorizó sobre la bioelectricidad en el cuerpo se ha validado en los cincuenta años transcurridos desde que lo dijo.

La electricidad del desarrollo

Más allá de la pequeña oleada de réplicas llevadas a cabo en los años 30 y 40, nadie ha repetido los estudios de Burr sobre el voltaje de ovulación. Así que no podemos decir con certeza qué señal detectaba exactamente. Lo que sí sabemos, gracias a casi un siglo de otros experimentos realizados desde entonces, que tanto los óvulos como los espermatozoides son electrogénicos: células vivas que producen actividad eléctrica. Una cantidad alucinante. Como le habrían dicho tanto Burr como Lionel Jaffe, los óvulos humanos son mucho más difíciles de estudiar en su entorno natural que los óvulos de algas y ranas, que convenientemente pasan por todas sus etapas

---

287 Su, Hsiu-Wei, et al. «Detection of Ovulation, a Review of Currently Available Methods». *Bioengineering & Translational Medicine*, vol. 2, no. 3 (2017): 238–46.
288 Herzberg, M., et al. «The Cyclic Variation of Sodium Chloride Content in the Mucus of the Cervix Uteri». *Fertility and Sterility*, vol. 15, no. 6 (1964): 684–94.
289 Burr, Harold Saxton y L. K. Musselman. «Bio-Electric Phenomena Associated with Menstruation». *The Yale Journal of Biology and Medicine*, vol. 9, no. 2 (1936):155–8.

reproductivas fuera de un útero. Por eso se han hecho tantos estudios sobre el desarrollo animal en ranas y tan pocos en humanos. Mientras duermen en su folículo o testículo, los óvulos jóvenes (ovocitos) y los espermatozoides jóvenes (espermátidas) no emiten señales fuertes. Sin embargo, a medida que maduran, los óvulos de todas las especies aumentan su actividad eléctrica.[290] La intensidad de esta señal se ha utilizado para determinar qué óvulos son los mejores para la FIV.[291] Justo antes de que un óvulo se disponga a abandonar la nave nodriza, empieza a emitir señales energéticas, casi como si alguien hubiera encendido un interruptor eléctrico. (Elisabetta Tosti, bióloga de la Stazione Zoologica Anton Dohrn de Nápoles, descubrió que esta señal de «encendido» se debe a un cambio en la cantidad y el tipo de iones que fluyen a través de la membrana del óvulo, lo que provoca su hiperpolarización.

Los espermatozoides tienen un interruptor eléctrico similar que los prepara para encontrarse con el óvulo. En la década de 1980, los estudios sobre los espermatozoides de erizo de mar descubrieron que estaban repletos de canales de potasio y cloruro y otros sospechosos habituales que se encuentran en las neuronas — y, al igual que en las neuronas, el bloqueo de esos canales impedía a los espermatozoides alcanzar su objetivo. Por ejemplo, una de las corrientes eléctricas más importantes del espermatozoide humano es el calcio, que le confiere un impulso turbo adicional para ayudarle a atravesar el terreno hostil del canal reproductor.[292] Si se elimina el canal de calcio, el espermatozoide no hará sino retorcerse inútilmente y no llegará a ninguna parte. (Este mecanismo se ha explorado como una posible vía para el control de la natalidad masculina).

---

290 Tosti, Elisabetta. «Electrical Events during Gamete Maturation and Fertilization in Animals and Humans». *Human Reproduction Update*, vol. 10, no. 1 (2004): 53–65.

291 Van Blerkom, J. «Domains of High-Polarized and Low-Polarized Mitochondria May Occur in Mouse and Human Oocytes and Early Embryos» *Human Reproduction*, vol. 17, no. 2 (2002): 393–406.

292 Trebichalská, Zuzana y Zuzana Holubcová. «Perfect Date—the Review of Current Research into Molecular Bases of Mammalian Fertilization». *Journal of Assisted Reproduction and Genetics*, vol. 37, no. 2 (2020): 243–56.

Una vez que llega al óvulo, se podría pensar que el espermatozoide tiene una sola función, pero en realidad tiene dos. Todos aprendemos en la escuela cómo transporta el genoma masculino al óvulo. Sin embargo, para que esto ocurra, el espermatozoide tiene que pulsar otro interruptor eléctrico en la membrana del óvulo. Este interruptor se denomina «activación» y, con genoma o sin él, es crucial para que se produzca el desarrollo. Se diferencia del interruptor de maduración del mismo modo que encender la luz de la mesilla de noche es diferente de encender la primera etapa de una nave espacial. El primer contacto del espermatozoide con el óvulo desencadena una inmensa corriente de calcio que atraviesa el óvulo. Ahora, ningún otro espermatozoide puede entrar, lo que dificulta que los espermatozoides medallistas de plata superen la línea de meta.

Este proceso es tan consistente que, cuando los investigadores aplican una corriente de calcio a un óvulo *sin* espermatozoides presentes, el óvulo se excita y empieza a convertirse en embrión sin necesidad de nadie más. Así es: ¡un parto virgen! Al imitar artificialmente la onda de calcio inducida (normalmente) por el espermatozoide, se consigue que el óvulo empiece a dividirse sin el espermatozoide ni su genoma).[293] Las consideraciones éticas nos impiden averiguar hasta dónde llegaría este proceso reproductivo en un embrión humano, pero en los óvulos de conejo se consiguió que el embrión avanzara aproximadamente un tercio de su desarrollo. (Dato curioso: aunque no se tratara de partenogénesis, el secreto de la clonación de la oveja Dolly, el primer mamífero clonado del mundo, fue una descarga eléctrica que activó el proceso).[294]

La cuestión es la siguiente: en todas las etapas de la concepción, desde el óvulo hasta la fecundación, los canales iónicos y las corrientes que generan desempeñan un papel fundamental en la chispa de la vida. Pero nada de esto es comparable a su importancia a la hora de influir en la forma que finalmente adoptamos.

---

293 Stein, Paula, et al. «Modulators of Calcium Signalling at Fertilization». *Open Biology*, vol. 10, no. 7 (2020), loc. 200118

294 Campbell, Keith H., et al. «Sheep cloned by nuclear transfer from a cultured cell line». *Nature*, vol. 380, article 6569 (1996): 64-6.

Instrucciones de montaje para un (1) humano

Un juego de Lego suele venir con un manual de instrucciones detallado, paso a paso, que te guía sobre cómo encajar cada pieza de Lego. También te aporta una idea general de cómo encajar cada pieza en la estructura final que vas a montar.

Hacer un embrión es muy parecido a hacer un castillo de Lego: del mismo modo que un castillo necesita torretas, gárgolas y un foso, tú necesitas dos piernas, dos ojos y un corazón. Salvo que, a diferencia del Lego Camelot, no viene con una foto en la caja del aspecto que debe tener al final, ni mucho menos con un manual de instrucciones, y no vas a ser tú quien monte la estructura. En lugar de eso, te sentarás y esperarás a que las piezas de Lego se organicen solas. Nuestras células, nuestras pequeñas piezas de Lego, se ensamblan solas. Lo más asombroso es que, cuando lo hacen bien, todas esas células lo hacen prácticamente de la misma manera: todos conseguimos la forma y las proporciones características de nuestra especie (distinguimos claramente la forma reglamentaria de un pollo, una rana, un ratón o un ser humano). Entonces, ¿cómo supieron organizarse todas nuestras células progenitoras iniciales para convertirse en ese yo, para formar los globos oculares, las piernas, los dedos y todo eso en el lugar y el orden correctos? ¿Quién les dio los planos para comprobar que todos esos dedos, aletas o picos no fueran demasiado grandes, demasiado pequeños o de longitudes muy diferentes? Y lo más importante: ¿cómo sabían cuándo parar?

Quizá pienses: bueno, para eso está el ADN. Pero no es así. Puedes buscar todas las A, T, C y G en tu genoma, darles la vuelta por delante y del revés: no encontrarás ninguna instrucción de anatomía. Podrás encontrar un montón de especificaciones: el código que te dice el color del pelo que tendrá un bebé, su piel, sus ojos. Sin embargo, no encontrarás nada sobre *cuántos* ojos. No hay un gen para los dos globos oculares. No hay ningún gen que diga «los globos oculares tienen que estar en la parte delantera de la cabeza». Tampoco hay un gen para «dos brazos y dos piernas, así de separados». No es posible leer la forma de un organismo únicamente leyendo una impresión de su genoma.

Entonces, si no son los genes, ¿qué controla tu figura?

La pregunta había empezado a formarse en la cabeza de Michael Levin cuando aún era un niño, preguntándose cómo se podía formar una persona entera a partir de un huevo. Más tarde, estudiando los viejos estudios de Lionel Jaffe y Harold Saxton Burr, empezó a sospechar que las corrientes de iones que Jaffe había encontrado en los remolinos de algas y los campos que Burr había medido en todo lo demás podrían desempeñar un papel crucial en la determinación de la anatomía de una criatura. Pero ¿por dónde empezar con una pregunta tan importante? Levin necesitaba un tema para su tesis doctoral en la Facultad de Medicina de Harvard y, a principios de la década de 1990, todavía había un aspecto de la formación de los seres humanos en el útero que seguía siendo un misterio: cómo distinguen los embriones la izquierda de la derecha. Había teorías, pero nunca una prueba irrefutable. Para un estudiante de posgrado, se trataba de un tesoro tentador al alcance de la mano, así que Levin empezó a investigar cómo todas esas células, sin tener cerebro, parecían distinguir la izquierda de la derecha. No nos equivoquemos: su capacidad para distinguir la izquierda de la derecha durante el desarrollo es fundamental para nuestra supervivencia. Desde fuera, podemos aparentar simetría: dos ojos, dos orejas, dos brazos y dos piernas, lo mismo de un lado que del otro. Sin embargo, por dentro es otra historia. Probablemente sabrás que el corazón y el estómago se inclinan hacia la izquierda y que el lado derecho alberga el hígado, el apéndice y el páncreas. Aproximadamente una de cada 20 000 personas tiene toda esta imagen invertida.[295] ¡Y no pasa nada! No suelen tener problemas de salud (aparte de lo que algunos investigadores demasiado entusiastas hacen con ellos para entender su condición, conocida como *situs inversus*).[296] Sin embargo, cuando solo algunas de las partes están invertidas, entonces hay un problema. La confusión de la precisa asimetría interna del cuerpo, sobre todo cuando afecta a la fastidiosa fontanería del corazón, es el origen de muchos defectos cardiacos congénitos y otros

---

[295] Zimmer, Carl. «Growing Left, Growing Right», *The New York Times*, 3 de Junio de 2013 <https://www.nytimes.com/2013/06/04/science/growing-left-growing-right-how-a-body-breaks-symmetry.html>

[296] Algunos tienen problemas para respirar con normalidad y de fertilidad.

síndromes potencialmente mortales. Entender cuál es la causa de todo esto —el patrón correcto, el patrón invertido, el patrón confuso— es un misterio sin resolver desde hace mucho tiempo y siempre ha sido un asunto fascinante. ¿Por qué el corazón va por la izquierda y no por la derecha? ¿Cómo sabe el cuerpo que debe desarrollarse de esa manera? Nadie había sido capaz de identificar un componente molecular específico, por lo que no había indicios de una causa genética. Además, los genes no podían ser la única causa. Al fin y al cabo, la información genética no es espacial. El genoma no distingue la derecha de la izquierda. A Levin le pareció, estudiando los viejos artículos sobre corrientes iónicas, que la electricidad era de algún modo fundamental para establecer la polaridad de una célula. ¿Pero cómo?

Jaffe no era ni mucho menos el único que había investigado estas cuestiones.[297] Tras décadas de trabajo, se habían catalogado todos los iones que entraban y salían de los embriones en desarrollo de todas las especies y se habían identificado los canales iónicos que los envían a través del cigoto y los blastómeros en los que se dividen a medida que empiezan a diversificarse en el embrión en desarrollo. Durante esta transición, los iones y los canales iónicos de la célula experimentan un cambio curioso: todos cambian misteriosamente. Algunos surgen, otros desaparecen y vuelven a aparecer, y sus corrientes crecen y decrecen con esos actos de desaparición y reaparición.

Otra pista de la importancia funcional de estos extraños eventos iónicos era lo que ocurría cuando se interfería con ellos. La bióloga italiana Elisabetta Tosti observó que, si se alteraban incluso las corrientes de sodio menores, se producía una *roseta*, es decir, un embrión anormal que «parece haber perdido su orientación espacial». Concluyó que las corrientes durante y después de la fecundación son cruciales para el correcto desarrollo del embrión.[298] La alteración de las corrientes de potasio también parecía provocar defectos en el desarrollo, una prueba más de que los movimientos iónicos son cruciales

---

[297] Nuccitelli, Richard, *Ionic Currents In Development*. New York: International Society of Developmental Biologists, 1986.
[298] Tosti, E., R. Boni y A. Gallo. «Ion currents in embryo development». *Birth Defects Research Part C* 108 (2016): 6–18. doi:10.1002/bdrc.21125

para un embrión. Sin embargo, nadie había sido capaz de ensamblar este revoltijo de piezas interesantes en un todo coherente.

En los albores del siglo XXI, Levin se planteaba estas preguntas en su propio laboratorio del Instituto Forsyth, en Harvard. ¿Cómo fijaba la electricidad la polaridad de una célula? Él y Ken Robinson descubrieron una bomba de protones, otra variedad de los rebotadores que conocimos en el capítulo 3. Los protones son iones de hidrógeno. Este rebotador se especializaba en comprobar que el hidrógeno y el potasio se mantuvieran en proporciones estrictas. En un huevo de rana no fecundado, las bombas de protones están moteadas de forma uniforme por toda la superficie.

Por el contrario, cuando Levin y Robinson comprobaron estas bombas después de la fecundación, descubrieron algo extraño: todos los canales habían empezado a desviarse hacia un lado del óvulo, donde se unieron formando un pequeño grupo. Nunca se había visto nada parecido. Cuando las bombas se agrupaban en un lado del huevo, los iones de hidrógeno solo podían entrar o salir de la célula por ese lado. Esto creaba una tensión que se producía muy poco después de la fecundación, cuando el embrión de rana estaba formado por solo cuatro células. ¿Podría ser esta la respuesta que buscaban?

Cuando los científicos creen haber encontrado un agente causal como este, su siguiente paso es intentar idear un experimento que pueda refutar su idea. Levin y Robinson decidieron ver qué pasaba si evitaban que las bombas de protones se desviaran de su simetría perfecta tras la fecundación. Para ello, añadieron más bombas de protones o canales de potasio al embrión en desarrollo para igualar su distribución, imitando la distribución uniforme de un óvulo no fecundado. Si los investigadores estaban en lo cierto, esta uniformidad causaría estragos en la capacidad del embrión para discernir la izquierda de la derecha. Y tenían razón: los embriones con bombas de protones adicionales estaban todos desordenados, con tantas probabilidades de tener el corazón a la derecha como a la izquierda. La bomba de protones era claramente esencial para poner en marcha la diferencia entre el lado izquierdo y el derecho.

Sin embargo, también cambiaba el voltaje de la membrana. Eso era extraño. Como vimos en el capítulo 3, un cambio en el potencial de membrana es la forma en que los nervios envían potenciales de acción. ¿Por qué un nuevo embrión estaba cambiando los potenciales de membrana? ¿Qué utilidad podría tener, cuando ni siquiera había desarrollado nervios todavía? Levin se preguntó si este voltaje formaba parte del sistema que utilizaba un embrión para indicar a sus células constituyentes que se convirtieran en distintos tipos de tejido. Esta idea la articuló también la bióloga Mina Bissel: si todas nuestras células tienen exactamente los mismos genes, ¿por qué unas hacen una cosa y otras hacen otras? ¿Por qué unas se convierten en células óseas y otras en células cutáneas o nerviosas?

La rana fantasma

En 2003, Dany Spencer Adams era una inquieta profesora adjunta de biología del Smith College de Massachusetts. Tras haberse formado en biomecánica de la biología del desarrollo, su trabajo empezaba a resultarle insatisfactorio. Después de varias noches en vela, decidió abandonar la perspectiva de su ejercicio y dedicarse a algo más interesante.

Vio un anuncio de un puesto de posdoctorado para estudiar la asimetría izquierda-derecha. No era una carrera habitual, pero Adams estaba lo bastante intrigada como para conducir hasta Boston y saber más. Al cabo de una hora, Levin le ofreció el puesto y ella supo que lo aceptaría.

Adams empezó con la bomba de protones que Levin y Robinson habían descubierto. El primer paso fue convertir su hallazgo en una herramienta capaz de controlar esos iones para ajustar el voltaje de la membrana de una célula. Ajustando los voltajes en embriones de rana, ella y Levin pudieron crear el *situs inversus*, esa condición de órgano espejo.

Empezaron a observar que muchos de estos renacuajos no solo presentaban patrones de órganos invertidos, sino también anomalías muy similares en la cabeza y la cara. Había un patrón claro. Esto fue una prueba dramática para la hipótesis de Levin de que estos voltajes de membrana podrían estar a cargo de mucho más que la asimetría interna. ¿Y si estuvieran a cargo de todo el cuerpo?

Para responder a esa pregunta, tendrían que observar esos voltajes de membrana cambiantes de una forma que se pudieran seguir a simple vista. ¿Qué herramienta les permitiría ver los cambios de voltaje de las membranas no solo en el espacio, sino a lo largo del tiempo?

Adams optó por un tinte electrosensible capaz de convertir las diferencias de voltaje en algo claramente visible, en este caso, un gradiente de brillo.[299] Los extremos del potencial eléctrico se traducían en distintos grados de luz, con altos voltajes representados en un blanco brillante, bajos en negro y cualquier valor intermedio en un degradado de grises. Este tinte podría infundirse en cada célula y seguir su actividad, incluso mientras se dividen y proliferan. De esta manera, podrían observar cada paso eléctrico del desarrollo embrionario.

¿Recuerdas que dije que las neuronas descansan a unos 70 milivoltios más negativos por dentro que por fuera? Eso es lo que dicen los libros de texto, porque es cierto para las neuronas y muchas otras células maduras, pero no para las células madre embrionarias (las pequeñas que proliferan durante las primeras etapas del desarrollo). El voltaje en reposo de las células madre está mucho más cerca de cero. Eso significa que la carga dentro y fuera de su membrana celular es aproximadamente la misma, que es también el voltaje de una célula nerviosa en su momento de «pánico en la discoteca») Mientras que ese momento cero es solo pasajero para un nervio, para la célula madre es su estado permanente.

Por supuesto, solo hasta que se convierte en otra cosa. Y esa función se refleja en el potencial eléctrico de una célula.[300] Ya conoces el potencial de las células nerviosas (-70). Las células de la piel tienen el mismo potencial. Pero las células óseas tienen un potencial más elevado, un -90 firme e inamovible. Las células adiposas tienen un potencial relativamente inestable (-50). Lo que todas tienen en común es que utilizan sus corrientes iónicas para mantener el voltaje

---

299   Adams, Dany S. y Michael Levin. «General Principles for Measuring Resting Membrane Potential and Ion Concentration Using Fluorescent Bioelectricity Reporters». *Cold Spring Harbor Protocols*, 2012/4 (2012).

300   Cone, Clarence y Charlotte M. Cone. «Induction of Mitosis in Mature Neurons in Central Nervous System by Sustained Depolarization». *Science*, vol. 192, no. 4235 (1976): 155–8.

de su membrana en el punto de reposo que define su identidad celular. El bajo potencial de una célula madre garantiza que pueda convertirse en cualquier otra célula. Por el contrario, una vez que se ha convertido en una célula ósea, nerviosa o cutánea, ahí se queda. Se acomoda a su forma de ser, un poco como nosotros.

Gracias al colorante electrosensible, fue posible observar todas estas transformaciones eléctricas al mismo tiempo y en tiempo real. Había diferentes regiones de células que se iluminaban en momentos distintos, formando patrones que aparecían y desaparecían en la superficie del embrión. Muchas de estas zonas de células embrionarias estaban próximas a cero; en un momento dado, alguna zona podría llegar a -30. Otra podría llegar a -50. Otra podría llegar a -50. Se podía ver cómo cada región se iluminaba lentamente como una ciudad liliputiense. Era bonito de ver, pero no se prestaba a ninguna teoría general.

Entonces, una noche de otoño de 2009, tras un día observando estos destellos embrionarios, Adams decidió dejar su cámara grabando toda la noche. Sus expectativas eran escasas: los pequeños embriones en desarrollo probablemente empezarían a retorcerse y dejarían unas imágenes borrosas e inservibles. Sin embargo, lo que encontró a su regreso a la mañana siguiente le dejó boquiabierta.[301] En la mancha lisa y sin rasgos de un embrión de rana, las zonas hiperpolarizadas (cargadas negativamente) brillaban intensamente frente a las zonas más oscuras de células despolarizadas, como antes. Pero entonces, a medida que la ranita seguía desarrollándose, los patrones brillantes aleatorios que jugaban en la superficie oscura se unieron de repente en una imagen que se parecía muchísimo a un par de ojos sobre una boca. Y entonces, un tiempo después de que los brillos se desvanecieran, empezaron a manifestarse rasgos físicos reales en su lugar. Exactamente donde el resplandor eléctrico había presagiado ojos, pronto aparecieron dos globos oculares de verdad.

---

[301] Knight, Kalimah Redd y Patrick Collins, «The Face of a Frog: Time-lapse Video Reveals Never-Before-Seen Bioelectric Pattern», *Tufts University press release*, 18 de Julio de 2011 <https://now.tufts.edu/2011/07/18/face-frog-time-lapse-video-reveals-neverseen-bioelectric-pattern>

Precisamente en el lugar donde el patrón había proyectado el fantasma de una boca, comenzó el desarrollo de una de verdad.

Pronto se desarrollaron todo tipo de características justo donde sus premoniciones eléctricas aparecían. No solo podía hacer coincidir el parche de voltaje con el tejido, sino que podía predecir perfectamente qué tipo de tejido se formaría y su forma exacta. Era asombroso: las señales eléctricas parecían codificar las ubicaciones de los rasgos anatómicos.[302]

La siguiente pregunta era bastante importante: ¿eran *necesarias* estas señales para que se desarrollasen una cabeza y una cara normales? ¿O solo eran luces indicadoras irrelevantes? Para averiguarlo, Adams y Levin tendrían que demostrar que el desarrollo normal se veía afectado si se cortaba la electricidad. Cuando interrumpieron los iones responsables de la colcha de retazos predictiva, eso fue exactamente lo que ocurrió: no solo se produjeron cambios en la expresión génica, sino que, tras eliminar los indicadores del patrón de pintura por números, las caras que surgieron del caos eléctrico estaban deformadas.[303]

¿Qué era lo que alteraban exactamente? ¿Y cómo era posible que estas células nuevas y sin formar pudieran hablar entre ellas sobre sus voltajes o sobre qué partes formar? ¿Cómo se propagaban los voltajes de membrana de una célula a otra? Bueno, ¿te acuerdas de las uniones? Empiezan a formarse en el momento en que se ha formado el cigoto, esa primera célula nueva creada por la fusión del óvulo y el espermatozoide. De inmediato, establecen una intranet celular bastante ajena al sistema nervioso, conectando célula con célula.[304] Cada célula nueva que se escinde ya está conectada a las células que la rodean. Mucho antes de que las células nerviosas desarrollen sinapsis, nuestras

---

302 Vandenberg, Laura N., et al. «V-ATPase-Dependent Ectodermal Voltage and Ph Regionalization Are Required for Craniofacial Morphogenesis». *Developmental Dynamics,* vol. 240, no. 8 (2011): 1889–904.

303 Adams, Dany Spencer, et al. «Bioelectric Signalling via Potassium Channels: A Mechanism for Craniofacial Dysmorphogenesis in KCNJ2-Associated Andersen-Tawil Syndrome: K + -Channels in Craniofacial Development». *The Journal of Physiology,* vol. 594, no. 12 (2016): 3245–70.

304 Moody, William J., et al. «Development of ion channels in early Embryos». *Journal of Neurobiology* 22 (1991): 674–84.

células embrionarias no excitables tienen otra forma mucho más rápida y eléctrica de comunicarse.

Levin sospechaba desde hacía tiempo que estas uniones en hendidura intervenían en el modo en que un organismo decide su forma. En sus primeras investigaciones sobre el patrón izquierda-derecha, descubrió que la desactivación de las uniones en hendidura también alteraba la asimetría. Más tarde, él y otro becario, Taisaku Nogi, descubrieron que las uniones en hendidura eran las culpables de los incomparables superpoderes regenerativos de un extraño gusano marino llamado planaria. Este pequeño gusano plano puede volver a crecer por muy fino que se le corte, y solo tarda una semana en recuperar la normalidad funcional. Nogi y Levin se dieron cuenta de que las uniones en hendidura podían explicar cómo la información de reordenación podía propagarse tan rápidamente por miles de células.

Así pues, en dos animales diferentes, las uniones en hendidura parecían permitir los mensajes a larga distancia sin un sistema nervioso. En cierto modo, eran *mejores* que un sistema nervioso. Cuando dos células están conectadas de este modo, cada una tiene un acceso directo y privilegiado al universo informativo interno de la otra. Lo que una célula sabe o experimenta se difunde inmediatamente a través de la puerta de conexión para que su vecina también lo sepa o experimente. El efecto es parecido a la telepatía.

Cada vez estaba más claro cómo funcionaba todo: las corrientes iónicas controlaban el voltaje de la membrana. El voltaje de la membrana determinaba a qué grupo de tejidos se unía una célula, lo que determinaba en qué tipo de tejido se convertía. Las células cambiaban de identidad en función de las señales que recibían de sus vecinas, y todo el proceso se iniciaba eléctricamente.

Fue entonces cuando Levin empezó a formular su teoría del código bioeléctrico. El voltaje de la membrana transportaba información, y las uniones en hendidura formaban la red de todo el cuerpo —la red eléctrica que no era el sistema nervioso— que enviaba esa información por todo el cuerpo.

Levin empezó a pensar que la información adoptaba la forma de un código. Ese código controla los complicados procesos biológicos que se formaban en el útero, e manera que ejecutaban un programa controlado de crecimiento y muerte celular. El código bioeléctrico es la razón por la que conservas la misma forma a lo largo de toda tu vida; ha recortado tus células en división para que tú sigas siendo tú. Por supuesto, no era el único factor a tener en cuenta: la biomecánica, la bioquímica y todo lo demás también importaban. Sin embargo, al igual que el código neuronal rige el comportamiento y la percepción, y el código genético regula los rasgos hereditarios, el código bioeléctrico es la forma en que el cuerpo se comunica a sí mismo su forma.

Pero, si todo eso era cierto, había que demostrarlo. Había que demostrar que cambiar esas señales podría hacer que las células hicieran algo que normalmente no hacían. Había que cometer una verdadera locura.

Mientras manipulaban un canal de potasio concreto en un renacuajo en 2007, Adams y Levin y su estudiante de posgrado Sherry Aw alteraron sin querer su señalización bioeléctrica, haciendo que le crecieran dos brazos derechos idénticos y adicionales junto al apéndice original.[305] Sin embargo, esto había sido un accidente, ¿podrían hacerlo ahora a propósito? Aw planteó la hipótesis de que «para cada estructura del cuerpo hay un rango específico de voltaje de membrana» que impulsaba la creación de esa estructura.[306] Pusieron a prueba esa idea en 2011, ajustando el voltaje de membrana en un parche de tejido en el intestino de una rana en desarrollo para imitar el mismo estado hiperpolarizado que Adams había visto antes de que se formaran los ojos en la rana fantasma, y funcionó. Un ojo creció en el estómago de la rana. Lo hicieron de nuevo en la cola y creció otro ojo. «Puedes poner ojos prácticamente en cualquier parte de una rana cambiando el voltaje de la membrana», dice Adams. «Es como si una X marcara el lugar».

Si fuera posible hacer crecer ojos nuevos en cualquier parte de una rana, ¿qué se podría hacer con un ser humano?

---

305 Rovner, Sophie. «Recipes for Limb Renewal», *Chemical & Engineering News*, 2 de Agosto de 2010 <https://pubsapp.acs.org/cen/science/888831sci1.html>

306 Pai, Vaibhav P., et al. «Transmembrane Voltage Potential Controls Embryonic Eye Patterning in Xenopus Laevis". *Development*, vol.139, no. 2 (2012): 313–23.

Regenérate como una salamandra

Antes pensábamos que solo algunos animales podían regenerarse: hidras, salamandras, cangrejo… pero nada tan interesante como un mamífero. Sin embargo, en el siglo xx, el estudio formal de la regeneración reveló lo extendido que está este fenómeno en el reino animal.

En la naturaleza, no parece haber un límite teórico a lo que se puede cortar y recuperar, si se encuentra el animal adecuado: las hidras —minúsculos organismos de agua dulce— se pueden cortar a tiras, y cada pequeño fragmento se reconstruirá de nuevo en un animal completamente funcional. Lo mismo ocurre con el platelminto de agua dulce que conocimos antes, el planario.

De hecho, así es como se reproducen: se parten por la mitad (vaya, y tú creías que tenías problemas).[307] Si nosotros tuviéramos esta capacidad, alguien podría tirar un segmento de tu dedo al mar y, una semana después, este habría crecido hasta convertirse en un tú de más. De hecho, puedes comprobarlo por ti mismo si corta una hidra por la mitad: del extremo de la cola brotará una nueva cabeza y del extremo de la cabeza brotará una nueva cola.

Las estrellas de mar combinan las capacidades de las hidras y las planarias. Además de poder regenerar un nuevo cuerpo a partir de un brazo amputado, algunas especies pueden regenerar todo su sistema nervioso central desde cero. Se sabe que se parten por la mitad a propósito para formar una familia[308] y que utilizan su propia pata cortada para derrotar a sus enemigos.

También están las salamandras, que pueden regenerar un notable número de tejidos y órganos, como las extremidades, la cola, las mandíbulas, la médula espinal y el corazón. Su versión roja y con volantes, llamada ajolote, puede curar cualquier parte de su cuerpo sin dejar cicatrices, incluido el cerebro. Las ranas pueden regenerar miembros

---

[307] NotaMalinowski, Paul T., et al. «Mechanics dictate where and how freshwater planarians fission». *PNAS*, vol. 114, no. 41 (2017): 10888-93. <www.pnas.org/cgi/doi/10.1073/pnas.1700762114>

[308] Hall, Danielle. «Brittle Star Splits», *Smithsonian Ocean*, Enero 2020 <https://ocean.si.edu/ocean-life/invertebrates/brittle-star-splits>

enteros y colas (e incluso ojos) cuando son renacuajos, pero pierden esta capacidad tras su metamorfosis en rana.

Lo mismo ocurre con los humanos, al menos hasta que salimos del útero. Parafraseando una famosa frase atribuida a Abraham Lincoln, podemos regenerar todos nuestros tejidos a veces, y algunos de nuestros tejidos todo el tiempo, pero no podemos regenerar todos nuestros tejidos todo el tiempo. Nuestra capacidad regenerativa sigue un calendario que depende estrictamente de la edad y de la parte del cuerpo.

Un cigoto es el equivalente regenerativo de un planario. Alguien podría partirlo en dos y las dos células seguirían desarrollándose hasta convertirse en gemelos idénticos.[309] Esa capacidad va decayendo con el tiempo, pero, aun así, el feto tiene una capacidad de regeneración impresionante. La mayoría de las lesiones fetales no dejan cicatrices, una idea que se descubrió a finales de los ochenta, cuando la cirugía fetal se convirtió en una rutina.[310] Sin embargo, tras el nacimiento, este superpoder desaparece rápidamente, con una excepción: hasta los siete y los once años (por razones obvias, no ha habido muchas pruebas experimentales para precisar este dato con exactitud), si pierdes la punta de un dedo, probablemente podrás regenerarlo por completo.

Este fenómeno no está muy documentado en la literatura científica, y no por las razones que cabría pensar. Ai-Sun Tseng, profesora de la Universidad de Las Vegas que dirige un laboratorio especializado en la regeneración, recuerda que describió su trabajo a una clase. A uno de sus alumnos «se le iluminó la cara por completo. Decía: "¡Sí! Mira mis dedos"». Creció en Filipinas y en un momento le habían cortado cuatro dedos por encima del nudillo. Como tenía menos de once años cuando le ocurrió, todos volvieron a crecer perfectamente. Pero su edad no fue el único factor. Su familia era demasiado pobre para permitirse un médico, así que mantuvieron las heridas vendadas,

---

[309] Levin, Michael. «Reading and Writing the Morphogenetic Code: Foundational White Paper of the Allen Discovery Center at Tufts University». <https://allencenter.tufts.edu/wpcontent/uploads/Whitepaper.pdf

[310] Kolata, Gina. «Surgery on Fetuses Reveals They Heal Without Scars». *The New York Times,* 16 de Agosto de 1988 <https://www.nytimes.com/1988/08/16/science/surgery-on-fetuses-reveals-they-heal-without-scars.html>

húmedas y limpias, y al final los cuatro dedos se regeneraron perfectamente, con uñas y todo. Cuando Tseng los inspeccionó décadas después, no había nada que los diferenciara de los dedos que nunca habían sido mutilados. Unos años más tarde, en una conferencia, Tseng contó la historia a un grupo de colegas, uno de los cuales era cirujano pediátrico. Señaló que, ante una situación similar, la mayoría de los padres se niegan a aprovechar este último vestigio de capacidad regenerativa. «Tienen demasiado miedo de dejar una herida abierta», le dijo. Les preocupa que se infecte, así que le piden al cirujano que suture la piel circundante, lo que protege la herida con un tejido cicatricial fibroso que destruye cualquier esperanza de que el dedo pueda regenerarse según su potencial. «Parte de la razón por la que conocemos la regeneración infantil se debe a los niños de los países en desarrollo o más pobres que carecen de asistencia sanitaria», recuerda que le dijo.

Nuestro calendario de regeneración depende de la edad, pero también de la parte del cuerpo. El hígado se renueva aproximadamente cada dos meses. El revestimiento intestinal se desprende por completo y vuelve a renovarse cada siete días; lo que comes este próximo sábado será procesado por un conjunto de células completamente diferentes a las que trabajan en el desayuno de hoy.[311] Una pequeña población de células madre en los pulmones se somete regularmente a la división celular. Incluso el cristalino del ojo se regenera. Sin embargo, con la edad, todos estos tejidos pierden su capacidad de resurgir de entre los muertos, como ocurre con la piel, cuya capa externa se renueva cada catorce días en la adolescencia, pero se ralentiza a veintiocho o incluso cuarenta y dos días al final de la mediana edad. Y, por supuesto, la mayor parte de nuestro tejido no lo hace en absoluto. Si te cortas una nariz o una mano, estos desaparecen.

¿Por qué ocurre esto, si es evidente que llevamos las instrucciones genéticas para regenerarnos? ¿Por qué los niños pueden regenerar la punta de un dedo, pero no la nariz? En las dos últimas décadas, varias disciplinas han llegado a la conclusión de que esta capacidad latente

---

[311] Barbuzano, Javier. «Understanding How the Intestine Replaces and Repairs Itself», *Harvard Gazette*, 14 de Julio de 2017 <https://news.harvard.edu/gazette/story/2017/07/understanding-how-the-intestine-replaces-and-repairs-itself/>

está presente en todos los animales y, con ella, nuestra capacidad de regenerar miembros u otros órganos. ¿Cómo podemos desbloquearla? Una vez más, recurrimos a la electricidad.

Hackear el mapa corporal

Lionel Jaffe había descubierto grandes diferencias entre las corrientes eléctricas emitidas por los animales que regeneraban miembros y los que se limitaban a cicatrizar la herida sin más.[312] A principios de la década de 2000, Betty Sisken, de la Universidad de Kentucky, copió minuciosamente las cualidades exactas de los campos eléctricos que se habían observado en los animales regeneradores y las inscribió en los tejidos de animales que no se regeneraban. Tras la amputación, varios de sus animales, como anfibios, embriones de pollo y ratas, empezaron a formar yemas. Tenían tejidos complejos, como cartílago y vasculatura, todo lo necesario para una extremidad funcional.[313] Entonces, Ai-Sun Tseng, que por aquel entonces formaba parte del laboratorio de Levin, manipuló los voltajes de membrana con ajustes de los canales iónicos, y empezamos a tomarnos el asunto en serio.

Ella y Levin habían estado dándole vueltas a una idea: en lugar de microgestionar el proceso de regeneración, ¿podría ser posible modificar la bioelectrónica para poner en marcha los procesos de desarrollo que habían dado lugar a estos apéndices? Tseng empezó a buscar canales iónicos que pudieran modificarse y descubrió un tipo de canal de sodio crucial para la regeneración. Y, lo que es mejor, ya se había desarrollado un fármaco que podía actuar sobre ellos, llamado Monensin, que era capaz de transportar sodio adicional a la célula. Tseng tuvo la corazonada de que inundar la célula con sodio —imitando las diferencias eléctricas que Jaffe había identificado hacía

---

312 Vanable, Joseph. «A history of bioelectricity in development and and regeneration». En Charles E. Dinsmore (ed.), *A History of Regeneration Research*. New York: Cambridge University Press, (1991): 151–78.

313 Sisken, Betty. «Enhancement of Nerve Regeneration by Selected Electromagnetic Signals». En Marko Markov (ed.), *Dosimetry in Bioelectromagnetics*, Boca Raton: CRC Press, (2017): 383–98.

tantos años— podría reiniciar la regeneración en un animal que normalmente no lo hacía: un renacuajo. No solo funcionó, sino que lo hizo con una rapidez asombrosa. Una sola hora de inmersión en el baño con el fármaco del canal de sodio provocó que la regeneración de la cola e desarrollase durante ocho días. Cuando se lo contó a Levin, incluso él se mostró escéptico. Una hora parecía muy poco. Sin embargo, Tseng tenía razón. Ese pequeño baño fue suficiente para darles a las células la idea de volver a crecer lo que les pertenecía.[314]

Esto era literalmente lo que había imaginado que sería posible con el código bioeléctrico. Tseng había demostrado que todos los gradientes químicos, redes transcripcionales y señales de fuerza necesarios para orquestar células individuales en tejidos complicados podían aprovecharse con un conjunto relativamente sencillo de instrucciones eléctricas. Los genes eran el hardware y podían controlarse si se manipulaban los flujos de iones: las instrucciones del software. Tseng y Levin no tardaron en publicar el artículo seminal que presentaba su nueva idea: *Cracking the bioelectric code* (Descifrando el código bioeléctrico).[315]

Investigaciones posteriores han dado como resultado varias ranas con múltiples extremidades y otras pruebas del papel de la bioelectricidad en la regeneración. Una de las más sorprendentes fue la posibilidad de utilizar intervenciones bioeléctricas para hacer que a las planarias cortadas por la mitad les creciera una segunda cabeza en lugar de una cola. Como no hay nada que le guste más a la prensa que un mutante, toda la atención mediática resultante se tradujo en dinero. En primer lugar, el DARPA aportó el dinero suficiente para construir las pequeñas cajas regenerativas que ahora se encuentran en los ratones del laboratorio de Levin. El experimento se ha extendido a las ranas, de modo que ha sido posible crecer una pata nueva en una rana adulta. La nueva pata no era perfecta, pero funcionaba: la rana la utilizaba para nadar y, al cabo de unos meses, incluso le volvieron a crecer

---

314 Tseng A.-S., et al. «Induction of Vertebrate Regeneration by a Transient Sodium Current». *Journal of Neuroscience*, vol. 30, no. 39 (2010): 13192–13200.

315 Tseng, Ai-sun y Michael Levin. «Cracking the bioelectric code: Probing endogenous ionic controls of pattern formation». *Communicative & Integrative Biology*, vol. 6,1 (2013).

los dedos de los pies. En 2016, el multimillonario de Microsoft Paul Allen aportó casi 10 millones de dólares a las arcas de Levin.

La pregunta que hacerse ahora es: ¿cuándo se podrá usar en los humanos?

Electrificar la medicina regenerativa

Stephen Badylak dirige uno de los mayores proyectos de regeneración emprendidos hasta la fecha. En él participan quince investigadores de distintas disciplinas en ocho instituciones distintas, y está financiado por el Ejército de Estados Unidos (que, si lo miramos con cinismo, tiene una motivación especial para ayudar a curar a los soldados que son arrojados a la trituradora geopolítica). El objetivo es crear unos sistemas capaces de comprender de forma exhaustiva el estado fisiológico de las lesiones, en todos los niveles, desde su entidad genética hasta sus propiedades mecánicas, y alterar esos estados para que la curación imite el desarrollo, en lugar de desarrollar la formación de tejido cicatricial por defecto. «Algo parecido a *La guerra de las galaxias*», dice Badylak. Está convencido de que la bioelectricidad puede desempeñar un papel importante.

Los investigadores de la bioelectricidad son considerados los chicos raros de la mesa de la medicina regenerativa. Su paradigma no concuerda del todo con la ciencia de principios del siglo XXI, muy centrada en la genética como motor principal de la fisiología humana. Cada artículo de prensa sobre el trabajo de Levin incluye una cita de algún genetista escéptico que dice algo así como «bueno, ya veremos». La mayor parte de la expectación se centra en las vías tradicionales, como la ingeniería de tejidos y la genética, en las que se basan la mayoría de los ensayos en humanos y los trabajos sobre órganos cultivados en laboratorio. En este contexto, un trabajo como el de Levin puede suscitar cierto recelo.

Cuando el equipo de Levin empezó a hacer públicos sus experimentos hace algo más de una década, muchos biólogos se mostraron abiertamente hostiles a la idea. Hoy, las cosas empiezan a cambiar, ya que investigadores más tradicionales empiezan a profundizar en la relación específica entre el patrón bioeléctrico y los genes que puede activar o desactivar. Por ejemplo, Christiane Nüsslein-Volhard, que en 1995 ganó un Nobel por su trabajo sobre el control genético del desarrollo embrionario temprano, se encuentra ahora entre quienes investigan las dimensiones eléctricas que parecen influir en cómo el pez cebra obtiene sus rayas.[316]

Hay que decirlo: a la medicina regenerativa le vendría muy bien la ayuda. Los trasplantes de órganos requieren un régimen de fármacos inmunosupresores, a menudo de por vida, para impedir que el cuerpo rechace el nuevo órgano, lo que tiene sus propias consecuencias para la salud. Las piezas metálicas pueden aflojarse con el tiempo, los tejidos artificiales se inflaman y la piel artificial no tiene glándulas sudoríparas ni folículos pilosos.

En un mundo perfecto, todos estos problemas se habrían resuelto con las famosas células madre. Sin embargo, a pesar de su éxito mediático, su investigación de momento ha sido un poco decepcionante. El reto está en cómo estimularlas para que se conviertan en las células que uno quiere que sean, y conseguir que vayan a donde se las necesita, y mantenerlas allí con su nueva forma. Actualmente, la mayor parte de la investigación sobre cómo hacerlo se centra en el control bioquímico. Por el contrario, no hemos tenido mucha suerte con nada de lo que figura en la lista de deseos: identificar, cultivar, inducir o transportar con seguridad células madre al objetivo adecuado. De hecho, es bastante impredecible lo que ocurrirá con las células madre una vez que entren en el cuerpo.

Esta es la razón por la que las células madre están reguladas como un medicamento experimental, y el problema se pone de manifiesto en algunas anécdotas bastante espeluznantes. A una mujer a la que se le inyectaron células madre olfatorias para curar su columna vertebral tras un accidente de coche, le acabó creciendo una nariz en la columna.[317] A otra paciente, a la que se inyectaron células madre para

---

316 Eskova, Anastasia, et al. «Gain-of-Function Mutations of Mau /DrAqp3a Influence Zebrafish Pigment Pattern Formation through the Tissue Environment». *Development* 144 (2017), doi:10.1242/dev.143495

317 Dlouhy, Brian J., et al. «Autograft-Derived Spinal Cord Mass Following Olfactory Mucosal Cell Transplantation in a Spinal Cord Injury Patient: Case Report». *Journal of Neurosurgery*: *Spine*, vol. 21, no. 4 (2014): 618–22.

rejuvenecer su rostro, le crecieron huesos tan grandes en los párpados que hacían clic cada vez que abría o cerraba los ojos («un sonido agudo, como el de unas castañuelas al cerrarse»).[318] Cuando empezaron a interferir con su capacidad para abrir los ojos, se sometió a una operación para extirpar los huesos, aunque no hay garantía de que no haya más células madre esperando con más castañuelas. Luego tenemos a las tres mujeres que se quedaron ciegas de por vida a causa de un ensayo mal controlado y mal diseñado, en el que se extrajeron células de su grasa corporal para mejorar su visión.[319] Estos ejemplos son algunas de las razones por las que las células madre para la regeneración estén prohibidas en suelo estadounidense, aunque, por supuesto, prosperen en clínicas turbias, lo que lleva a que los reguladores y otras autoridades emitan advertencias periódicas sobre el «salvaje oeste» de las terapias privadas.[320]

Sin embargo, la medicina bioeléctrica podría ofrecer una solución a este callejón sin salida. Los trabajos preliminares de Sarah Sundelacruz —una antigua protegida de Levin que optó muy temprano por la industria privada— sugieren que se podrían modificar los parámetros bioeléctricos de las células madre para influir en su identidad final. Más recientemente, Sundelacruz demostró que incluso se podían analizar los perfiles bioeléctricos de las células madre para determinar si eran buenas para mantener su forma o si se convertirían en un tipo de célula no deseada, evitando así el destino de la señora de los ojos chasqueantes. Este método puede utilizarse incluso para guiar a las células madre hacia los lugares físicos específicos donde se necesitan: El equipo de Min Zhao ha utilizado la estimulación eléctrica para guiar el crecimiento de células madre y

---

318 Nota. Jabr, Ferris. «In the Flesh: The Embedded Dangers of Untested Stem-Cell Cosmetics», *Scientific American*, 17 de Diciembre de 2012 <https://www.scientificamerican.com/article/stem-cell-cosmetics/>

319 Aldhous, Peter. «An Experiment That Blinded Three Women Unearths the Murky World of Stem Cell Clinics», *BuzzFeed News,* 21 de Marzo de 2017<https://www.buzzfeednews.com/article/peteraldhous/ stem-cell-tragedy-in-florida>

320 Coghlan, Andy. «How "stem cell" clinics became a Wild West for dodgy treatments», *New Scientist*, 17 de Enero de 2018 <https://www. newscientist.com/article/mg23731610-100-how-stem-cell-clinicsbecame- a-wild-west-for-dodgy-treatments/>

convertirlas en neuronas de sustitución en zonas cerebrales dañadas, lo que antes era casi imposible.[321]

Pero ¿qué ocurre cuando las señales bioeléctricas que dan forma a la identidad celular van mal? Las consecuencias pueden ser mortales.

---

[321] Feng J. F., et al. «Electrical Guidance of Human Stem Cells in the Rat Brain». *Stem Cell Reports,* vol. 9, no. 1 (2017): 177–89.

CAPÍTULO 8

AL FINAL: LA ELECTRICIDAD QUE TE ROMPE

La herida que no cicatriza

A finales de la década de 1940, el zoólogo Sylvan Meryl Rose se afanaba en su laboratorio del Smith College para crear quimeras del cáncer. Cultivaba tumores renales de rápido crecimiento en ranas, los extirpaba de sus huéspedes y los injertaba cuidadosamente en las patas de las salamandras, metiéndolos justo debajo de la piel. (Como aprendimos en el capítulo anterior, excepto durante algunos breves periodos de desarrollo, las ranas no pueden regenerarse, pero las salamandras pueden hacer crecer miembros enteros). Tras el trasplante del tumor, las pobres salamandras solían morir de las neoplasias resultantes, con una excepción: si Rose cortaba la pata en la que había injertado el tumor, bisecando con precisión el tumor implantado, al animal siempre le volvía a crecer la pata. El brote de la extremidad regenerada reclutaba lo que quedaba del tumor y transformaba las células cancerosas en las células normales del tejido biológico.[322]

Su experimento fue uno de los primeros en identificar el extraño vínculo entre regeneración y cáncer, pero no fue el último.[323]

---

[322] Rose, Sylvan Meryl y H. M. Wallingford. «Transformation of renal tumors of frogs to normal tissues in regenerating limbs of salamanders». *Science,* vol. 107, no. 2784 (1948): 457.

[323] Oviedo, Néstor J. y Wendy S. Beane. «Regeneration: The origin of cancer

Entre los hallazgos más extraños se encuentra el descubrimiento de la trifecta de superpoderes de la rata topo desnuda: este roedor no solo rara vez padece cáncer, sino que parece curarse sin dejar cicatrices,[324] y desafía las leyes biológicas conocidas del envejecimiento.[325] Estos animales pueden vivir hasta treinta años en cautividad (una rata estándar ronda el año). Durante mucho tiempo se supo que las ratas topo desnudas eran casi por completo inmunes a los tumores, pero en 2018 se descubrió que, además, no mueren por edad como otros mamíferos. También se ha demostrado que pueden curarse mejor que otros mamíferos.

Esta extraña historia es uno de los muchos vínculos misteriosos entre la curación de heridas, la regeneración y el cáncer. Desde antes de Jaffe y Borgens sabemos que las diferencias en la señalización bioeléctrica son un componente crítico tanto de la cicatrización de heridas como de la regeneración de extremidades, pero, en lugar de crear más de lo que necesitábamos, ¿qué pasaría si también pudiera crear más de lo que *no necesitamos*? Sin embargo, pasaría mucho tiempo antes de que pudiéramos emprender el estudio adecuado de la complicada relación entre la electricidad y el cáncer. Los primeros científicos que trataron de investigar la electricidad del cáncer se enfrentaron a un arduo camino, gracias al largo desfile de estafadores victorianos que habían envenenado el pozo con sus curas eléctricas del cáncer.

Un indicador luminoso del cáncer

En la época en que Sylvan Rose cortaba las patas de las salamandras, Harold Saxton Burr y sus colegas recibieron la visita de Louis Langman, obstetra del Hospital Bellevue de Manhattan. Langman esperaba que la técnica de detección eléctrica de la ovulación de Burr le ayudara a aumentar sus tasas de éxito en la inseminación artificial,

---

or a possible cure?» *Seminars in Cell & Developmental Biology*, vol. 20, no. 5 (2009): 557-64.

324 Fatima, Iqra, et al. «Skin Aging in Long-Lived Naked Mole-Rats is Accompanied by Increased Expression of Longevity-Associated and Tumor Suppressor Genes». *Journal of Investigative Dermatology*, 9 de Junio de 2022, doi: 10.1016/j.jid.2022.04.028

325 Ruby, J. Graham, et al. «Naked mole-rat mortality rates defy Gompertzian laws by not increasing with age». *eLife* 7:e31157 (2018), doi: 10.7554/eLife.31157

ya que es necesario estar ovulando para que el procedimiento funcione.[326] Burr —que acababa de salir de su escabrosa pelea con el médico católico John Rock sobre las señales eléctricas en la ovulación— estaba encantado de ayudar e instruyó a Langman sobre el uso correcto del dispositivo. Salió bien; las medidas electrométricas mejoraron el ritmo al que Langman podía ayudar a las mujeres a concebir. Pero pronto quedó claro que esa no era la única razón por la que se había puesto en contacto con Burr. Lo que realmente quería saber era si esta técnica también podría ayudarle a identificar cánceres en el aparato reproductor de sus clientas.

Burr se apuntó. En un grupo inicial de 100 mujeres, les colocó un electrodo en el bajo vientre, por encima del pubis, y el otro en el cuello del útero o junto a él.[327] Las mujeres cuyas molestias resultaron ser quistes ováricos u otros problemas médicos no cancerosos casi siempre obtuvieron una lectura positiva. Las mujeres con tumores malignos, sin embargo, mostraban siempre una «marcada negatividad» eléctrica de la región cervical.[328] Langman confirmó su diagnóstico con un examen patológico. Al parecer, los tejidos cancerosos emitían una firma eléctrica inconfundible.

Langman repitió la técnica en unas mil mujeres para comprobar si sus resultados se mantenían. Y así fue: 102 de sus pacientes presentaban las características inversiones de tensión. Cuando Langman las operó, confirmó que 95 de las 102 tenían cáncer.[329] Y lo que es aún más sorprendente, a menudo las masas ni siquiera habían progresado hasta el punto de experimentar los síntomas que hacen que las mujeres se planteen las visitas al médico, por no hablar de obtener un diagnóstico correcto. Tras extirpar estos cánceres, la polaridad eléctrica mostrada en el electrómetro normalmente volvía a un indicador positivo «sano», pero no siempre era así. Cuando seguía siendo negativa, Burr y Langman sospechaban que eso indicaba que, o bien no

---

326 Burr, Harold Saxton. *Blueprint*, 92.
327 Burr, Harold Saxton. *Blueprint*, 54.
328 Langman, Louis y Burr, H. S. «Electrometric Studies in Women with Malignancy of Cervix Uteri». *Science*, vol. 105, no. 2721 (1947): 209-10.
329 Langman, Louis y Burr, H.S. «A technique to aid in the detection of malignancy of the female genital tract», *Journal of the American Journal of Obstetrics and Gynecology*, vol. 57, issue 2 (1949): 274-281.

lo habían extirpado todo, o bien las células habían hecho metástasis. En algún lugar del cuerpo, una masa cancerosa seguía enviando sus nefastas señales.

Lo que les pareció especialmente extraño fue que el electrodo situado en el interior del tracto genital no tuviera que colocarse directamente sobre el tejido maligno, ni siquiera muy cerca de él, para que la anomalía fuera detectable. Era como si se enviara una señal de socorro a distancia a través del tejido sano del cuerpo.

Es difícil evaluar cualquiera de estos experimentos casi ochenta años después de los hechos. Pero, por lo que parece, en la década de 1940 se descubrió una forma potencialmente fiable y no quirúrgica de detectar tumores malignos, y luego cayó en el olvido. Langman y Burr reconocieron que «el método empleado en este estudio es, obviamente, un complemento de otros procedimientos diagnósticos, y en ningún caso debe considerarse un sustituto de los mismos».[330] Sin embargo, al menos era algo, y escribieron de forma bastante lastimera que esperaban que otros perfeccionaran esta técnica incipiente para ayudar a elaborar un diagnóstico precoz. En sus memorias, publicadas veinticinco años más tarde, Burr señalaba con evidente decepción que nadie había hecho un seguimiento de su bibliografía ni había realizado réplicas.

En retrospectiva, es bastante fácil ver por qué. Nadie tenía ni idea de qué podía explicar una diferencia de voltaje en el tejido canceroso. Los descubrimientos de Langman y Burr no se entendían bien y, como la mayoría de los fenómenos bioeléctricos ocurren fuera de la neurociencia, fueron ignorados. Por supuesto, cuatro años más tarde, los estudios de las señales eléctricas en biología dejaron de tener sentido con el anuncio de James Watson y Francis Crick de que habían descubierto la estructura de doble hélice del ADN. La oncología empezó a reorganizarse en torno a los genes. Poco después de que se determinara que el ADN era el único árbitro de la herencia, se dio por hecho que cualquier cosa que dañara el ADN y provocara mutaciones en él también podría causar cáncer. En las décadas de 1970 y 1980 se

---

330 Langman & Burr, «Electrometric», 210.

inició una intensa búsqueda de los genes anómalos.[331] No era un buen momento para ir a contracorriente de la ciencia.

Una historia que suena casi a ciencia ficción

En la década de 1940, mientras Langman y Burr investigaban las técnicas electrométricas de diagnóstico del cáncer, Björn Nordenström fruncía el ceño, intrigado por las sutiles anomalías que seguía encontrando en las radiografías de sus pacientes con cáncer de pulmón y mama. Como radiólogo de diagnóstico del Instituto Karolinska de Estocolmo, había utilizado las imágenes de rayos X para inspeccionar los vasos sanguíneos del interior de los tejidos del cáncer de pulmón. Fue durante estos exámenes cuando empezó a preguntarse por las persistentes y desconcertantes irregularidades que seguían apareciendo en sus imágenes.[332]

Las imágenes de las radiografías parecían llamaradas puntiagudas alrededor de los tumores y las lesiones.[333] Sus colegas las consideraron defectos del método de obtención de imágenes, pero esa explicación no satisfizo a Nordenström. En 1983 ya había elaborado una teoría. Al igual que Burr y Langman, Nordenström había encontrado misteriosas diferencias eléctricas entre el tejido normal y los tumores, y llegó a la conclusión de que eran el resultado de diferencias en la forma en que los iones fluían a su alrededor, y por tanto el origen de las llamaradas que había encontrado, a las que denominó «estructuras corona». Creía que tanto las coronas como el flujo de iones que las causaban formaban parte de un sistema circulatorio eléctrico de todo el cuerpo que existía junto a nuestra vasculatura tradicional, como un torrente sanguíneo adicional. Este sistema transportaba los iones en nuestros «medios y cables conductores» (incluida la sangre)

---

331 Stratton, M. R. (2009). «The cancer genome». *Nature*, vol. 458, artículo 7239 (2009): 719-24, doi: 10.1038/nature07943

332 Nordenström, Björn «Biologically closed electric circuits: Activation of vascular-interstitial closed electric circuits for treatment of inoperable cancers». *Journal of Bioelectricity* 3 (1984): 137-53.

333 Nordenström, Björn. *Biologically Closed Electric Circuits: Clinical, Experimental, and Theoretical Evidence for an Additional Circulatory System*. Stockholm: Nordic Medical Publications, 1983.

como pequeños sistemas meteorológicos en circuitos cohesionados alrededor del cuerpo. Nuestro sistema circulatorio eléctrico no solo era tan complejo como la circulación de la sangre, sino que estaba igualmente implicado en todas las demás actividades fisiológicas del cuerpo. Como era invisible, hasta ahora lo habíamos pasado por alto.

Resulta controvertido que, en lugar de publicar esta hipótesis como una serie de pequeños artículos en revistas de alto nivel, que es la forma en la que suelen difundirse las teorías científicas, Nordenström decidiera saltarse todo eso. En 1983, lo autopublicó todo en forma de libro, un coloso de 358 páginas que tituló *Biologically Closed Electric Circuits: Clinical, Experimental and Theoretical Evidence for an Additional Circulatory System* (Circuitos eléctricos biológicamente cerrados: pruebas clínicas, experimentales y teóricas de un sistema circulatorio adicional).[334]

Sin embargo, algunos investigadores sí lo harían. La introducción del libro incluía no uno, sino tres prólogos —y un prefacio— de cuatro científicos dispuestos a jugarse su reputación en esta inusual idea. «No siento la necesidad de hacer largas consideraciones sobre su mérito científico», arengó el bioquímico Jacques Hauton, de la Universidad de Aix-Marsella, con su característica pedantería francesa. «Su importancia es hoy imposible de apreciar», prosiguió, «y representa nada menos que un punto importante en la evolución de nuestra comprensión de la ciencia biológica».[335] Los demás colaboradores estaban igualmente deslumbrados.

Solo habían pasado siete años desde que se había observado el primer canal iónico que transportaba sodio dentro y fuera de las discotecas celulares. A los ojos de la ciencia, eso es un milisegundo, así que la idea de la bioelectricidad en el cáncer era inconcebible. «La teoría parece errónea», declaró Gregory Curt, subdirector del Instituto Nacional del Cáncer, a *Los Angeles Times* en 1986. «Basándonos en lo que sabemos sobre la biología del cáncer, no hay pruebas de que los cambios en los campos eléctricos tengan ningún efecto sobre un tumor».[336]

---

334 Nordenström, *Biologically closed*.
335 Nordenström, *Biologically closed*, vii
336 Parachini, Allan. «Cancer-Treatment Theory an Enigma to Scientific World», *Los Angeles Times*, 30 de Septiembre de 1986. <https://www.latimes.com/

Sin embargo, Nordenström ya había empezado a tratar a sus pacientes utilizando los principios de sus circuitos eléctricos biológicamente cerrados para (según afirmaba) interrumpir las señales eléctricas que fomentaban el cáncer. Colocaba una aguja con electrodos cargados positivamente en el tumor y otra con carga negativa en el tejido sano, y enviaba diez voltios de corriente continua a través del tejido durante varias horas. Esto se repetía hasta que el tumor empezaba a reducirse.

Nordenström declaró a *Los Angeles Times* que los pacientes con los que experimentaba «habían sido rechazados por cirujanos y otros médicos por tener un cáncer demasiado avanzado para ser tratado».[337] Entre 1978 y 1981, trató veinte de estos casos desesperados. Trece murieron a pesar de sus intervenciones. Sin embargo, Nordenström insistió en que muchos de los tumores se redujeron e incluso desaparecieron. En 1984 se publicó una breve descripción de esos primeros veinte casos en el *Journal of Bioelectricity*.[338] Nordenström insistió en que había estado demasiado ocupado para publicar informes detallados en revistas especializadas y, en un gesto que seguramente no le granjearía muchas amistades, declaró a *Los Angeles Times* que lo que estaba haciendo era demasiado complejo para que muchos de sus colegas pudieran comprenderlo. «La gente dice que es controvertido porque es otra forma de decir que no lo entienden».

Sin duda, se trataba de la trifecta de la pseudociencia. Era una teoría completamente alejada del pensamiento científico actual, junto con la negativa del científico a publicar en los lugares adecuados y su insistencia en administrar el tratamiento antes de que el método hubiera sido validado adecuadamente. Nordenström mostraba todas las características de ser un farsante. Y sin embargo... Los investigadores no se ponían de acuerdo. «No sigue la lógica médica habitual, pero encaja con una serie de hechos científicos recogidos de muchas disciplinas», declaró Morton Glickman a *Los Angeles Times*.[339] Glickman, profesor de radiología de la Facultad de Medicina de Yale, había tardado un año entero en abrirse paso entre las explicaciones de los

---

archives/la-xpm-1986-09-30-vw-10015-story.html>
337 Parachini, «Cancer-Treatment», 1986.
338 Nordenström, «Biologically closed».
339 Parachini, «Cancer-Treatment» 1986.

circuitos eléctricos biológicamente cerrados que provocaban migrañas. Al final, se convirtió en un creyente. «Tengo la sensación de que hay muchas posibilidades de que sea cierto», afirmó.

Mientras la ciencia occidental no quería saber nada del asunto, las menciones de Nordenström a las fuerzas invisibles que se desplazaban por el cuerpo despertaron un interés considerable en la República Popular China. En 1987, fue invitado a Pekín para hacer una demostración de su técnica en el Ministerio de Salud Pública.[340] No hay mucha información sobre esa reunión, pero después el ministerio no perdió el tiempo y organizó una agresiva campaña educativa para que la técnica de Nordenström se enseñara en los hospitales.[341] Entre 1988 y 1993, se convocaron cuarenta y dos cursos para enseñar los métodos de Nordenström, a los que asistieron 1 336 médicos de 969 hospitales. En 1993, habían tratado a casi 5 000 pacientes. En 2012, la técnica había tratado más de 10 000 tumores malignos y benignos.[342]

Los medios de comunicación se mostraron escépticos. El 21 de octubre de 1988, el prestigioso programa de noticias *20/20* emitió un segmento sobre un nuevo y sorprendente enfoque contra el cáncer.[343] «*20/20* ha informado sobre avances médicos emocionantes durante años», comenzó diciendo la presentadora Barbara Walters, antes de describir el proceso de investigación por el que pasa el programa «para asegurarnos de que no damos crédito a los fraudes». Fue un inusual desvío de atención por parte de una presentadora demasiado segura de sí misma. A continuación, presentó «una historia que suena casi a ciencia ficción. Se trata de la teoría de que la electricidad desempeña un papel muy importante en el cuerpo humano. Podría revolucionar

---

340   Nilsson E., et al. «Electrochemical treatment of tumours». *Bioelectrochemistry,* vol. 51, no. 1 (2000): 1–11.

341   Fuente de las estadísticas: «Proceedings of the International Association for Biologically Closed Electric Circuits». *European Journal of Surgery,* Suplemento 574, (1994): 7–23.

342   «Activation of BCEC-channels for Electrochemical Therapy (ECT) of Cancer». *Proceedings of the IABC International Association for Biologically-Closed Electric Circuits (BCEC) in Medicine and Biology.* Stockholm, Septiembre 12–15, 1993 (1994): 25–9. <https://pubmed.ncbi.nlm.nih.gov/7531011/>

343   «Björn Nordenström», *20/20, ABC News,* emitido por primera vez el 21 de Octubre de 1988. <https://www.youtube.com/watch?v=OmqTKh-CP88>

la ciencia médica. Incluso podría proporcionar una nueva forma de tratar el cáncer».

¿Qué conclusión sacamos de todo esto? Como revela el malestar de Walters, en el calor del momento puede muy difícil distinguir a un charlatán de un revolucionario, pero la claridad tiende a establecerse en un par de décadas. No es el caso de Nordenström, sin embargo, ya que desapareció sin dejar huella. Es posible que se trasladara a China para continuar con su trabajo y, según un extraño relato, muriera en 2006.[344] Varios de los investigadores que apostaron sus carreras por sus afirmaciones también han fallecido. La mayoría de la gente le ha olvidado... pero solo la mayoría. Algunos de los investigadores a los que entrevisté han guardado en secreto ejemplares de su libro, que son raros de encontrar. Tuvieron la amabilidad de enviarme fotocopias de algunas secciones porque, al igual que Glickman, creen —de manera extraoficial— que será reivindicado con el tiempo.

Independientemente de lo que pienses de su teoría —si es que puedes entenderla—, había algunos conceptos básicos que no comprendíamos entonces y que desde entonces se han asentado sobre bases sólidas. Uno de ellos es que los canales iónicos están presentes en todas las células. Su actividad determina el voltaje de la membrana de la célula y del tejido y, por tanto, el comportamiento de estas células y tejidos. Incluso el cáncer.

¿Cáncer? Hay un canal iónico para él

Mustafa Djamgoz se estaba tomando su tercera pinta en el bar cuando sintió el impulso irrefrenable de introducir una célula cancerosa en una técnica de fijación en parche de membrana. Nunca había oído hablar de Burr ni de Nordenström. Ni siquiera era investigador oncológico (todavía), sino neurobiólogo en el Imperial College de Londres. Era principios de los años 90 y se había reunido con algunos

---

[344] Moss, Ralph W. «Bjorn E. W. Nordenström, MD». *Townsend Letter, The Examiner of Alternative Medicine* 285 (2007): 156. <link.gale.com/apps/doc/A162234818/AONE?u=anon~51eea7d2&sid=bookmark-AONE&xid=8719a268>.

de sus antiguos colegas una noche después de una conferencia para tomarse un par de copas.

Estaban reflexionando sobre el comportamiento eléctrico del cáncer y ninguno no llegaba a ninguna parte cuando Djamgoz, que se había pasado la vida estudiando los canales iónicos, tuvo su momento eureka. De repente le vino a la cabeza una gran idea: «Dios mío, nadie hasta ahora ha estudiado las señales eléctricas en las células cancerosas». Pidió algunas células a sus amigos y se puso manos a la obra. Djamgoz no lo sabía entonces, pero estaba a punto de embarcarse en los siete años más complicados y frustrantes de su carrera.

Menos mal que no era ajeno a la complejidad y la frustración. Djamgoz creció en Chipre, cuyos residentes griegos y turcos llevan mucho tiempo enzarzados en diversas disputas territoriales. La isla estuvo colonizada por los británicos de 1878 a 1960, de modo que cuando Djamgoz nació, todos los rincones de su barrio estaban adornados con las características cabinas telefónicas y postales rojas británicas. Durante toda su infancia soñó con asistir al Imperial College, y de adolescente aprendió por sí mismo a construir un transmisor de radio desde cero. En el proceso se electrocutaba hasta cincuenta veces al día, y no siempre por accidente, ya que pronto empezó a sentir fascinación por la forma en que la biología humana interpreta la electricidad. Este niño fuera de lo común pronto dejó el sol de Chipre por una beca para estudiar física en un empapado internado de Kent, un trampolín hacia el Imperial. La universidad tenía una sólida reputación en psicofísica visual, la rama de la investigación de la visión que estudia la forma en que los animales transforman estímulos físicos como los fotones en nuestra experiencia sensorial subjetiva del mundo, como el color azul. Djamgoz construyó un laboratorio de electrofisiología para su mentor desde cero, hasta los amplificadores, y a cambio recibió su doctorado.

Se pasó las dos décadas siguientes estudiando la respuesta electrofisiológica de la retina. «La retina es un bello modelo del sistema nervioso central», afirma. «Si la extraemos del ojo y colocamos electrodos, al encender las luces podemos ver la respuesta de todas esas células individuales». Aún recuerda la primera vez que introdujo un electrodo en una célula de la retina y la iluminó con una luz roja. La célula respondió inmediatamente: cayó en un estado de despolarización flácida y su voltaje interno se igualó al de su entorno, dejando que los iones entraran y salieran de la célula a su antojo. A continuación, la iluminó de azul y la célula respondió en la dirección opuesta, hiperpolarizándose, de modo que restableció la gran diferencia eléctrica entre su interior y su exterior. Esto significaba que los movimientos de los iones volvían a estar estrechamente controlados. «Esta célula sabía el color que estaba viendo», se maravilla. «Y tú lo sabías porque podías ver el potencial en el osciloscopio subiendo y bajando».

Djamgoz realizaba estos experimentos a mediados de la década de 1990, en los albores de la investigación científica sobre la plasticidad sináptica adulta, es decir, la idea de que la capacidad del cerebro para cambiar sus conexiones no termina con la infancia, sino que persiste en la edad adulta.[345] De hecho, el trabajo de Djamgoz aportó pruebas de esta idea, y utilizó la retina como modelo para reunir pruebas de que las células retinianas adultas pueden cambiar sus conexiones y adaptarse a diferentes condiciones. Su trabajo le valió una cátedra de neurobiología, donde probablemente habría desarrollado el resto de su carrera de no haber sido por aquella fatídica noche en el pub.

Ahora el cáncer había acaparado toda su atención. Uno de sus compañeros de aquella noche le entregó un lote de células procedentes de tumores de próstata en ratas. De vuelta a su laboratorio, Djamgoz las sometió al mismo examen electrofisiológico que solía usar con la retina y descubrió que estaban repletas de actividad eléctrica, pero no del tipo que estaba acostumbrado a ver en células sanas.

Desde hace tiempo se sabe que, cuando las células sanas se vuelven cancerosas, se desdiferencian: esto significa que dejan atrás sus identidades previas como células óseas, cutáneas o musculares, y vuelven a un estado primordial parecido al de una célula madre. Pero, a diferencia de las células madre, que a menudo se transforman obedientemente en nuevas identidades y van allí donde se las necesita, las células cancerosas se niegan a «crecer». Simplemente van a la deriva, proliferando y consumiéndose alocadamente, sin contribuir nunca a

---

[345] Lois, Carlos y Arturo Alvarez-Buylla. «Long-distance neuronal migration in the adult mammalian brain». *Science* 264 (1994): 1145-8. doi: 10.1126/science.8178174

la sociedad de células sanas que las rodean. Esta desdiferenciación se reflejó perfectamente en la actividad eléctrica que Djamgoz observó en las células cancerosas. Las células cancerosas habían cambiado su identidad eléctrica fuertemente negativa (-70 mV) por la existencia «cero» permanentemente despolarizada de una célula madre. (Esta observación suya no era única, sino que coincidía con décadas de observaciones anteriores).

Pero ese no fue el único artefacto eléctrico que captó su atención. Estaban haciendo algo más, algo mucho más desconcertante. Estas células cancerosas despolarizadas estaban, de alguna manera... haciendo picos. «Eran potenciales de acción estándar», dice Djamgoz, pero ¿qué tenían que ver estas células con los potenciales de acción? Estas células procedían del intestino o de la piel, no de células nerviosas. Y, sin embargo, las células cancerosas agresivas habían adquirido de algún modo la capacidad de emitir potenciales como una neurona durante su transformación a partir de células sanas. Sin embargo, los picos que enviaban no eran los fiables y decisivos de la señalización nerviosa, sino mucho más caóticos, ondulantes y parpadeantes, y mostraban un patrón incoherente que Djamgoz solo había visto en episodios epilépticos. ¿Qué hacían estos extraños potenciales de acción en las células cancerosas?

Djamgoz sin duda sabía que debían ser obra de un canal de sodio lleno de voltaje, la misma familia de canales de sodio que permite a los nervios enviar potenciales de acción. Nadie había investigado nunca si los cambios en el comportamiento de estos canales iónicos podían estar relacionados con la transformación de una célula en cancerosa. ¿Podrían ser estos canales aberrantes la causa de la agresividad de los tumores y de su metástasis? Esta fue la pregunta que Djamgoz planteó en su primer artículo. Él y sus colegas lo enviaron a *Nature*, la principal revista científica del Reino Unido. Fue rechazado de inmediato por los editores, que tacharon las observaciones de epifenómenos. Sin embargo, Djamgoz y sus coautores consiguieron presentar su trabajo en una oscura conferencia sobre el tracto urinario y su trabajo se publicó en una revista menor pero respetable.[346] En 1993, Mustafa Djamgoz había terminado con la neurobiología. La retina estaba pasada de moda. Djamgoz solo tenía ojos para el cáncer.

Dedicó los siete años siguientes a lo que Djamgoz denominaba una ofensiva amistosa: publicar un aluvión de avances graduales, escalar posiciones en revistas menores hasta llegar a revistas medianas y hablar de electrofisiología, bioelectricidad y fisiología básica a todo el que quisiera escucharle. Había una lista cada vez mayor de enfermedades que podían explicarse por las mutaciones patológicas de los distintos canales iónicos, como la fibrosis quística, la epilepsia, las arritmias cardíacas e incluso las enfermedades gastrointestinales. «La electricidad es lo que te ayuda a levantarte y moverte», recuerda haber gritado a sus colegas oncólogos. Pues bien, ¡también ayuda a las células cancerosas a levantarse y moverse! Siguió arengando a sus colegas mientras trabajaba en la construcción de una base sólida para comprender el papel preciso que desempeñaban estos canales en la metástasis.

El consenso general sobre el cáncer es que es el resultado de una expresión anormal de los genes o, al menos, el cambio inicial de una célula sana a cancerosa suele atribuirse a defectos y mutaciones genéticas. Sin embargo, no es eso lo que acaba matando. Está ampliamente aceptado que la mayoría de las muertes por cáncer se producen cuando las células invaden el resto del cuerpo.[347] Esta incursión se ve facilitada por un repertorio de comportamientos celulares básicos en los que se sabe que los canales iónicos son cruciales: se mueven, se multiplican, se adhieren, y mucho más. No siempre es posible observar los genes del tumor de próstata de una persona y concluir a partir del ADN si ese tumor se quedará ahí sin molestar a nadie o si empezará a vagar por el cuerpo. Por el contrario, Djamgoz y su equipo empezaban a preguntarse si los potenciales de acción nos darían alguna pista.

---

346 Grimes, J. A., et al. «Differential expression of voltage-activated Na + currents in two prostatic tumour cell lines: contribution to invasiveness in vitro». *FEBS Letters* 369 (1995): 290-4. <https://febs.onlinelibrary.wiley.com/doi/epdf/10.1016/0014-5793%2895%2900772-2>

347 Ha sido demostrado en varios artículos, incluido Pullar, Christine E. (ed.). *The Physiology of Bioelectricity in Development, Tissue Regeneration and Cancer*. Boca Raton: CRC Press, (2011): 271.

¿Podrían estar correlacionados con la agresividad del cáncer? De ser así, sería una herramienta de diagnóstico muy valiosa.

Con el cambio de siglo, la gente dejó de descartar estas ideas. Otros investigadores ya habían establecido la conexión entre los canales iónicos y el cáncer, en particular la patóloga italiana Annarosa Arcangeli, que llevaba décadas siendo la pionera en la investigación de la relación entre la electricidad del cáncer con genes específicos.[348] En la universidad de Florencia, estableció la relevancia cancerígena de un gen llamado hErG, cuyo nombre puede resultar familiar a muchos biólogos en un contexto eléctrico: el canal iónico que codifica desempeña un papel bien conocido en la coordinación de los latidos del corazón mediante el control de su corriente de potasio.[349] Arcangeli y Djamgoz eran científicos cuidadosos y con talento y, a medida que más investigadores empezaban a unirse a su investigación, se acumularon pruebas abrumadoras de que los canales iónicos eran actores clave en la progresión del cáncer.[350] De repente, no se trataba solo de un hallazgo académico interesante o incluso de un nuevo diagnóstico: allí había una vía prometedora para nuevos tratamientos.

Los fármacos para los canales iónicos eran ahora una vía plausible para el tratamiento del cáncer. Alrededor del 20 % de los fármacos comercializados se dirigen de algún modo a los canales iónicos, ya sea bloqueándolos o abriéndolos.[351] Si los canales iónicos resultan ser tan importantes para la proliferación del cáncer, ¿podríamos detenerlo bloqueando el canal adecuado? ¿Podría alguno de los fármacos existentes para los canales iónicos ser la clave para detener estos cánceres agresivos?

---

348 Arcangeli, Annarosa y Andrea Becchetti. «New Trends in Cancer Therapy: Targeting Ion Channels and Transporters». *Pharmaceuticals*, vol. 3, no. 4 (2010): 1202-24.

349 Bianchi, Laura, et al. "hERG Encodes a K+ Current Highly Conserved in Tumors of Different Histogenesis: A Selective Advantage for Cancer Cells?» *Cancer Research*, vol. 58, no. 4 (1998): 815-22.

350 Kunzelmann, 2005; Fiske, et al, 2006; Stuhmer, et al, 2006; Prevarskaya, et al, 2010; Becchetti, 2011; Brackenbury, 2012, reunidos Yang Ming y William Brackenbury. «Membrane potential and cancer progression». *Frontiers in Physiology*, vol. 4, artículo 185 (2013), doi: https://doi.org/10.3389/fphys.2013.00185

351 Santos, Rita, et al. «A comprehensive map of molecular drug targets». *Nature Reviews Drug Discovery*, vol. 16, no. 1 (2017): 19-34.

Solo había un problema: la propiedad que Djamgoz identificó como la que hace que el cáncer sea más agresivo estaba controlada por los mismos canales de sodio activados por voltaje encargados del potencial de acción. No se podían bloquear. Podría detener la metástasis del cáncer de una persona, pero también lo haría su sistema nervioso; malas noticias para el corazón y el cerebro.

Este es uno de los problemas más difíciles y angustiosos del tratamiento del cáncer: encontrar una diana única que exista exclusivamente en una célula cancerosa, pero que no interfiera en una célula normal y sana. «En el campo del cáncer hay una larga historia de personas que han identificado alguna propiedad de las células cancerosas», me dijo Mel Greaves. «Sin embargo, en cuanto se profundiza, a menudo se descubre que esas propiedades no son específicas del cáncer, sino que las células cancerosas se aprovechan de una propiedad perfectamente normal». Greaves, del Instituto de Investigación Oncológica de Londres, pertenece a la realeza de la investigación sobre el cáncer: en 2018 fue nombrado caballero por sus investigaciones sobre los factores desencadenantes de la leucemia infantil.[352] Es el tipo al que llaman los periodistas cuando quieren saber si algo es legítimo en la oncología.

Djamgoz investigó más a fondo y descubrió que las células culpables utilizaban un tipo especial de canal iónico que normalmente solo existe en las células de los fetos en desarrollo. Allí, sobrealimentaban la multiplicación celular y los demás procesos necesarios para formar a una velocidad sorprendente y de la nada un ser humano. Sin embargo, cuando nace un bebé, esta versión turbo debería haber desaparecido para sustituirse por la versión «adulta» normal del canal, la que solo realiza actividades específicas como el envío de potenciales de acción.

Las células de cáncer de próstata de Djamgoz estaban repletas de estos canales iónicos previos al nacimiento, que él denominó «variante de empalme embrionaria». Algo los había despertado de nuevo cuando el tejido antes sano se había vuelto canceroso.

---

[352] McKie, Robin. «For 30 years I've been obsessed by why children get leukaemia. Now we have an answer», *The Guardian*, 30 de Diciembre de 2018 <https://www.theguardian.com/science/2018/dec/30/children-leukaemia-mel-greaves-microbes-protection-against-disease>

Ahora que Djamgoz sabía en qué se diferenciaba la agresiva variante del canal de sodio normal, tenía un objetivo cuya eliminación no perjudicaría el funcionamiento normal del organismo. A lo largo de los años siguientes, buscó la misma variante en otros cánceres metastásicos, examinando biopsias de pacientes humanos con cáncer, y encontró de forma fiable sus variantes (o sus equivalentes) en tumores malignos de colon, piel, ovarios y próstata.[353] Esta vez, no le costó mucho trabajo conseguir una subvención del Cancer Research UK para trabajar en un anticuerpo que inhibiera específicamente estas variantes.

Mustafa Djamgoz y Annarosa Arcangeli ya no luchan por conseguir que la gente acepte sus ideas. Más de dos décadas después de que el canal iónico de Djamgoz fuera descartado como una coincidencia, el campo que explora los canales iónicos y el cáncer se ha disparado.[354] Investigadores de todo el mundo[355] están ocupados buscando tesoros ocultos en ese gran catálogo de fármacos existentes.[356] Es más, los canales de sodio y potasio ya no son los únicos factores a tener en cuenta, ya que también se están valorando el cloruro y el calcio. La imagen que está surgiendo es la de muchos tipos diferentes de canales trabajando todos juntos en una complicada sincronía, como una orquesta, como dijo Djamgoz en una entrevista en 2018. El canal de sodio «podría ser el violinista principal, pero, para poder crear la sinfonía completa, debemos entender también a los demás intérpretes».[357] Por ejemplo, el canal hErG de Arcangeli es ahora objeto de

---

353 Djamgoz, Mustafa, S. P. Fraser y W. J. Brackenbury. (2019). «In Vivo Evidence for Voltage-Gated Sodium Channel Expression in Carcinomas and Potentiation of Metastasis». *Cancers*, vol. 11, no. 11 (2019):1675.

354 Leanza, Luigi, Antonella Managò, Mario Zoratti, Erich Gulbins y Ildiko Szabo. «Pharmacological targeting of ion channels for cancer therapy: In vivo evidences». *Biochimica et Biophysica Acta (BBA) –Molecular Cell Research*, vol. 1863, no. 6, Part B (2016): 138597.

355 En 2019, un ensayo preclínico multicéntrico chino probó un anticuerpo que era eficaz contra la variante de Djamgoz en ratones. Afirmaron que este era capaz de suprimir la metástasis. Gao, R., et al. «Nav1.5-E3 antibody inhibits cancer progression» *Translational Cancer Research*, vol. 8, no. 1 (2019): 44-50.

356 Lang, F. y C. Stournaras. «Ion channels in cancer: future perspectives and clinical potential». *Philosophical Transactions of the Royal Society of London. Series B, Biological sciences*, vol. 369, article 1638 (2014), 20130108.

357 «An interview with Professor Mustafa Djamgoz», *External Speaker Series presentation, Metrion BioSciences*, Cambridge, 2018.

gran interés entre las empresas farmacéuticas. En una mesa redonda de editores de *Bioelectricity* en 2019, predijo que las terapias novedosas dirigidas a los canales iónicos podrían convertirse en un futuro tratamiento contra el cáncer.[358]

Djamgoz tiene ahora su propia empresa, y estaban empezando a preparar un ensayo clínico en humanos cuando —como ocurre con tanta ciencia— la pandemia lo congeló todo. Sin embargo, Esto o el hecho de que no sea oncólogo clínico no han impedido que muchas personas desesperadas le llamen a cualquier hora del día. Las personas diagnosticadas de cáncer necesitan nuevas opciones con urgencia.

Un nuevo aliado en la lucha contra el cáncer

La eficacia de los tratamientos más habituales depende de que el cáncer se detecte de forma temprana, cuando aún es un tumor localizado en un solo lugar. Una vez que el cáncer ha extendido sus zarcillos por otras partes del cuerpo, las tasas de supervivencia empiezan a descender. Mel Greaves esbozó una teoría que explica el motivo de esto en la revista *BMC Biology* en 2018: si destruyes con éxito un tumor con radiación o quimioterapia, en teoría, has ganado. Si no queda ninguna célula, por el momento, estás libre de cáncer. Sin embargo, si una sola célula sobrevive, entonces, por definición, ahora es inmune a cualquier cosa que hayas lanzado contra el tumor antes. Esa célula es la madre del futuro tumor y, a medida que prolifere, toda su progenie estará dotada de esa misma resistencia. (La misma lógica rige la resistencia a los fármacos).[359] Y hay pruebas de que este nuevo lote de células no solo será más tenaz, sino más agresivo que el tumor original. «Estamos luchando contra la selección natural, una de las leyes fundamentales del universo», declaró *a New Scientist* Charles Swanton, oncólogo del Instituto Francis Crick de Londres.[360]

---

358 «The Bioelectricity Revolution: A Discussion Among the Founding Associate Editors». *Bioelectricity*, vol. 1, no. 1 (2019): 8–15.

359 Greaves, Mel. «Nothing in cancer makes sense except...». *BMC Biology*, vol. 16, no. 22 (2018).

360 Wilson, Clare. «The secret to killing cancer may lie in its deadly power to evolve», *New Scientist*, 4 de Marzo de 2020. <https://www.newscientist.com/article/mg24532720-800-the-secret-to-killing-cancer-may-lie-in-its-deadly-power-to-

Para empezar a elaborar el nuevo plan de batalla, Mel Greaves creó en 2013 el Centro para el Estudio de la Evolución en el Cáncer. Dio una charla en el Science Media Centre de Londres, donde propuso una nueva idea para abordar el problema de la resistencia: en el caso de algunos cánceres avanzados —sobre todo, en pacientes de edad avanzada—, en lugar de perseguir hasta la última célula cancerosa con el objetivo de curarla, quizá deberíamos abordarla más como una enfermedad crónica. «La mayoría de los cánceres atacan a las personas cuando han superado los sesenta años», me explicó, relatando la charla que dio allí. «Si tratamos el cáncer como una enfermedad crónica y evitamos que se vuelva agresivo, podremos tener diez o veinte años más de vida». Esto supondría una gran mejora con respecto a los meses que algunos tratamientos añaden a la vida de las personas en busca de la curación de su cáncer en fase avanzada (por no mencionar el gasto millonario y los medicamentos tóxicos que con frecuencia destruyen la calidad de vida más que el propio cáncer). Sin embargo, no todo el mundo estaba convencido. «Recibí muchas quejas por ello», recuerda en nuestra conversación. Un redactor de *The Times* le dijo que era la peor idea que había oído nunca. Las respuestas publicadas tampoco fueron amables. «Dejemos de intentar curar el cáncer, dice un profesor», se mofaba el *Daily Telegraph*.

Por el contrario, el tiempo ha estado del lado de Greaves. Hoy en día, muchos científicos están de acuerdo: es mejor intentar pillarlo a tiempo pero, si no puedes, «el control es un objetivo mucho más realista».

La genómica ha revolucionado los tratamientos oncológicos y ha mejorado enormemente nuestra comprensión del cáncer. Ha dado lugar a nuevas y potentes herramientas diagnósticas y terapéuticas que han resultado increíblemente eficaces en algunos casos, incluido un tratamiento de la leucemia en adultos que ha cambiado las reglas del juego.

Pero hay un abismo entre estos éxitos y la afirmación de que el cáncer es una enfermedad del genoma. «El cáncer no es una enfermedad puramente genómica, igual que la evolución no se limita a los genes»,

evolve/>

afirma Greaves. «Una célula puede cambiar muchos de sus atributos sobre la marcha, en respuesta a su entorno, de una forma que sus genomas no pueden explicar completamente. Así que decir que todo es genoma es un error», me dijo Greaves.

Así que la pregunta es: si el electroma afecta al cáncer, ¿qué podemos hacer con esa información?

Detección del sistema eléctrico

En las décadas transcurridas desde que Harold Saxton Burr y Louis Langman sugirieron por primera vez utilizar las propiedades eléctricas del cáncer para detectarlo, muchas investigaciones han descubierto que se pueden utilizar las propiedades bioeléctricas para distinguir las células cancerosas de las sanas, debido a la forma en que interrumpen el flujo de corrientes eléctricas a través del cuerpo. Este era un concepto desconocido en la época en que Burr y Langman realizaban su trabajo, pero ahora se conoce ampliamente como bioimpedancia.[361] Es posible que reconozcas la palabra por esas elegantes básculas que hay en los gimnasios y spas que miden la composición corporal (aunque la mayoría de las personas que las utilizan están interesadas principalmente en la proporción precisa de grasa corporal y músculo que revelan). Se basan en el principio de que la corriente no puede atravesar las células grasas (la grasa tiene una mayor «impedancia»), pero sí el tejido magro, como los músculos. El cáncer también tiene su propia firma bioeléctrica.

Al extirpar un tumor canceroso de cualquier zona del cuerpo, el objetivo del cirujano en el quirófano es no dejar nada atrás. Pero está cortando a ciegas, incapaz de ver la diferencia entre el tejido canceroso y el sano. Aunque las técnicas de imagen y otras tecnologías permiten localizar la masa y trazar un mapa de la misma, cuando se trata de extirpar el tumor de la carne, hay que hacer conjeturas. Para aumentar las probabilidades de que toda la masa se extirpe limpiamente, el

---

[361] Hope, Tyna y Siân Iles. «Technology review: The use of electrical impedance scanning in the detection of breast cáncer». *Breast Cancer Research*, vol. 6, no. 69 (2004): 69–74.

cirujano trata de extirpar no solo el tumor, sino también una generosa capa de tejido normal a su alrededor, a menudo de varios centímetros.

Tras la operación, ese trozo de carne se envía a un patólogo. El patólogo lo examina —en concreto, el borde de carne sana que rodea al tumor, lo que se conoce como margen quirúrgico— para asegurarse de que ese margen está libre de células cancerosas. El problema es que los resultados pueden tardar varios días en llegar y, si el análisis revela un margen positivo (la presencia de células cancerosas en la corteza), significará que el paciente necesita una segunda o tercera intervención quirúrgica y más tratamientos para aumentarlas.[362]

Varias tecnologías nuevas, en distintas fases de ensayo clínico, pretenden ayudar a los cirujanos a detectar el tumor completo a la primera. Una candidata prometedora, ClearEdge, desarrollada por una empresa emergente de San Francisco, utiliza la bioimpedancia para detectar los márgenes del cáncer de mama. La tecnología se integró en un dispositivo denominado «sonda de márgenes». El cirujano la utiliza mientras la paciente está anestesiada, después de la operación, para medir las propiedades bioeléctricas de la zona que rodea al tumor recién extirpado. Un mapa de bioimpedancia en forma de «semáforo» ayuda al cirujano a ver dónde ha pasado por alto un punto: rojo para cáncer, amarillo para zona incierta, verde para zona sana. Se evaluó clínicamente en varios hospitales del Reino Unido. En 2016, varios cirujanos de la Facultad de Medicina de la Universidad de Edimburgo y del Hospital General del Oeste, en Edimburgo, utilizaron con éxito el dispositivo para identificar el cáncer en zonas próximas a la extirpación e informaron de que puede reducir la necesidad de repetir las intervenciones quirúrgicas.[363]

¿Dónde está ClearEdge? ¿Y por qué no se ha oído hablar de él? Mike Dixon, uno de los cirujanos que probaron el dispositivo, me dijo que, aunque la tecnología era fácil de usar y sus resultados eran

---

362 Wilke, Lee, et al. «Repeat surgery after breast conservation for the treatment of stage 0 to II breast carcinoma: a report from the National Cancer Data Base, 2004-2010». *JAMA Surgery*, vol. 149, no. 12 (2014): 1296-305.

363 Dixon, J. Michael, et al. «Intra-operative assessment of excised breast tumour margins using ClearEdge imaging device». *European Journal of Surgical Oncology* 42 (2016): 1834-40. doi:10.1016/j.ejso.2016.07.141

bastante buenos, nunca se realizaron estudios de seguimiento. «La empresa dependía de la financiación de empresas de riesgo», me dijo. «La tecnología parece estupenda», afirma, pero también lo han sido muchas otras sondas de márgenes en las que ha participado su equipo. Algunas resultaron ser demasiado elaboradas, otras no lo bastante precisas y otras simplemente desaparecieron.

Dany Spencer Adams está trabajando en una versión asequible y precisa que, según ella, cualquiera puede utilizar, basada en el mismo tipo de tinte bioeléctrico que le ayudó a visualizar la cara fantasmal de la rana. El tinte detecta la peculiar electricidad de las células cancerosas de un modo distinto: las ilumina en función del voltaje de su membrana, de modo que las células cancerosas parecen tener un color distinto al de las sanas. Pero no lo hacen en un paciente vivo y abierto, sino con la masa que ya han extirpado y un papel secante muy elegante. Tras extirpar el tumor, el cirujano presiona este papel especial contra el margen de la masa para transferir las células, introduce el papel en el tinte, lo fotografía y carga los resultados en un programa informático. En diez minutos, tiene un mapa de calor de todo el margen quirúrgico: un paisaje pintado con números que le indica dónde se ha saltado un punto. Si es así, pueden volver a intervenir mientras el paciente sigue en la camilla.

Ésa es la idea. Tras probarlo en muchas células en placas de Petri y ver cómo el tinte de voltaje hacía que las células cancerosas se iluminaran de forma espectacular, se ha empezado a probar en tejido vivo con resultados prometedores. Sin embargo, aún no está disponible. Los ensayos clínicos siempre son caros y, a veces, los objetivos de los inversores pueden ir en contra de los nuevos dispositivos, ya que cobrar por la puesta en marcha parece más importante que dejar que llegue a las manos de un cirujano. Por tanto, aún queda mucho para que esta nueva ola de diagnósticos bioeléctricos llegue al quirófano, donde podría mejorar la cirugía del cáncer y reducir las reapariciones, por no hablar del traumatismo y el riesgo de infección que conlleva hacer más intervenciones quirúrgicas.

Hay que recordar que los defectos genéticos pueden haber causado el cáncer inicial, pero el que crezca o se vaya de paseo depende de la bioelectricidad del cuerpo. No todos los tumores son agresivos:

algunos son lentos y pueden desaparecer por sí solos. En un estudio aún no publicado, Djamgoz y sus colegas han reunido más pruebas de que el canal de sodio podría ser en sí mismo un marcador de diagnóstico de los niveles de agresividad de un cáncer.[364] Cuando los canales azuzan las corrientes iónicas, las tasas de supervivencia disminuyen, explicó en un simposio sobre modulación de canales iónicos en 2019. Esto podría ayudar a las personas a tomar decisiones difíciles de tratamiento, por ejemplo, al evaluar la necesidad de posibles cirugías radicales que alteran la vida y otros tratamientos. «Nunca hemos visto metástasis donde el canal no estuviera presente», me dijo. Los descubrimientos de Djamgoz sobre el canal de sodio también podrían abrir nuevas opciones inesperadas para tratar el cáncer que encontramos.

Un corte en las comunicaciones

Para prevenir los ataques, algunos epilépticos toman fármacos que cierran los canales de sodio que desencadenan potenciales de acción anormales en los nervios. Esto calma los potenciales de acción cerebrales eléctricamente hiperactivos, para que sean menos propensos a producirse en cascada. Estos fármacos no solo tratan los síntomas de la epilepsia, sino que tienen una amplia gama de usos, desde arritmias cardiacas hasta algunos tipos de antidepresivos.[365]

Hace poco más de una década, las anécdotas en las clínicas y los informes ocasionales a la FDA empezaron a insinuar que las personas que tomaban estos fármacos bloqueantes de los canales de sodio parecían tener un menor riesgo de contraer algunos tipos de cáncer, y tenían más probabilidades de sobrevivir si lo contraían.[366] Según las

---

364 Djamgoz, Mustafa. «In vivo evidence for expression of voltage-gated sodium channels in cancer and potentiation of metástasis», *Sophion Bioscience YouTube*, 18 de Julio de 2019 (a partir del minuto 16) <https://www.youtube.com/watch?v=bkKewfmCW6A>.

365 Dokken, Kaylinn y Patrick Fairley. «Sodium Channel Blocker Toxicity» [30 de Baril de 2022]. En *StatPearls* [Internet]. Treasure Island, FL: StatPearls Publishing, 2022. <https://www.ncbi.nlm.nih.gov/books/NBK534844/>

366 Reddy, Jay P., et al. «Antiepileptic drug use improves overall survival in breast cancer patients with brain metastases in the setting of whole brain radiotherapy». *Radiotherapy and Oncology*, vol. 117, no. 2 (2015): 308–14.

revisiones de seguimiento, estos tipos de fármacos para la epilepsia parecían estar asociados con una menor incidencia de cáncer colorrectal, cáncer de pulmón, cáncer gástrico y cánceres de la sangre.[367] (Para ser claros: se trata de indicios tempranos, no de evidencias claras. Nada de esto contiene datos suficientes para que nadie empiece a tomar fármacos antiepilépticos si no son necesarios).

Sin embargo, la historia preliminar de estos fármacos bloqueadores de los canales de sodio encaja perfectamente en la teoría de Djamgoz. Además de esto, la investigación de Djamgoz sugiere un mecanismo para resolver el misterio de cómo los bloqueadores de los canales de sodio pueden mantener a raya el cáncer. Los potenciales de acción erráticos enviados por su variante crean una vía para que las células tumorales establezcan contacto entre sí y con las células de las inmediaciones. «Se comunican entre sí», así que bloquearlos bloquearía esta comunicación.

Estos ensayos se encuentran en su fase inicial, pero, si dan resultado, las noticias serían muy buenas: el proceso de aprobación de estos fármacos para tratar el cáncer podría ser muy breve. Djamgoz, Huang y Arcangeli son algunos de los muchos investigadores que están reutilizando la gran cantidad de fármacos de canales iónicos existentes para impedir que las células cancerosas se comuniquen con su entorno y actúen sobre él. Una de las grandes ventajas de la reconversión de los canales iónicos existentes es que no hay que empezar desde cero con el desarrollo de fármacos —que podría llevar décadas—, lo que puede acelerar drásticamente su aplicación clínica.

Si esos fármacos son capaces de eliminar la capacidad de metástasis de un cáncer, Djamgoz cree que podríamos convertir la enfermedad en un trastorno crónico y manejable, en línea con la postura de Greaves de que el cáncer debe tratarse como una enfermedad crónica. «Vivir con cáncer podría llegar a ser como vivir crónicamente con la diabetes y el virus del SIDA», dijo Djamgoz en su entrevista de 2018.

---

367 Takada, Mitsutaka, et al. «Inverse Association between Sodium Channel-Blocking Antiepileptic Drug Use and Cancer: Data Mining of Spontaneous Reporting and Claims Databases». *International Journal of Medical Sciences*, vol. 13, no. 1 (2016): 48–59. doi:10.7150/ijms.13834

«Vivir con el cáncer significa suprimir la metástasis, ya que esta es la principal causa de muerte en los pacientes con cáncer».[368]

Incluso, los fármacos para los canales iónicos podrían hacer aún más que eso. Algunos estudios muy preliminares han planteado la posibilidad de que, al igual que los animales regeneradores de Sylvan Rose fueron capaces de pulsar el botón de deshacer un tumor en crecimiento, jugar con los parámetros bioeléctricos correctos podría ayudarnos a hacer lo mismo.

La sociedad de las células

En los últimos años ha surgido un consenso general inequívoco de que la solución al problema del cáncer reside probablemente en nuevas teorías sobre el cáncer. En 1999, Ana Soto y Carlos Sonnenschein de la Facultad de Medicina de la Universidad de Tufts sugirió exactamente ese novedoso paradigma: ¿y si empezáramos a considerar el cáncer no como una descomposición de células individuales, sino como una descomposición de la sociedad celular? Cuando las células individuales se juntan, forman tejido, y ese tejido es una especie de sociedad. La proliferación es el estado por defecto de las células. Por tanto, el cáncer no se desencadena por el mal funcionamiento de una célula rebelde, sino por la incapacidad del entorno local para mantener bajo control los «instintos naturales» de la célula.

Desde este punto de vista, el cáncer se convierte en un trastorno de la organización del cuerpo humano, más que en un defecto de las células individuales. Era una metáfora seductora, sobre todo porque cuadraba muy bien con la forma en que las células cancerosas dejan de contribuir al cuerpo y deciden vivir en sus propios términos radicales e individualistas. Tampoco era una suposición tan radical como parecía al principio.

Una serie de trabajos más recientes ha comenzado a examinar más de cerca la importancia de los factores no genéticos en la propagación del cáncer: aspectos como las fuerzas de tensión y la biomecánica

---

368 «An interview with Professor Mustafa Djamgoz», *External Speaker Series presentation, Metrion BioSciences,* Cambridge 2018.

en el microentorno, y su contribución a la capacidad de un tumor para expandirse e invadir su entorno. En 2013, investigadores del Memorial Sloan Kettering Cancer Center de Nueva York escribieron que «muchos estudios han demostrado que el microentorno es capaz de normalizar las células tumorales», que la reeducación de las células que rodean al tumor, en lugar de intentar deshacerse de ellas, «puede ser una estrategia eficaz para tratar el cáncer».[369] En otras palabras, las células sanas que rodean al tumor son tan importantes como el tumor a la hora de determinar si la cosa puede propagarse. No se trata solo de las células en sí, sino de algo en su entorno (la sociedad) que está fallando en la tarea de regular su comportamiento.

En concreto, recientemente se ha empezado a demostrar la importancia de las señales bioeléctricas que utilizan las células para procesar la información. Los mismos tipos de campos eléctricos débiles que convencieron a las células sanas para arrastrarse por una placa de Petri también han convencido a las células de tumores cerebrales, de próstata y de pulmón para hacer lo mismo.[370] Estos campos, por supuesto, también existen dentro del cuerpo: son la consecuencia de las corrientes que se arremolinan alrededor del citoplasma y el voltaje de la membrana de todas nuestras células.

En resumen, las interacciones entre las células cancerosas y los campos bioeléctricos circundantes, antes ignoradas, están empezando a ser reconocidas como un aspecto crucial de cómo las células toman decisiones basadas en el estado de sus vecinas. En este marco, el cáncer puede considerarse como un fallo de comunicación, un fallo en el campo de información que coordina la capacidad de las células individuales para formar parte de un sistema vivo normal.

En ese caso, ¿es posible restablecer los protocolos de comunicación? Se trata de una forma de pensar poco convencional en lo que respecta al cáncer y, sin embargo, cada vez cuenta con más adeptos.[371]

---

369 Quail, Daniela F. y Johanna A. Joyce. «Microenvironmental regulation of tumor progression and metástasis». *Nature Medicine*, vol. 19, no. 11 (2013): 1423-37.
370 Zhu, Kan, et al. «Electric Fields at Breast Cancer and Cancer Cell Collective Galvanotaxis». *Scientific Reports*, vol. 10, no. 1 (2020), artículo 8712.
371 Wapner, Jessica. «A New Theory on Cancer: What We Know About How It Starts Could All Be Wrong», *Newsweek*, 17 de Julio de 2017 <https://www.newsweek.com/2017/07/28/cancer-evolution-cells-637632.html>; see also Davies, Paul. 'A new

Pero, a medida que vamos conociendo mejor las diversas funciones que desempeñan las señales bioeléctricas en el cáncer, van surgiendo nuevas posibilidades. El nuevo conjunto de herramientas que permite centrarse en la bioelectricidad del cáncer podría conducir a un diagnóstico más precoz, a su transformación en una enfermedad crónica e incluso a una forma de convencer a las células cancerosas de que pulsen el botón de «parar». Como ya he explicado, el voltaje de membrana de la célula está estrechamente relacionado con (y puede determinar) su identidad, desde las células madre hasta la grasa o el hueso.[372] La manipulación de este voltaje puede provocar muchos cambios notables en un organismo, como ese ojo que había crecido en el trasero de una rana. Pues bien, resulta que el mismo factor que podría esculpir un ojo en el trasero de una rana también podría frenar la voluntad de una célula de volverse cancerosa.

Si el control «social» del cuerpo sobre las células está mediado por la señal del voltaje de la membrana, una buena forma de poner a prueba esta audaz teoría sería comprobar si, simplemente cambiando el voltaje eléctrico de una célula, podemos provocar que una célula sana se vuelva cancerosa, o convencer a una célula cancerosa de que vuelva a su estado sano.

Esos fueron precisamente los experimentos que llevaron a cabo los investigadores del laboratorio de Michael Levin en la Universidad de Tufts en 2012. Si la señalización bioeléctrica era una parte importante de la forma en que las células se comunicaban para trabajar en el patrón y la coherencia, y el cáncer representaba una ruptura en este contrato multicelular, entonces interferir en la capacidad de las células para enviar señales bioeléctricas debería conducir al cáncer. Después de que Maria Lobikin, estudiante de doctorado de Levin, despolarizara células normales, estas empezaron a actuar de forma maligna.[373] Era

---

theory of cancer', The Monthly, November 2018 <https://www.themonthly.com.au/issue/2018/november/1540990800/paul-davies/new-theorycancer#mtr>

[372] Silver, Brian, y Celeste Nelson. «The Bioelectric Code: Reprogramming Cancer and Aging From the Interface of Mechanical and Chemical Microenvironments». *Frontiers in Cell and Developmental Biology*, vol. 6, no. 21 (2018).

[373] Lobikin, Maria, Brook Chernet, Daniel Lobo, y Michael Levin. «Resting potential, oncogene-induced tumorigenesis, and metastasis: the bioelectric basis of cancer in vivo». *Physical Biology*, vol. 9, no. 6 (2012), loc. 065002. doi:

la prueba de que la bioelectricidad es el pegamento informativo que mantiene unidas las grandes estructuras multicelulares. El voltaje de membrana era «un iniciador epigenético del comportamiento metastásico generalizado en ausencia de un tumor centralizado», escribieron ella y sus coautores.

Al año siguiente, otro miembro del equipo de Levin, Brook Chernet, fue un paso más allá: ¿se podía utilizar el voltaje de membrana por sí solo para predecir si las células se volverían cancerosas? Utilizando el mismo colorante fluorescente de voltaje que Dany Spencer Adams había utilizado para observar el desarrollo eléctrico de la cara de las ranas, pudieron observar un potencial de membrana despolarizado en los tumores. Al igual que Adams había sido capaz de predecir los rasgos faciales, el cambio de la señal eléctrica por sí solo podía predecir qué células podrían volverse cancerosas.[374] Este experimento, escribieron, no solo implicaba la señalización bioeléctrica en la formación de tumores, sino que sugería nuevos enfoques para las terapias anticancerígenas. Esto se debe a que cuando repolarizaron (y reforzaron) la membrana cancerosa de bajo voltaje, las células permanecieron conectadas a la sociedad e ignoraron los esfuerzos de sus propios genes mutados por convertirlas en cancerosas. En otras palabras, Chernet y Levin redujeron el número de tumores simplemente repolarizando las células cancerosas despolarizadas.[375] Otra victoria para el código bioeléctrico.

En 2016, Chernet no solo pudo impedir la formación de nuevos tumores, sino que fue capaz de «reprogramar» los ya existentes y convertirlos en tejido normal en renacuajos. Sus tumores estaban avanzados: ya se habían extendido y habían formado su propio riego sanguíneo. Sin embargo, cuando Chernet utilizó canales activados por luz (una técnica conocida como optogenética) para modular el potencial de reposo de las células, estas dejaron de actuar como un cáncer. «Si enciendes la luz, el tumor desaparece», declaró a Reuters Adams,

---

10.1088/1478-3975/9/6/065002
374 Chernet, Brook, y Michael Levin. «Endogenous Voltage Potentials and the Microenvironment: Bioelectric Signals that Reveal, Induce and Normalize Cancer». *Journal of Clinical and Experimental Oncology*, Suppl. 1:S1-002 (2013).
375 Chernet & Levin, «Endogenous».

uno de los coautores del trabajo.[376] Levin me dijo que recordar eléctricamente a las células su función en el resto del tejido parecía sacarlas de su crisis de mediana edad y las ayudaba a reincorporarse a la sociedad celular. La bioelectricidad anula la genética. Como demostraron estos y otros experimentos, los cambios de voltaje no eran un mero signo de cáncer. Lo controlaban.[377]

Todo esto es fascinante, pero también está muy lejos de la consulta del médico. Como todos los resultados recientes sobre bioelectricidad, los del cáncer son todavía incipientes. Los renacuajos no son como nosotros. Además, la repetición de algunos de los experimentos ha puesto de manifiesto algunas incoherencias.[378] Queda mucho por hacer.

Sin embargo, al igual que la regeneración, esto sugiere un premio muy tentador: un interruptor de control para procesos biológicos más complicados. «La comunicación eléctrica entre células es muy importante para la supresión de tumores», afirma Levin. Además, este interruptor de control también podría ser susceptible a las intervenciones farmacológicas existentes. Al igual que Djamgoz y Arcangeli, Levin también está estudiando fármacos de canales iónicos.[379]

En poco menos de un siglo, las señales bioeléctricas en el cáncer han pasado de ser consideradas una mera curiosidad y una charlatanería ignorada por todos a una forma prometedora de mejorar la detección y el tratamiento del cáncer. Las investigaciones más recientes han aclarado que Burr y Langman tenían razón: el cáncer tiene firmas eléctricas características que pueden utilizarse para detectarlo. De hecho, estas firmas pueden ser solo el principio.

Puede que Nordenström diera en el clavo cuando intentó destruir tumores con electricidad en la década de 1940. Ahora hay una línea

---

376   Gruber, Ben. «Battling cancer with light», *Reuters*, 26 de Abril de 2016<https://www.reuters.com/article/us-science-cancer-optogenetics-idUSKCN0XN1U9>

377   Chernet, Brook y Michael Levin. «Transmembrane voltaje potential is an essential cellular parameter for the detection and control of tumor development in a Xenopus model». *Disease Models & Mechanisms*, vol. 6, no. 3 (2013): 595–607. doi: 10.1242/dmm.010835.

378   Silver & Nelson, «The Bioelectric Code».

379   Tuszynski, Jack, Tatiana Tilli y Michael Levin. «Ion Channel and Neurotransmitter Modulators as Electroceutical Approaches to the Control of Cancer». *Current Pharmaceutical Design*, vol. 23, no. 32 (2017): 4827–41

de investigación floreciente y en rápido avance sobre la destrucción de tumores con pulsos de nanosegundos de plasma frío que son más precisos y potentes que cualquier cosa a la que él tuviera acceso en su época.[380] Esta nueva capacidad para aprovechar los rayos a temperatura ambiente con fines médicos está cambiando rápidamente la forma en que tratamos los tumores, dice José López, que dirige el programa de física del plasma en la Fundación Nacional de la Ciencia de Estados Unidos. Se trata de otra intervención bioeléctrica a tener en cuenta en los próximos diez años.

Actualmente se están reclutando muchos dispositivos y tecnologías que interactúan con la electricidad del cuerpo para la regeneración, la cicatrización de heridas y el tratamiento del cáncer, y se unen a los bloqueadores de los canales iónicos como la nueva vanguardia de los medicamentos.

Pero eso es ahora. Todavía existen cosas en los canales que no se parecen en nada a estas herramientas. No serán de metal, sino que interactuarán con nosotros a un nivel mucho más profundo. Probablemente estarán hechas de lo que encontramos en el mundo natural, que funciona con la misma programación eléctrica que nosotros.

---

380   Schlegel, Jürgen, et al. «Plasma in cancer treatment», *Clinical Plasma Medicine*, vol. 1, no. 2 (2013): 2-7.

PARTE 5

BIOELECTRICIDAD EN EL FUTURO

Nos han prometido un futuro de cromo,
pero... ¿y si el futuro es de carne y hueso?

Christina Agapakis

El código bioeléctrico es solo una de las muchas facetas que estamos empezando a descubrir sobre el electroma. Todas ellas sugieren que el éxito de la interacción con nuestra electricidad natural no consistirá tanto en controlarla y manipularla como en interactuar con ella en sus propios términos. Para comprender toda la amplitud del electroma, hará falta mucho más que dominar los canales iónicos o entender el sistema nervioso. Exigirá un enorme esfuerzo interdisciplinar y una mirada crítica sobre cómo la propia estructura de la ciencia actual puede limitar la comprensión científica. También exigirá un replanteamiento de los materiales que utilizamos para interactuar con nuestros sistemas eléctricos. Tal vez, incluso nos lleve a una nueva forma de pensar sobre los fármacos que tomamos y sus efectos en el electroma. Será, en otras palabras, revolucionario.

CAPÍTULO 9

CAMBIANDO LA SILICONA POR LOS CALAMARES: LA BIOELECTRÓNICA

Las ranas han pasado por muchas cosas en estos últimos 200 años de electrofisiología, desde los grotescos titiriteros de Galvani hasta la morbosa fuente de energía corporal de Matteucci. Pero nadie podía prever el siguiente papel que desempeñarían en la búsqueda de la unión entre biología y electricidad. En 2020, las ranas se convertirían en la materia prima de una clase de organismo que nunca antes había existido en la historia evolutiva del mundo.

Bueno, al menos sus células lo hicieron. Extrajeron unos cuantos miles de ellas de embriones de rana y las reconstituyeron en grupos de unos 2000. Bajo una genial tutela programada, los grupos empezaron a cooperar, a moverse y a actuar por sí mismos, convirtiéndose —según la jerga de sus creadores— en «xenobots», literalmente robots de rana (de *Xenopus*). No es la idea normal que una persona tiene de un robot, pero estas ranas tampoco lo eran. No tenían cerebro ni sistema nervioso, por lo que su capacidad para moverse y decidir se alejaba del modo tradicional de cómo lo hacen los animales. No tenían boca ni estómago, por lo que no podían comer. Al no tener órganos reproductores no podían fabricar más. Joshua Bongard, el roboticista de la Universidad de Vermont que ayudó a crearlos, los calificó de la única manera posible: «son novedosas máquinas vivientes».[381]

Un momento. ¿*Roboticista*? ¿Por qué un roboticista iba a crear robots de células de rana? Resulta que la robótica está cambiando. Mientras que antes se consideraba un aparato rígido que ocasionalmente (como en *Terminator*) adoptaba formas biológicas, ahora la línea que separa la biología de la robótica se difumina a medida que aprendemos más sobre ambas. Al fin y al cabo, un robot es un dispositivo programable capaz de gestionar información, y una célula es lo mismo tal y como se está descubriendo. Los creadores de los xenobots especulan con la posibilidad de que estos diminutos organismos administren algún día fármacos en zonas concretas del cuerpo, raspen la placa de las arterias o limpien los residuos plásticos de los océanos. Es posible que lo más importante que ofrezcan sea una rara visión del posible futuro de los materiales que utilizamos para la robótica, la electrónica y los implantes.

Durante años, los investigadores se han esforzado por encontrar nuevas y mejores formas de interactuar con nuestro sistema nervioso, pero se han visto frustrados por las propiedades mecánicas, químicas y eléctricas de los dispositivos existentes y su falta de correspondencia con nuestro cerebro. En comparación con las señales que deben manipular, estos dispositivos metálicos son rígidos y voluminosos. «Es como tocar el piano con un mazo», se quejó Andrew Jackson cuando fui a su laboratorio de interfaces neurales en la Universidad de Newcastle para conocer mejor el futuro de los implantes cerebrales. (Su frase se hace eco de la de Kip Ludwig sobre la estimulación cerebral profunda. Que dos investigadores utilicen esta frase es una coincidencia interesante; si un tercero la utiliza, podríamos empezar a hablar de conspiración). Durante la última década, las limitaciones de los dispositivos metálicos han motivado un enorme proyecto para

---

[381] Brown, Joshua. «Team Builds the First Living Robots», The University of Vermont, 13 de Enero de 2020 <https://www.uvm.edu/news/story/team-builds-first-living-robots>

crear materiales más blandos, elásticos y biocompatibles que permitan a nuestros cuerpos comunicarse eléctricamente con los cuerpos extraños que se les implanten. Esta tendencia se extiende de la ingeniería de tejidos a los robots, cada vez más reforzados con materiales sintéticos como el hidrogel (un polímero blando muy popular en la robótica blanda), o fabricados íntegramente con ellos.[382] En el futuro, estos nanobots supuestamente nadarán por nuestro cuerpo y harán ajustes en los tejidos errantes.[383]

A medida que comprendemos mejor las instrucciones eléctricas de la propia biología, un considerable número de científicos empieza a preguntarse si el material biocompatible definitivo no es simplemente… biología literal. Por eso, los investigadores están empezando a estudiar ahora las propiedades de criaturas marinas, ranas y hongos en busca de su capacidad de programación y compatibilidad biológica.

Auge y declive de la electrocéutica

Hace unos diez años, la revista *Wired* se hizo eco de un avance asombroso que rápidamente se propagó por el resto de los medios de comunicación. El neurocirujano Kevin Tracey había utilizado un implante eléctrico en el cuello de un sujeto de investigación para electrocutar el nervio vago, una enorme proyección en forma de árbol de haces nerviosos cuyas ramas se extienden hacia el interior y el exterior del cerebro a través de gran parte del cuerpo. La estimulación eléctrica del nervio había conseguido reducir los atroces síntomas de la artritis reumatoide del paciente, un trastorno inmunológico que había padecido durante años.[384] Era una historia extraordinaria: antes del tratamiento, el sujeto había estado tan debilitado que no podía jugar con sus hijos, pero la estimulación eléctrica fue tan eficaz que pudo volver al trabajo, jugar con sus hijos e incluso reanudar

---

382   Nota Lee, Y., et al. «Hydrogel soft robotics». *Materials Today Physics* 15 (2020) <https://doi.org/10.1016/j.mtphys.2020.100258>
383   Thubagere, Anupama, et al. «A Cargo-Sorting DNA Robot». *Science*, vol. 357, article 6356 (2017).
384   Solon, Olivia. «Electroceuticals: swapping drugs for devices», *Wired*, 28 de Mayo de 2013 <https://www.wired.co.uk/article/electroceuticals>

su juego favorito, el ping pong. (Esto resultó ser su límite, ya que jugó demasiado y acabó lesionándose).[385]

La artritis reumatoide no era ni mucho menos el único problema del sistema inmunitario que esta intervención prometía tratar sin fármacos ni efectos secundarios: el asma, la diabetes, la hipertensión y el dolor crónico también eran objetivos prometedores. «Creo que esta es la industria que sustituirá a la farmacéutica», declaró Tracey al periodista del *New York Times* Michael Behar.[386] Pronto, las revistas y periódicos científicos se llenaron de esta nueva y pegadiza palabra que describía esta fusión de electricidad y farmacia: parecía que había llegado la era de la «electrocéutica».

Sin embargo, a los que nos dedicábamos a la prensa científica, no fue solo la promesa de ir más allá de los fármacos lo que nos cautivó. Era la elegancia del nuevo mecanismo: no había que complicarse con fármacos y efectos secundarios, bastaba con pulsar un interruptor y el cuerpo hacía el resto. Es decir, acabábamos de descubrir que el sistema nervioso podía controlar mucho más que nuestros nervios motores. Podría controlar la inflamación y el sistema inmunitario. Se creía que el circuito que se había identificado era solo la primera de muchas formas en las que el nervio vago podría enredarse con todos nuestros órganos y cavidades y, por tanto, sería capaz de controlar muchas de sus funciones. Antes se consideraba que la respuesta inmunitaria quedaba fuera del alcance de la arquitectura de control del sistema nervioso: simplemente no nos dábamos cuenta de que los nervios iban allí o hacían aquello. Sin embargo, ahora, la lista de dolencias susceptibles de intervención electrocéutica podía ampliarse para incluir la enfermedad pulmonar obstructiva crónica (EPOC), otras afecciones cardiacas y enfermedades gastrointestinales. Solo nos faltaba el esquema eléctrico.

---

385 Geddes, Linda. «Healing spark: Hack body electricity to replace drugs», *New Scientist*, 19 de Febrero de 2014 <https://www.newscientist.com/article/mg22129570-500-healing-spark hack-body-electricity-to-replace-drugs/>

386 Behar, Michael. «Can the nervous system be hacked?», *The New York Times*, 23 de Mayo de 2014 <https://www.nytimes.com/2014/05/25/magazine/can-the-nervous-system-be-hacked.html>

Para encontrarlo, el gigante farmacéutico GlaxoSmithKline estableció un premio de un millón de dólares. El objetivo final, según me explicaron en 2016, consistiría en implantes eléctricos del tamaño de un arroz que se colocarían en ramas de control específicas del nervio vago y monitorizarían los mensajes en su camino entre el cerebro y las vísceras: silenciaría algunos, amplificaría otros y, en general, registraría la actividad eléctrica interna para detectar problemas y solucionarlos rápidamente. Sonaba como una escucha de la NSA, pero para la salud. Para entonces, Verily, la división de ciencias de la vida de Google, también se había interesado por la idea, y las dos superpotencias crearon un nuevo supergrupo, una empresa a la que bautizaron, sorprendentemente, como Galvani Biosciences. Los primeros estudios piloto confirmaron el potencial del método: un grupo descubrió que la serie correcta de impulsos eléctricos en el haz nervioso correcto podía revertir la diabetes en ratones.

Kris Famm, director de la unidad de investigación y desarrollo de bioelectrónica de GSK, declaró a Behar en el *New York Times* que superar los obstáculos técnicos restantes «podría llevar 10 años». Sin embargo, un año más tarde, declaró a un periodista de la CNBC: «Deberíamos tener una serie de dispositivos diminutos que traten enfermedades para las que hoy utilizamos medicamentos moleculares», lo que anunciaría esta «nueva clase de nuevas terapias». Todo lo que puedo decirte es que, en tecnología, hay que tener cuidado con ese período de diez años. Después de eso, la charla sobre electroceútica se sumió en el silencio (parte de esa historia tiene que ver con un fallo en la concesión de patentes). Nadie tiene implantes del tamaño de un arroz que dirijan sus señales nerviosas por todo el cuerpo. Galvani Biosciences sigue trabajando, pero con resultados que no aparecen en los titulares.

En parte se trata de la inevitable montaña rusa del ciclo de la publicidad. Primero se anuncia a bombo y platillo una nueva posibilidad y todo el mundo se entusiasma. A continuación, se inicia la investigación básica y se produce un largo periodo de desilusión, porque los nuevos dispositivos no están listos de inmediato. Con el tiempo, la larga cola de la investigación clínica empieza a arrojar resultados positivos y, poco a poco, la revolución de la que tanto se habló se integra en la rutina asistencial de la consulta del médico y pasa a un segundo plano en la vida cotidiana. Y, de hecho, hay indicios de que esto está empezando a ocurrir: en 2022, Galvani colocó el primer dispositivo para trastornos autoinmunitarios en un ensayo clínico.[387]

Es posible que la electroceútica esté trazando esta clásica curva de innovación. Sin embargo, incluso después de pasar por los ensayos, se enfrentará a muchos de los mismos factores que han venido frenando la capacidad de la ECP para hacer milagros.

Clavar un alfiler en las 100 000 fibras del nervio vago está resultando, como era de esperar, mucho más complicado de lo que prometían los informes iniciales, con incertidumbres similares y efectos secundarios inesperados.[388] Varios de ellos están catalogados en un libro de 2018 *The Danger within us*, escrito por una ex médica asociada de urgencias llamada Jeanne Lenzer, que se dedicó al periodismo de investigación tras ser testigo de las consecuencias que alteraron la vida de la primera generación de estos implantes: no eran nada parecido a los granos de arroz imaginados por Galvani, sino grandes dispositivos similares a marcapasos que se habían implantado antes de que se comprendiera bien cómo funcionaba la estimulación del nervio vago para mejorar los síntomas de la epilepsia resistente a los medicamentos. El libro de Lenzer hace especial hincapié en esta técnica, aprobada por la FDA mucho antes de que Kevin Tracey descubriera que podía influir en la función inmunitaria. En uno de los pacientes de Lenzer, la intervención destruyó su función cardiaca.[389]

Los implantes metálicos que utilizamos para estimular el sistema nervioso simplemente no concuerdan bien con el sistema nervioso.

---

[387] Mullard, Asher. «Electroceuticals jolt into the clinic, sparking autoimmune opportunities». *Nature Reviews Drug Discovery* 21 (2022): 330–1.

[388] Hoffman, Henry, y Harold Norman Schnitzlein. «The Numbers of Nerve Fibers in the Vagus Nerve of Man». *The Anatomical Record*, vol. 139, no. 3 (1961): 429–35.

[389] Davies, Dave. «Are Implanted Medical Devices Creating a "Danger Within Us"?», *NPR*, 17 de Enero de 2018 <https://www.npr.org/2018/01/17/578562873/are-implanted-medical-devices-creatinga-danger-within-us>

El problema de los implantes

Para interactuar con las señales eléctricas del cuerpo, ya sea para leerlas o escribirlas, hay que utilizar un dispositivo eléctrico. En el cerebro y el corazón, los implantes como los marcapasos y los estimuladores cerebrales profundos se han fabricado tradicionalmente con materiales empleados en la industria de semiconductores, como el silicio, o metales que controlan el flujo de electricidad, como el platino y el oro.

Sin embargo (y por desgracia), tu cuerpo no está hecho de oro. No existe ningún tipo de amor entre este tipo de implantes y la biología, ya que probablemente este último montará una saludable campaña de resistencia al invasor. Esto es especialmente cierto en el caso de los implantes cerebrales, que crean una respuesta de defensa inflamatoria en el cerebro. Tampoco se puede culpar al cerebro, porque, durante la inserción, «el microelectrodo desgarra los vasos sanguíneos, daña mecánicamente la membrana de las células neuronales y [otras] células, y rompe la barrera hematoencefálica», según los autores de un estudio de 2019 ampliamente citado sobre las formas de calmar la respuesta inflamatoria resultante.[390] Las cosas no mejoran mucho a partir de ahí.

Para las personas que no tienen otras opciones —cuyas historias relaté en el capítulo 5—, un electrodo puede aliviar los síntomas más agudos, pero hay varias contrapartidas y problemas. Por un lado, los metales no suelen ser los materiales más adecuados para el cerebro. Los dos materiales tienen un módulo de Young distinto, que es un parámetro que mide el cociente de «flexión o rotura» de un material. En el caso del cerebro, el módulo de Young no solo describe su elasticidad, sino también su capacidad para deformarse y volver a su forma anterior. Supongamos que tenemos un bol de gelatina, le clavamos un lápiz y lo llevamos por toda la casa. Al principio, no verías ningún hueco entre la gelatina y el lápiz: parecerían en constante contacto y la unión parecería perfecta. Sin embargo, después de andar un rato,

---

[390] Golabchi, Asiyeh, et al. «Zwitterionic Polymer/Polydopamine Coating Reduce Acute Inflammatory Tissue Responses to Neural Implants». *Biomaterials* 225 (2019), 119519 <https://doi.org/10.1016/j.biomaterials.2019.119519>

pronto verías que la gelatina se despega del lápiz. Peor aún, aparte de los huecos entre la gelatina y el lápiz, empezarías a descubrir daños estructurales indirectos en la gelatina, causados por los efectos desestabilizadores de la intrusión: unas hendiduras laterales que se separan del hueco del lápiz. La gelatina empezaría a perder su integridad estructural.

Por supuesto, no queremos que nada de esto le ocurra a tu cerebro. Una vez que las neuronas mueren, no se regeneran. Para intentar protegerlas, el cerebro cuenta con unos personajes de apoyo llamados glía. Tradicionalmente se consideraban como luchadores y conserjes que ayudaban a defender y proteger las neuronas a su cargo y las mantenían funcionando de forma óptima. Tras el implante de un electrodo, estas células se desbordan para intentar sellar el resto del cerebro contra la herida, que es provocada por el electrodo rígido y voluminoso y las neuronas muertas. Para proteger la integridad del cerebro, envuelven el implante en una gruesa capa de proteínas y células. Esto crea una barrera espacial y mecánica que, a medida que se hace más gruesa, silencia las señales eléctricas que el electrodo puede enviar y recibir. Con el tiempo, las señales perderán nitidez y el implante dejará de funcionar por completo. En ese momento habrá que sustituirlo, lo que requiere otra operación cerebral, otro implante, más neuronas muertas y más neuroglia irritada.

Mientras tanto, las cosas tampoco parecer ir demasiado bien para el lápiz de nuestra metáfora. Estar aislado de las señales eléctricas no es el único problema al que el implante debe hacer frente. La biología se muestra hostil al silicio y el metal. En lugar de un sabor inofensivo, imagina que tu gelatina es una salmuera corrosiva de sal y vinagre. Puede que el lápiz tenga buen aspecto durante un tiempo, pero, si lo dejas en la mezcla el tiempo suficiente, empezará a estropearse: no pasará nada con un lápiz de un euro, pero no tanto para un electrodo experimental, que es extremadamente caro y sensible.

Los ingenieros prueban la longevidad de los materiales de los implantes bañando los dispositivos en agua salada caliente durante unas semanas para tratar de recapitular un par de años en el entorno de un cuerpo humano.[391] Pero tenemos poca idea de lo que le pasaría a un implante que debe mantenerse en la cabeza durante treinta años, ya que el alcance de las pruebas es limitado; los ratones solo viven, como mucho, entre tres y cinco años.

¿Después de esto, ahora piensas de los llamados implantes cerebrales telepáticos de forma diferente?

Hay un enorme esfuerzo de investigación para mitigar estos problemas, con muchos proyectos en distintas fases de madurez. Se aplican reglas diferentes para los implantes neuronales, la ingeniería de tejidos y los materiales para la cicatrización de heridas. Pero, a grandes rasgos, hay dos reglas, me dice Chris Bettinger, y él las conoce, porque su laboratorio de la universidad Carnegie Mellon de Pittsburgh trabaja en la creación de los materiales que deben obedecerlas: «Las principales formas de hacer un implante que evada la respuesta inmunitaria son o hacerlo muy pequeño o camuflarlo».

La primera regla explica por qué se ha hecho un enorme esfuerzo para fabricar todo a nano escala. Según la teoría, los alambres o granos diminutos serán tan infinitesimales que el cerebro no se dará cuenta de la presencia del intruso y, por tanto, no provocará una respuesta inmunitaria.

El problema es que con un aparato tan pequeño no se puede escuchar ni hablar tanto. Cuanto más pequeños sean los electrodos, menos aptos serán para captar información del cerebro, por razones físicas básicas[392]. Y entonces es probable que el cerebro se dé cuenta y volvamos a la casilla de salida con una respuesta inmunitaria.

La otra opción es un poco más elegante: cubrir al intruso eléctrico con algo que el cuerpo confunda con algo familiar. Mucha gente está tratando de encontrar un material que al cuerpo le guste ver en su entorno y utilizarlo para disimular el silicio o el metal que hay debajo.[393]

---

391 Leber, Moritz, et al. «Advances in Penetrating Multichannel Microelectrodes Based on the Utah Array Platform». En Xiaoxiang Zheng (ed.), *Neural Interface: Frontiers and Applications*. Singapore: Springer, (2019): 1–40.

392 Yin, Pengfei, et al. «Advanced Metallic and Polymeric Coatings for Neural Interfacing: Structures, Properties and Tissue Responses». *Polymers*, vol. 13, no. 16 (2021), artículo 2834 <https://www.ncbi.nlm.nih.gov/pmc/articles/PMC8401399/pdf/polymers-13-02834.pdf>

393 Aregueta-Robles, U. A., et al. «Organic electrode coatings for next-gener-

El material ganador debe ser capaz de conducir la electricidad sin alterar la estructura del cerebro ni llamar la atención de la glía. ¿Qué material conduce los electrones aparte de los metales? Pues resulta que son los plásticos.

Antes pensábamos que los polímeros eran aislantes, y lo son, por eso se utilizan para aislar. Sin embargo, en 1977, Alan J. Heeger, Alan G. MacDiarmid y Hideki Shirakawa descubrieron que algunos tipos de plástico pueden conducir la corriente cuando encontraron un polímero sintético llamado poliacetileno. La fabricación de este «plástico conductor», con una electroactividad similar a la del metal, supuso un gran avance en este campo y le valió al trío el Nobel de Química en 2000.[394] A ellos debemos la existencia de los televisores de pantalla plana, los revestimientos antiestáticos y todo tipo de accesorios de la vida moderna. Su descubrimiento también inauguró un nuevo campo de investigación llamado electrónica orgánica y, desde entonces, se han desarrollado veinticinco tipos de polímeros conductores.

Uno de los principales objetivos de la electrónica orgánica ha sido resolver el problema del módulo de Young y crear así componentes electrónicos cada vez más flexibles y blandos. Algunos semiconductores orgánicos se ajustan a este objetivo, y uno de los que está acaparando mucha atención en estos momentos tiene un nombre impronunciable típico del género: poli(3,4-etilendioxitiofeno). El material (apodado PEDOT) es tan prometedor que incluso apareció en *The Independent*: «Los científicos han descubierto un material biosintético revolucionario que, según afirman, puede utilizarse para fusionar la inteligencia artificial con el cerebro humano, informaron en 2020. «El avance supone un gran paso hacia la integración de la electrónica en el cuerpo para crear seres cíborg, en parte humanos y en parte robóticos».[395]

---

ation neural interfaces». *Frontiers in Neuroengineering*, 27 de Mayo de 2014 <https://doi.org/10.3389/fneng.2014.0001>

394 «The Nobel Prize in Chemistry 2000», *NobelPrize.org* <https://www.nobelprize.org/prizes/chemistry/2000/summary/>

395 Cuthbertson, Anthony. «Material Found by Scientists "Could MergeAI with Human Brain"», *The Independent*, 17 de Agosto de 2020 <https://www.independent.co.uk/tech/artificial-intelligence-brain-computercyborg-elon-musk-neuralink-a9673261.html>

Y el PEDOT es muy bonito: blando, estable y respetuoso con las células. Pero ¿te ayudará a convertirte en un cíborg? Kip Ludwig, siempre curtido por sus muchos años en la industria, sabe contener su entusiasmo: «Esto no cambia las reglas del juego ni mucho menos». Aunque el PEDOT ha sido aprobado para dispositivos como catéteres, al igual que otros polímeros que compiten por marcar el comienzo de nuestro futuro cíborg, el PEDOT tiene que superar algunos obstáculos antes de que la FDA u otros organismos le permitan introducirlo en el cerebro de alguien. Sí, puede que sea el material de implante menos ofensivo que jamás hayamos fabricado, y sí, conduce los electrones en los implantes de metal rígido. Solo hay un problema: no hablamos electrones.

Perdidos en la traducción

«Hay una asimetría fundamental entre los dispositivos que impulsan nuestra economía de la información y los tejidos del sistema nervioso», dijo Bettinger a *The Verge* en 2018.[396] «El teléfono móvil y el ordenador utilizan electrones y los pasan de un lado a otro como una unidad fundamental de información. Las neuronas, sin embargo, utilizan iones como el sodio y el potasio. Esto importa porque, para hacer una analogía sencilla, significa que necesitamos traducir el lenguaje».

«Uno de los errores más típicos este campo es que se cree que estoy inyectando corriente a través de estos electrodos», explica Kip Ludwig. «No es eso lo que ocurre, no si lo hago bien». Los electrones que viajan por un cable de platino o titanio hasta el implante nunca llegan al tejido cerebral. En cambio, se alinean en el electrodo. Esto produce una carga negativa que atrae iones de las neuronas que lo rodean. «Si alejo varios iones lo suficiente del tejido, puedo abrir canales iónicos dependientes de voltaje», explica Ludwig. Esto puede hacer que un

---

[396] Chen, Angela. «Why It's so Hard to Develop the Right Material for Brain Implants», *The Verge*, 30 de Mayo de 2018 <https://www.theverge.com/2018/5/30/17408852/brain-implant-materialsneuroscience-health-chris-bettinger>

nervio dispare un potencial de acción, aunque no siempre. Conseguir que los nervios se activen, eso es todo. Ése es su único movimiento.[397]

Puede parecer contradictorio: el sistema nervioso funciona con potenciales de acción, así que ¿por qué escribir nuestros propios potenciales de acción sobre los del cerebro no iba a funcionar? El problema es que nuestros intentos de escribir potenciales de acción suelen ser increíblemente torpes, dice Ludwig.[398] No siempre hacen lo que creemos que hacen. Por un lado, nuestras herramientas no son lo bastante precisas como para llegar solo a las neuronas exactas que queremos estimular. Así que el implante se sitúa en medio de un montón de células diferentes, barriendo y activando neuronas no relacionadas con su campo eléctrico. ¿Recuerdas que dije que la glía se consideraba tradicionalmente el personal de limpieza del cerebro? Pues bien, recientemente se ha descubierto que también procesa información, y nuestros torpes electrodos también las activan, con efectos desconocidos. «Es como tirar del tapón de la bañera e intentar mover solo uno de los tres barcos de juguete que hay en el agua», dice Ludwig. «Aunque consigamos llegar a las neuronas que queremos estimular, no hay garantía de que la estimulación se produzca en el lugar correcto».

Para introducir la electrocéutica en la medicina, necesitamos una técnica mejor para hablar con las células. Si la barrera lingüística entre electrones e iones es un obstáculo para hablar con las neuronas, no lo es en absoluto para las células que no utilizan potenciales de acción, como las que tratamos de tratar con intervenciones eléctricas de nueva generación, incluidas las células de la piel, las óseas y las demás. Si queremos controlar el voltaje de la membrana de las células cancerosas para que vuelvan a comportarse con normalidad; si queremos modificar la corriente de la herida en las células de la piel o de los huesos; o si queremos controlar el destino de una célula madre, nada de eso es posible con nuestra única herramienta, que provoca que un

---

397   Técnicamente, también hay otras formas de inhibir los potenciales de acción, pero eso conlleva estimular las neuronas inhibidoras, el tipo de neuronas que hacen que otras neuronas no se disparen. Al y al cabo, sigue siendo el mismo mecanismo.

398   Algunas empresas están investigando la forma en que el potencial de acción funciona en el cuerpo implantando aún más electrodos para escuchar las señales resultantes. Sin embargo, esto conlleva un riesgo quirúrgico adicional y, desde luego, no se ha aplicado todavía en humanos.

nervio dispare un potencial de acción. Necesitamos más herramientas. Por suerte, este es el objetivo de un nuevo campo de investigación, que está creciendo muy rápidamente, que busca fabricar dispositivos, elementos informáticos y cableados capaces de hablar con los iones en su lengua materna.

Varios grupos de investigación trabajan en la «conducción mixta», un proyecto cuyo objetivo son dispositivos capaces de hablar bioelectricidad. Depende en gran medida de plásticos y polímeros avanzados con nombres largos que a menudo incluyen signos de puntuación y números. Si el objetivo es un electrodo de ECP que se pueda mantener en el cerebro más de diez años, estos materiales tendrán que interactuar de forma segura con los tejidos nativos del cuerpo durante mucho más tiempo del que lo hacen ahora. Y la búsqueda está lejos de haber terminado. Es comprensible que la gente empiece a preguntarse: ¿por qué no saltarse al intermediario y fabricar estas cosas con materiales biológicos en lugar de polímeros? ¿Por qué no aprender cómo lo hace la naturaleza?[399]

Esto ya se ha probado antes. En la década de 1970, surgió un gran interés por utilizar coral para injertos óseos en lugar de autoinjertos.[400] En lugar de hacer una traumática doble intervención quirúrgica para extraer el tejido óseo necesario de otra parte del cuerpo, los implantes de coral actuaban como un andamiaje que permitía a las células óseas nuevas del cuerpo crecer y formar el nuevo hueso. El coral es osteoconductor por naturaleza, lo que significa que las nuevas células óseas pueden deslizarse alegremente sobre él y encuentran con facilidad un lugar agradable para proliferar. También es biodegradable: después de que el hueso crezca sobre él, el coral es absorbido de forma gradual, de forma que es metabolizado y luego excretado por el organismo. Las mejoras constantes han producido pocas respuestas inflamatorias o complicaciones. Ahora hay varias empresas que cultivan un coral especializado para injertos e implantes óseos.[401]

---

399   Casella, Alena, et al. «Endogenous Electric Signaling as a Blueprint for Conductive Materials in Tissue Engineering». *Bioelectricity*, vol. 3, no. 1 (2021): 27–41.

400   Demers, Caroline, et al. «Natural Coral Exoskeleton as a Bone Graft Substitute: A Review». *Bio-Medical Materials and Engineering*, vol. 12, no. 1 (2002):15–35.

401   OkCoral y CoreBone, con sede en Israel, cultivan corales bajo una dieta

Tras el éxito del coral, se empezó a prestar más atención a las fuentes marinas de biomateriales. Gracias a los nuevos métodos de procesamiento, que han permitido extraer muchos materiales útiles de lo que antes solo eran desechos marinos, y en la última década ha aumentado el número de biomateriales procedentes de organismos marinos.[402] Entre ellos se encuentran las fuentes de gelatina (caracoles), colágeno (medusas) y queratina (esponjas), que son abundantes, biocompatibles y biodegradables. Y no solo en el interior del cuerpo: una de las razones por las que ha aumentado el interés por ellas es el esfuerzo por alejarse de la contaminación que producen los materiales plásticos sintéticos.

Aparte de todas estas ventajas que poseen los sintéticos de origen marino, también son capaces de conducir una corriente de iones. En esto pensaba Marco Rolandi en 2010 cuando él y sus colegas de la universidad de Washington construyeron un transistor a partir de un trozo de calamar.

El retorno del calamar

Un transistor es un pequeño trozo de silicio en tu portátil que puede activar o desactivar la corriente eléctrica que fluye a través de él. No quiero ponerme a hablar de los transistores más de lo necesario, así que créeme: son la unidad fundamental de la informática moderna, y miles de millones de estos pequeñajos están metidos en tu portátil, en tu teléfono y en el resto de tus aparatos electrónicos digitales, y son los responsables de las capacidades asombrosas de estas máquinas.

El transistor de Rolandi no se parecía en nada a los dispositivos altamente sofisticados y exquisitamente grabados que se encuentran en su ordenador portátil. No estaba procesado ni era elegante, solo unas nanofibras de quitosano, un material derivado de la pluma del calamar, que es un vestigio interno duro que desciende de la concha del molusco ancestral del animal. Es lo bastante blando y flexible como

---

especial para utilizarlos en implantes.

402   Wan, Mei-chen, et al. «Biomaterials from the Sea: Future Building Blocks for Biomedical Applications». *Bioactive Materials*, vol. 6, no. 12 (2021): 4255–85.

para que un implante cerebral cause cicatrices mínimas, pero esa no es su principal ventaja. El atractivo de este transistor radica en que, a diferencia de los semiconductores de lujo que actúan como puertas de entrada para las corrientes de electrones, este es capaz de controlar el flujo de protones.

¿Por qué nos entusiasman tanto los protones?

Tal vez recuerdes del capítulo 7 que los protones son iones de hidrógeno. Los investigadores los entienden bien, porque sus contribuciones a las reacciones que producen energía en la célula han sido estudiadas hasta la saciedad.[403] Los protones también son el principal componente que determina la acidez dentro y fuera de las células. Se trata de uno de los mecanismos más estudiados en biología.[404] Hasta aquí, aburrido, si se me permite la franqueza.

Hay algo sobre los protones que no es aburrido, sin embargo: son capaces de controlar el voltaje de la membrana de una célula y, por tanto, pueden controlar el sodio y el potasio y el voltaje, así como la identidad celular, durante la regeneración y el cáncer. «No importa qué iones o canales iónicos utilices mientras puedas controlar el voltaje», afirma Dany Spencer Adams. «Lo importante es el estado bioeléctrico que crean». Los protones eran los más fáciles de usar. Bastaba con tomar prestado un gen de la levadura para fabricarlos. Adams y Levin utilizaron esta idea para crear ese estado de órgano espejo en los embriones de rana.

Controlar el flujo de protones haría algo que no había sido posible hasta ahora: combinar la eficacia de los fármacos con la precisión local de las descargas eléctricas. Si se pudiera fabricar un dispositivo eléctrico capaz de manipular los gradientes de protones de la misma forma que se alteraron para que las ranas se regeneraran, pero de una forma más personalizada que con un fármaco, se dispondría de una opción totalmente nueva para la medicina bioeléctrica, lo mejor de

---

[403] DeCoursey, Thomas. «Voltage-Gated Proton Channels and Other Proton Transfer Pathways». *Physiological Reviews*, vol. 83, no. 2 (2003): 475–579. doi: 10.1152/physrev.00028.2002

[404] Lane, Nick. «Why Are Cells Powered by Proton Gradients?» *Nature Education*, vol. 3, no. 9 (2010):18.

ambos mundos para combinar la potencia de los fármacos de canales iónicos y la electroceútica.

En realidad, cuanto más se aprende sobre los protones, más fácil resulta entender lo que Rolandi descubrió en un dispositivo que pudiera controlar su flujo. Si se pueden manipular los protones de una célula, es posible realizar ajustes precisos de la electricidad celular sin que intervengan electrones ni otros iones. «Es muy fácil de usar», afirma Adams. «Una bomba de protones no es nada del otro mundo, solo es una proteína». Esto significa que es fácil de introducir en el organismo. Tras aislar las proteínas de la levadura, Adams las inyectó en embriones de rana. «La bomba de protones se ensambla sola». Esa corriente cambió la concentración de protones en las células, lo que cambió el voltaje de la membrana, que a su vez cambió la identidad de las células. Pronto, en el experimento de Adams, las células que antes no se regeneraban aceptaron empezar a regenerarse de nuevo. También ocurrió lo contrario: fue capaz de impedir que una rana se regenerara envenenando una de sus bombas de hidrógeno para que no funcionara. «No importa cómo inyectes esos protones o cómo los controles», afirma. «Lo único que importa es el voltaje». En la década que ha transcurrido desde que fabricó aquella primera nanofibra de quitosano, Rolandi ha perfeccionado su dispositivo y ha fabricado muchos más. Y no es el único. Los materiales biológicos procedentes de los cefalópodos son un campo de investigación cada vez más atractivo en general. El quitosano, por ejemplo, resulta ser un material mucho más eficiente para absorber grandes cantidades de sangre que las vendas tradicionales, por lo que se utiliza mucho en apósitos para heridas en aplicaciones militares.

Sin embargo, son sus propiedades eléctricas las que han llevado a los investigadores a examinar más de cerca varias partes del calamar. El quitosano de su pluma no solo conduce protones, sino también otros iones. Una proteína reflectante de la piel del calamar llamada —por supuesto— reflectina también es conductora de protones. Incluso la tinta que sale a chorro de los calamares contiene eumelanina, que es capaz de una conducción mixta.[405] A medida que estas propiedades

---

405 Kautz, Rylan, et al. «Cephalopod-Derived Biopolymers for Ionic and Pro-

salían a la luz, más gente empezó a experimentar con estos materiales para ver si podían fabricar un dispositivo capaz de controlar una corriente no electrónica. Alon Gorodetsky, ingeniero químico de la Universidad de California Irvine, ha llegado a la conclusión de que la reflectina conduce protones con la suficiente rapidez como para convertirla en un material plausible para un transistor protónico basado en protones: al igual que el transistor es la unidad básica de cálculo que hace fluir la corriente en los dispositivos electrónicos, un transistor protónico podría hacer fluir iones en su lugar.[406] Gorodetsky y su grupo también han estado probando materiales de artrópodos, y creen que podrían formar la próxima generación de materiales conductores de protones biocompatibles y dispositivos protónicos.[407] Incluso podrían ser la base para crear baterías comestibles, que también podrían ser útiles para implantes.[408]

Sin embargo, y a pesar de todos los avances en este campo desde su primera incursión en la calaramaritrónica, Rolandi se ha alejado de los cefalópodos. «Al principio nos inclinamos por las rutas de los biomateriales», me dijo resoplando durante una caminata matutina cerca del idílico campus de Santa Cruz de la Universidad de California, donde ahora dirige el departamento de ingeniería. «Por aquel entonces, mi pensamiento aún no habían tomado forma». Más de una década después de su primera incursión en la electrónica biológica, no se pronuncia sobre el tipo de material que utiliza. Se dio cuenta de que lo realmente importante era poder controlar los protones por cualquier medio.

Rolandi empezó a fabricar los dispositivos de protones para modificar las corrientes celulares a partir de cloruro de plata y paladio. El resultado fue que los protones podrían ser una solución provisional

---

tonic Transistors». *Advanced Materials*, vol. 30, no. 19 (2018), loc. 1704917

406   Ordinario, David, et al. «Bulk protonic conductivity in a cephalopod structural protein». *Nature Chemistry*, vol. 6, no. 7 (2014), pp. 596-602

407   Strakosas, Xenofon, et al. «Taking Electrons out of Bioelectronics: From Bioprotonic Transistors to Ion Channels». *Advanced Science*, vol. 4, no. 7 (2017), loc. 1600527

408   Kim, Young Jo, et al. «Self-Deployable Current Sources Fabricated from Edible Material». *Journal of Materials Chemistry* B 31 (2013), p. 3781, doi: 10.1039/C3TB20183J

hasta que descubriéramos cómo interactuar con iones individuales y canales individuales, con el objetivo de ofrecer una interacción y un control más precisos que los que ofrecen los electrones. Un artículo escrito por Rolandi en 2017 llegó a las manos de Michael Levin, que se puso en contacto con él. Sabía exactamente lo que quería hacer con esa capacidad.

Levin había descubierto que el destino de una célula (hueso, neurona, grasa, etc.) estaba ligado al voltaje de su membrana, como ya hemos comentado. Las células grasas tendían a estar en torno a los -50 milivoltios con respecto al líquido extracelular. Las células óseas eran las más polarizadas, a -90. Las de la piel y las neuronas rondaban los -70. También había visto que las células madre estaban casi a 0 y, a medida que su membrana se polarizaba, su identidad se desarrollaba en función de la cantidad. Ahora quería ajustar él mismo el voltaje de una célula madre para controlar así su destino. Si conseguía que se convirtiera en una célula adiposa, ósea o neuronal, conseguiría la prueba de que la electricidad podía utilizarse como sistema de control de una cantidad vertiginosa de procesos genéticos y químicos.

Pero ¿cómo podría mantener una célula viva en un estado constante durante el tiempo suficiente para que se diferenciara en algo nuevo, probablemente horas, posiblemente días? El problema de las células es que son homeostáticas: si algo perturba su tensión, se reequilibran rápidamente. En el cuerpo, ese problema se resuelve porque el microentorno que rodea a la célula ejerce una señalización reguladora constante. Ninguna herramienta existente en el repertorio de un electrofisiólogo era capaz de imitar esto.

Entonces DARPA se lanzó a ayudar. Tiene un largo historial de fuertes inversiones en investigación para avanzar, por ejemplo, en nuevas direcciones en prótesis y neuroprótesis. En la época en que Rolandi conoció a Levin, DARPA también se interesó por la bioelectricidad, gracias a la llegada de un nuevo director de programa llamado Paul Sheehan, que se había visto profundamente influido por el transistor de protones de Rolandi. (En el transcurso de un nombramiento anterior en el Laboratorio de Investigación Naval de Estados Unidos, Sheehan había utilizado bombas de protones para diseñar unos dispositivos bioelectrónicos que cambiaban de color, basados en el camuflaje de los calamares).[409]

Ahora que tenía un pie en DARPA, Sheehan prestó dinero a Rolandi y Levin para su proyecto sobre el destino de las células madre. Con la financiación, Rolandi y Levin incorporaron a Marcella Gómez. Gómez es una bióloga matemática y de sistemas de Santa Cruz con formación en teoría del control y cibernética. Es una experta en herramientas matemáticas capaces de dirigir la biología y se dio cuenta de que lo que necesitaban era un sistema de aprendizaje automático capaz de monitorizar los cambios constantes de voltaje de las células y actuar en consecuencia en tiempo real. Así que creó uno.

El equipo colocó células madre en una matriz con un dispositivo diseñado por Rolandi, que inyectaba una corriente de protones alrededor de la célula para elevar el voltaje de su membrana. Cada vez que una célula activaba alguno de sus canales para intentar volver a un voltaje más cómodo, la IA de Gómez se daba cuenta e inyectaba más corriente de protones. Consiguió mantener el voltaje de la membrana de las células madre vivas 10 milivoltios por encima de la línea de base despolarizada habitual de la célula. En 2020, el trío publicó los resultados de la extraordinaria nueva herramienta de Gómez, que había logrado imponer de forma continua el voltaje artificial durante diez horas. Nadie lo había hecho antes.

Sin embargo, cuando estaban trabajando en cómo ampliar esa ventana de voltaje para poder observar la diferenciación de las células madre, se les acabó la financiación.

Sin embargo, no pasó nada porque, para entonces, le habían dado a Sheehan todas las pruebas que necesitaba para lanzar el proyecto mucho más grande que había estado planeando. A principios de 2020, DARPA puso en marcha el programa BETR (Bioelectrónica para la regeneración de tejidos), dotado con 16 millones de dólares —una suma bastante considerable incluso para los estándares de DARPA—, cuyo objetivo es acelerar radicalmente el proceso de

---

409 Ordinario, David, et al. «Protochromic Devices from a Cephalopod Structural Protein», *Advanced Optical Materials*, vol. 5, no. 20 (2017), loc. 1600751

cicatrización de las heridas.[410] Esto no ha sido posible con la electrónica tradicional (ni con ninguna otra cosa). Aunque los estudios individuales sobre estimulación eléctrica para la cicatrización han dado a veces resultados prometedores, nadie ha podido dar nunca una receta específica para que funcione siempre en todos los pacientes. Sheehan había visto suficientes investigaciones como para sospechar que hablarle al cuerpo en su propio idioma podría ser la forma de salir del estancamiento. «Quería centrarme en la bioelectricidad mediada por iones, no solo por voltaje», me dijo. «Ahora mismo es muy difícil pasar de las señales eléctricas a las bioquímicas y viceversa. Eso es lo que intenta hacer este programa». Quiere mejorar todos los aspectos de la cicatrización de heridas, desde mejores sensores y actuadores hasta la creación de mejores modelos de cómo funciona realmente la cicatrización.

Hay muchas cosas que desconocemos sobre las heridas, y por eso nadie ha ideado avances para que cicatricen mejor o más rápido. Uno de los problemas es que cada herida es diferente. Sheehan me hizo una lista. «El borde de una herida es diferente del centro. Un corte en el pie se cura a un ritmo diferente que un corte en la cara. Los jóvenes se curan antes que los mayores».

El grupo de Rolandi utiliza la bioelectrónica para controlar distintos aspectos de la regeneración de heridas. En lugar de limitarse a aplicar un campo eléctrico y esperar mejoras generales, la idea es ser específicos. El equipo monitoriza los procesos específicos de la herida (como la fase de inflamación) con sensores. A continuación, los algoritmos de Gómez procesan la información de estos sensores y la convierten en elementos procesables, por ejemplo, para administrar iones o un campo eléctrico a la herida, con el fin de calmar más rápidamente a los macrófagos en un intento de acelerar el proceso de cicatrización. No podrían llegar a ese nivel de detalle sin disponer de herramientas más diversas. «De lo contrario, sería como si hubiéramos detectado todo esto y tuviéramos un algoritmo muy complicado,

---

410 Sheehan, Paul. «Bioelectronics for Tissue Regeneration». *Defense Advanced Projects Research Agency* <https://www.darpa.mil/program/bioelectronics-for-tissue-regeneration>.

y ahora todo lo que podemos hacer con la información es dispararle un electrón», explica Rolandi. «Eso no es suficiente».

Sin embargo, al igual que el proyecto de células madre fue para Sheehan un peldaño hacia el proyecto BETR, este es un paso hacia algo más grande. «La cicatrización de heridas es un gran problema inicial», afirma. «Pero, si nos fijamos en todos los ámbitos, hay muchos lugares en la medicina en los que se quiere controlar la administración de un compuesto farmacológico». Un ejemplo muy citado es la administración de medicamentos específicamente dirigidos a un tumor, ya que una interfaz genérica también podría elegir el momento de la administración, no solo el lugar. Cualquier oncólogo te podrá decir que le gustaría poder administrar medicamentos contra el cáncer a sus pacientes por la noche, cuando duermen, porque es entonces cuando el cuerpo se regenera. Es más, durante este periodo de reposo, algunos tejidos no cancerosos que son más sensibles a los fármacos no se están dividiendo, así que administrar los fármacos nocivos en ese momento ayudaría a reducir algunas de las consecuencias adversas. Pero, por supuesto, no se pueden administrar estos fármacos en mitad de la noche. Los médicos, las enfermeras y los jefes de consulta también duermen.

De ahí el próximo objetivo de Sheehan: «Lo que realmente necesitamos es una interfaz genérica con la biología que nos permita introducir información biológica en el cuerpo», me dijo. Citocinas, hormonas, quimiocinas. «Disponer de un dispositivo genérico que pudiera administrar esas terapias sería como tener un médico las veinticuatro horas del día allí mismo, afirma» Sheehan. «O, en el caso de las heridas, actuaría como un cirujano de guardia las veinticuatro horas del día». Este era uno de los argumentos de venta de los xenobots.

Robots rana y ordenadores hongo

Cuando Michael Levin empezó a desmontar los embriones de rana, quería entender qué les ocurre a las células vivas cuando se liberan de las limitaciones de las señales eléctricas que les envía su entorno bioeléctrico. Seguro que recuerdas del capítulo 7 que él y una camarilla de otros científicos creían que estas señales funcionan como una especie de autoridad crucial que instruye a las células sobre qué forma adoptar y dónde, y que esta guía es crucial para que esas células cooperen en sociedad para formarnos adecuadamente en el útero.

Pero ¿cómo poner a prueba esa idea? «Los xenobots fueron una forma de preguntarnos: aquí hay un montón de células, ¿cómo especifican lo que deben construir, en ausencia de cualquier guía?» me dijo Levin. No se trata de tener robots hechos de células de rana o, robots hechos de cualquier célula. De lo que se trata aquí es de entender cómo estos conjuntos de agentes competentes trabajan juntos para alcanzar grandes objetivos. Esto tendría unos corolarios obvios en la medicina regenerativa: ¿cómo se reúnen las células y se ponen de acuerdo para construir algo grande, como un órgano o, incluso, todo el cuerpo? También podría ayudar a entender por qué y en qué circunstancias las células optan por el «sálvese quien pueda» para convertirse en cancerosas.

«Toda mi investigación en mi laboratorio se centra en la idea de cómo muchos se convierten en uno», afirma. «¿Cómo es posible que montones de pequeños agentes competentes se unan para formar un único sistema cognitivo unificado con un estado objetivo?» Si entendemos cómo funciona, la reconstrucción de órganos, la reprogramación de tumores, la corrección de defectos congénitos y la inversión del envejecimiento se convertirán en una cuestión de programación. «Todo se reduce a la cuestión de convencer a las células para que construyan una cosa en lugar de lo que estén haciendo en ese momento», afirma.

Así que decidió ver qué harían las células en ausencia de las señales. Él y sus colaboradores extrajeron varios miles de células de un embrión de rana. Luego las colocaron en un entorno neutro completamente distinto y esperaron a ver qué hacían con su nueva independencia. Las células tenían muchas opciones. Podrían haber muerto. Todas las células podrían haberse independizado. Podían haber formado una «piel» de una sola capa, plana, como un cultivo celular.

No hicieron nada de eso.

En su lugar, unos cuantos miles de ellos se reunieron y crearon algo nuevo. De algún modo, se pusieron de acuerdo entre ellas para formar una nueva arquitectura, como unas pequeñas bolas discretas. Luego, a cada una de ellas le crecieron cilios, lo que en sí mismo no era inusual.

Estos pelitos crecen en la superficie externa de los embriones en desarrollo para mover la mucosidad por el cuerpo y mantenerlo limpio. «Estas células básicamente reutilizaron ese hardware codificado genéticamente», afirma Levin. Ahora, en lugar de utilizar sus cilios para mover la mucosidad, los utilizaban para moverse a sí mismas, aunque no tuvieran ningún sistema nervioso para conjurar la intención o actuar en consecuencia. Sin embargo, con su nuevo equipo, empezaron a desplazarse.

«Tenemos vídeos increíbles de esos pequeños grupos moviéndose. A veces formaban pequeños grupos, interactuaban en diversas configuraciones, e incluso atravesaban un laberinto».

Y aunque no eran más que grupos de células sin cerebro ni sistema nervioso, parecían tener *preferencias*. Cuando Levin las cortaba casi por la mitad, se regeneraban y siempre parecían preferir reconstituirse en las pequeñas formas esféricas que habían adoptado originalmente, si es que puede decirse que una bola de unas 2 000 células de rana tiene preferencias. Xenobots, sin duda. «No se trata ni de un robot tradicional ni de una especie animal conocida. Es una nueva clase de artefacto: un organismo vivo y programable», afirma Joshua Bongard, el robotista del equipo.

Hasta ahora, lo único estrictamente programable en ellos es su forma y su vida útil. Los xenobots no tienen un sistema digestivo, por lo que sus células se instancian con un pequeño saco vitelino que contiene una cantidad fija de combustible. Cuando se agota, mueren. Esa parece ser la principal ventaja de utilizar sistemas vivos como robots: los sistemas vivos pueden morir, lo que descarta el horrible escenario de los xenobots invadiendo el mundo.

O quizá no. A finales de 2021, ya habían sido programados para reproducirse.[411] No se construyeron nuevos órganos sexuales, sino que utilizaron sus bocas, similares a las de Pacman, para agrupar células del mismo tamaño que ellos, que luego se agregaron para formar nuevas formas de vida. Creaban nuevas criaturas como ellas. Era un método

---

411 Kriegman, Sam, et al, «Kinematic Self-Replication in Reconfigurable Organisms». *Proceedings of the National Academy of Sciences*, vol. 118, no. 49 (2021), loc. e2112672118 <https://doi.org/10.1073/pnas.2112672118>

de reproducción nuevo en la historia evolutiva del planeta. Tras casi cinco años de trabajo con estas criaturas, Levin no deja lugar a dudas: están vivas «bajo cualquier definición razonable de vida». No es de extrañar que los éticos empezaran a preocuparse. «¿Es esto una caja de Pandora tan grande como parece?», escribieron dos de ellos poco después de que se publicara el estudio sobre la autorreproducción, que planteaba una serie de posibles consecuencias adversas y cuestionaba si la ciencia necesitaba más límites para evitarlas.[412] «Aunque los xenobots no se fabrican actualmente a partir de embriones humanos o células madre, es concebible que pudieran fabricarse», escribieron.

Andrew Adamatzky cree que la biología es el futuro inevitable de los implantes, pero mientras otros trabajan con ranas y calamares, él apuesta por los hongos. Adamatzky es profesor de informática no convencional en la Universidad del Oeste de Inglaterra, donde ha creado un modelo informático de la actividad eléctrica de los micelios y ha codificado los picos en funciones lógicas, un poco como las funciones Y/O que los transistores son capaces de crear en la informática tradicional.[413] Una vez que tengamos esto para el cuerpo, ¿por qué no para el medio ambiente? El futuro no es bucear hasta el fondo de un arrecife para conseguir un poco de coral para la cadera. El futuro es comprender las propiedades de los biomateriales que los convierten en buenas interfaces y, a continuación, fabricar un suministro constante de ellos, adaptados a las propiedades que mejor pueden interactuar con el cuerpo: coral sintético, pluma de calamar sintética, con el objetivo de garantizar un suministro constante de materiales cuya calidad sea tan infalible como la de los cristales de silicio con los que ahora se fabrican las obleas semiconductoras.

Mientras esperamos los nuevos fármacos para los canales iónicos, los nuevos ensayos y los implantes biológicos (ninguno de los cuales está garantizado que esté con nosotros dentro de diez años), hay otra

---

412   Coghlan, Simon y Kobi Leins. «Will self-replicating "xenobots" cure diseases, yield new bioweapons, or simply turn the whole world into grey goo?», *The Conversation*, 9 de Diciembre de 2021 <https://theconversation.com/will-self-replicating-xenobotscure-diseases-yield-new-bioweapons-or-simply-turn-the-wholeworld-into-grey-goo-173244>

413   Adamatzky, Andrew, et al. «Fungal Electronics». *Biosystems* 212(2021), loc. 104588, doi: 10.1016/j.biosystems.2021.104588

opción para los electroceúticos: los portátiles no invasivos que pueden hacerlo todo desde fuera de la piel.

CAPÍTULO 10

ELECTRIZARNOS MEJOR: NUEVOS CEREBROS Y CUERPOS GRACIAS A LA ELECTROQUÍMICA

Mike Weisend sacó dos electrodos a medida de su estuche de espuma protectora: eran los grandes discos en forma de margarita que canalizarían la electricidad a través de mi cerebro. Me pidió que me pusiera uno en la sien derecha mientras me lo sujetaba a la cabeza con una gasa. Luego me echó un chorro de líquido verde en los interruptores. Me explicó que la margarita de la sien —y la otra del brazo— me harían pasar una cantidad inofensiva de corriente por el cráneo.

Entramos en una oficina gris sin ventanas que los del laboratorio habían convertido en un teatro de operaciones militar. En un extremo había un montón de sacos de arena, apilados a la altura de los hombros. Apoyado en él había un gran fusil M4: un modelo utilizado a menudo para el combate cuerpo a cuerpo. Me lo eché al hombro. Contra una pared, a unos tres metros por delante de los sacos de arena, había una proyección de un simulacro de entrenamiento llamado ¡Emboscada DARWARS!

Estaba allí para probar una tecnología experimental llamada estimulación transcraneal por corriente continua (TDCS, por sus siglas en inglés). Conocí la idea en una conferencia militar organizada por

DARPA, la división del ejército estadounidense que ha creado tecnologías revolucionarias como Internet, el GPS y el láser. (Esta conferencia ya no se celebra, probablemente porque permitía a los periodistas entrometidos como yo descubrir a científicos que aceleraban el aprendizaje de los soldados al electrocutar sus cerebros). Allí me había enterado de una nueva técnica que utilizaban para acelerar el entrenamiento de francotiradores, mediante ráfagas de electricidad administradas en el cráneo. Vigilaban tan de cerca este programa que tuvieron que pasar cuatro años suplicando a DARPA antes de que aceptaran siquiera una llamada de seguimiento de veinte minutos. No es de extrañar, dados sus resultados: «En el caso de los soldados que están aprendiendo puntería, hemos conseguido reducir a la mitad el tiempo que tardan en pasar de novatos a expertos», me dijo el director del programa en aquella llamada telefónica. Habían conseguido resultados similares con los idiomas y la física. ¿Realmente quería creer en estos resultados tan extraordinarios?

Lo que realmente necesitaba era a alguien que pudiera contarme cómo era, pero no me dejaron conocer a ninguno de los soldados de las pruebas.

—¿Puedo probarlo? —aventuré.

Hubo una breve pausa y luego una inspiración, como si estuviera a punto de hablar.

—Firmaré cualquier contrato que necesiten que firme. —Me adelanté, ya embriagada por visiones de mi propio virtuosismo mediado por la electricidad.

Otra pausa, esta vez más larga y con el altavoz silenciado.

—Tendrías que venir a California…

—¡Vale! —dije antes de que pudiera terminar la frase.

Un mes más tarde, me dirigía a la costa oeste de Estados Unidos. Tras los rápidos preparativos de este experimento, y en mi excitación general, había tomado algunas decisiones poco acertadas. La primera fue programar la reunión a la mañana siguiente de un vuelo de once horas de Londres a California, a una hora y en una dirección que no eran adecuadas para dormir. Luego estaba el viaje en coche por las montañas donde había decidido alojarme con un amigo para ahorrarle a *New Scientist* los cien dólares de la habitación de hotel.

Resulta que las montañas de Los Ángeles son mucho más altas de lo que cabría esperar. Debido al *jetlag* y al mal de altura, no había conseguido dormir más de treinta minutos desde que me había subido al avión. Alimentada a base de cantidades ingentes de café, conduje por ese repugnante declive en la negrura previa al amanecer, llorando un poco y repitiendo estridentemente el mantra: «Genial, supongo que así es como moriré». Y eso fue antes de encontrarme con el tráfico.

Cuando llegué para reunirme con el equipo, estaba demasiado ocupada reprendiéndome a mí misma como para pensar en cómo iba a afrontar el reto que me esperaba. Cuatro años persiguiendo esta historia a través de dos trabajos, un vuelo transatlántico y otro transcontinental, ¿y no me había molestado en dejar tiempo para preparar mi cerebro para un experimento neurocientífico? Habría conseguido una historia mejor simplemente transcribiendo la entrevista de la DARPA que había realizado desde la silla de mi escritorio en Londres. Temblé en silencio de rabia reprimida.

El pelo largo hasta la cintura de Michael Weisend no hizo sino aumentar mi desconfianza. Weisend, un neurocientífico que por aquel entonces trabajaba en la Universidad de Nuevo México, había tenido la amabilidad de volar a California aquella mañana para realizar una demostración de su aparato eléctrico. Me condujo a una pequeña habitación donde encontré una voluminosa maleta cuyo interior acolchado de espuma rodeaba un surtido de cables, una botella exprimible llena de un ominoso líquido verde neón y una caja beige engalanada con interruptores y diales, que albergaba una pila de nueve voltios. Weisend soltó una carcajada mientras desempaquetaba los ingredientes. ¿Te imaginas pasar esto por el control de seguridad del aeropuerto?

Cuando Weisend terminó de colocarme los electrodos, me metió el grueso aparato por detrás del sujetador. «Ya estás lista», me dijo. Era hora de ir a la guerra.

Empecé fácilmente, con unas prácticas de tiro sin electricidad, durante las cuales me familiaricé con el peso y la envergadura del arma modificada. Me encontraba en un desierto simulado, sin más sonido que el silbido del viento, frente a una hilera de blancos metálicos más o menos humanoides. Cada vez que le daba a uno, la bala rebotaba con un *ping* satisfactoriamente realista. Siguieron una serie de escenas de este tipo. A pesar del cansancio, lo hice bastante bien.

Weisend volvió a entrar.

—Bien, ahora vamos a ver si podemos hacer que esto sea lo más realista posible —dijo jugueteando con la caja detrás de mí (se refería a que iba a intentar aproximarse a la condición de control y simulacro en un ensayo clínico). Eso requeriría que yo no tuviera ni idea de si había electricidad o no, para que no me viera afectada por el efecto placebo. —Voy a venir un montón de veces, pero no te voy a decir cuando conecte la electricidad. Esto no podía considerarse como una revisión, pero entonces yo no estaba participando de verdad en un ensayo clínico. Se trataba de una anécdota, y yo era una turista.

Se fue, y la tranquilidad de las dunas y los objetivos se disolvió. Me convertí en una francotiradora en un puesto de control. En concreto, me convertí en una *francotiradora terrible*. Era un manojo de nervios incluso antes de que pasara nada. Mis ojos parpadeaban con un brillo maníaco entre el edificio y los coches que se acercaban. En cualquier momento ocurriría algo, pero no sabía qué.

Fue casi un alivio cuando estalló la bomba. Cuando la explosión blanca se desvaneció, un hombre corrió hacia mí con un chaleco explosivo, y ya recuerdas el resto de la introducción de este libro. La simulación se desvaneció en una niebla gris.

El técnico entró y reinició mi rifle, y volví a aparecer en el puesto de control. Esta vez sabía lo que me esperaba y estaba preparada para el primer bombardeo. También conseguí despachar a los tiradores del tejado, pero, después de que el segundo bombardero se abalanzara sobre mí, de repente aparecieron docenas corriendo a una velocidad imposible desde varias direcciones a la vez. Más niebla gris.

No recuerdo cuántas veces más pasé por ello: ¿tres? ¿veinte? Lo único que sé es que cada sesión parecía interminable y que, cuando se encendieron las luces la última vez, solo quería que parara.

Había varios experimentos publicados recientemente que mostraban que el entrenamiento con TDCS aumentaba en 2,3 veces la capacidad de un francotirador para detectar una amenaza, pero yo no veía ninguno de esos resultados. Después de todo, existe una larga historia de contratistas de defensa en los Estados Unidos que sobreinterpretan o, a veces, directamente falsifican sus investigaciones para los ansiosos funcionarios de adquisiciones del gobierno. Cada vez estaba más resentida, y temía el viaje de vuelta entre el tráfico y el cansancio.

Weisend entró y volvió a tocar el aparato. Sentí un sabor metálico, como si acabara de lamer la lengüeta de una lata de aluminio. Aunque se suponía que no podía distinguir el experimento falso del real, mi retenedor dental permanente me había delatado. A pesar de mi escepticismo, de repente me emocioné. Esperé mi momento *Matrix*. En cualquier momento me llovería en la mente información en forma de jeroglíficos en código de película de los noventa, dotándome de la repentina capacidad de comprender la física de los disparos. Pero eso no ocurrió. Solo quedaba el sabor metálico. Suspiré pesadamente y me resigné a otra partida humillante en el juego.

—Nos vemos dentro de un rato —dijo Weisend, y se marchó. Las luces volvieron a apagarse. Y sin mucha fanfarria, despaché tranquilamente a todos los que se acercaban en una sesión que me pareció que había durado tres minutos, aunque Weisend (y el técnico, y varios relojes de pared) me aseguraron que habían sido veinte.

—¿A cuántos le he dado? —le pregunté al técnico cuando se encendieron las luces. El resto ya lo sabéis.

La pregunta que empecé a hacerme entonces, y que ha seguido impulsándome desde entonces, es esta: ¿cómo es posible que la corriente eléctrica que ilumina tu portátil pueda manipular la delicada electricidad natural que hace funcionar el cuerpo, con un efecto tan asombroso? ¿Cuándo podría tener mi propio aparato? ¿Y debería cualquiera de nosotros ser capaz de hacerlo?

Después del experimento, desarrollé una obsesión especial por la pregunta número dos. Recuerdo que, unos meses después, en un acto social del trabajo, me sorprendí a mí misma al llorar mientras contaba la experiencia a uno de mis compañeros. Fue más allá de la experiencia en el laboratorio. Fue el trayecto de vuelta del laboratorio, en el que me movía con calma entre el tráfico y la carretera; conducir asemejaba de pronto tan agradable, cuando para mí solía una actividad repleta de nervios de acero y dientes apretados. Durante los tres días siguientes me enfrenté a los problemas que iban surgiendo exactamente igual que me había enfrentado a los falsos asaltantes: con calma, sin pánico, sin el complicado ritual de sacar a relucir la lista de mis fracasos de toda la vida y hacer una genuflexión ante mi propia inutilidad. Esa fuente sin fondo se había secado de repente. Y eso significaba que, de repente, la vida era mucho *más fácil*. ¿Quién iba a decirme que se podían *hacer las cosas* sin tener que ejecutar primero la elaborada danza de la autorrecriminación psicológica?

¿Y cómo coño, perdona mi lenguaje, una pequeña chispa eléctrico había hecho todo eso?

Una teoría era que se trataba de una forma no invasiva de potenciar las ondas alfa. Estas, como recordarás del capítulo 5, fueron descubiertas por Hans Berger. Durante casi un siglo, las ondas que él identificó se consideraron un acto epifenómeno, meros «gases de escape» del cerebro: podían indicar cosas sencillas, como si el motor estaba en marcha, e incluso a veces daban información limitada sobre su estado. Por ejemplo, en los años 30, el estudio de las oscilaciones con EEG ayudó a Alfred Loomis a avanzar en el estudio de la ciencia del sueño. La idea, hoy tan extendida, de que el sueño se divide en fases REM y no REM sería inconcebible sin estas formas de onda tan reveladoras.

Un puñado de experimentos con animales había sugerido que en teoría se podían alterar las ondas cerebrales. Sin embargo, sin la precisión invasiva de un implante penetrante, no se podían dirigir a funciones específicas, y no había un caso de uso para hacerlo en un ser humano, incluso si se conseguía la aprobación.

Todo cambió en 2000, cuando dos neurólogos de la Universidad de Gotinga (Alemania), Walter Paulus y Michael Nitsche, publicaron un artículo en el que describían una nueva técnica llamada estimulación transcraneal por corriente continua. Con la tDCS era posible alterar los ritmos de las ondas sin cirugía cerebral, y ver si el cambio de los ritmos modificaba el comportamiento o el estado mental de una persona. Era relativamente fácil y seguro: atar dos electrodos a la cabeza de un voluntario, colocarlos sobre las zonas cerebrales de interés y hacer fluir una corriente muy suave (entre 1 y 2 miliamperios). En 2003, el equipo de Paulus publicó un experimento que parecía demostrar que la tDCS podía aumentar el rendimiento cognitivo y aceleraba la capacidad de las personas para aprender una secuencia aleatoria de pulsaciones en el teclado de un ordenador.[414] «Era como dar una pequeña taza de café a una parte relativamente focal del cerebro», declaró uno de sus coautores a *New Scientist*.[415]

Fue entonces cuando estalló la tDCS. Ahora todo el mundo buscaba formas de mejorar el cerebro con esta nueva y sencilla herramienta. Un año después, Lisa Marshall, de la Universidad de Lübeck, agudizó la memoria de las personas aumentando el tamaño de un tipo de garabato llamado huso del sueño con breves ráfagas de tDCS mientras dormían.[416] A la mañana siguiente, podían recordar mejor los pares de palabras que habían aprendido el día anterior que las personas a las que no se les había aplicado tDCS. Otros investigadores se lanzaron a replicar este y otros estímulos mentales. En universidades como Oxford, Harvard y Charité, un poco de electricidad mejoraba la memoria, las habilidades matemáticas, la atención, la concentración y la creatividad. En 2010 se habían publicado miles de artículos que pretendían demostrar los efectos de la electrificación en la memoria y la cognición.

He aquí el problema. No lo hizo para todos, ni siquiera para mí. Como mencioné en la introducción, aunque el tDCS funcionó de maravilla para la puntería, no mejoró mis nefastas habilidades matemáticas.

Las afirmaciones extraordinarias requieren pruebas extraordinarias. Empezó a descubrirse que muchos de los estudios cuyos espectaculares resultados se habían divulgado tan ampliamente ni siquiera tenían pruebas ordinarias. El número de participantes era de un solo dígito, lo que ponía a prueba su credulidad. Algunos carecían por completo de grupo de control, el pecado mortal de la ciencia. Pero no solo la ciencia mal hecha planteaba problemas a la tDCS. Incluso los

---

414 Nitsche, Michael A., et al. «Facilitation of Implicit Motor Learning by Weak Transcranial Direct Current Stimulation of the Primary Motor Cortex in the Human». *Journal of Cognitive Neuroscience*, vol. 15, no. 4 (2003): 619–26, doi: https://doi.org/10.1162/089892903321662994

415 Trivedi, Bijal. «Electrify your mind–literally», *New Scientist*, 11 de Abril de 2006 <https://www.newscientist.com/article/mg19025471-100-electrify-your-mind-literally/>

416 Marshall, L, M. Mölle, M. Hallschmid y J. Born. «Transcranial direct current stimulation during sleep improves declarative memory». *The Journal of Neuroscience* vol. 24, no. 44 (2004): 9985–92, doi: 10.1523/Jneurosci.2725-04.2004

buenos estudios estaban puestos bajo la lupa, porque no había un consenso firme sobre cómo exactamente se suponía que la tDCS estaba creando todos estos efectos. Mientras tanto, muchas de las personas que habían comprado uno de los muchos nuevos kits de tDCS caseros empezaron a quejarse de que no tenían ningún efecto.

Entonces se publicaron un par de estudios que planteaban la cuestión de si la tDCS era una gigantesca estafa. En un experimento un tanto espantoso, los investigadores de la Universidad de Nueva York probaron los efectos de la dosis estándar de tDCS —los mismos 2 miliamperios que yo había experimentado en California— en un cadáver. Según ellos, esa dosis ni siquiera enviaba suficiente electricidad a través del cráneo para que apareciera en el cerebro: El 90 % se escurrió a otras partes del cuerpo, incluida la piel del cuero cabelludo. ¿Cómo podía tener algo así efectos sobre la cognición? Incluso el investigador que me había realizado el protocolo DARPA se mostró comprensivo con los detractores. «Por cada buen estudio, hay otros tantos que tiran mierda a la pared para ver si se pega», me dijo.

De hecho, en 2016, lo que había comenzado como una forma de investigar el papel funcional de las ondas se había convertido en una panacea putativa en toda regla. Siempre había una subvención para sacársela a alguien. «He aquí una lista de todo aquello para lo que se supone que funciona la tDCS», declaró Vincent Walsh, del Instituto de Neurociencia Cognitiva del University College de Londres, en una cumbre sobre tDCS, antes de enumerar una lista que incluía esquizofrenia, trastornos alimentarios, depresión, migraña, epilepsia, dolor, esclerosis múltiple, conductas adictivas, razonamiento deficiente y autismo, y que se alargaba hasta los dos dígitos.[417] «Hágame un favor…», dijo con su voz impregnada del mejor sarcasmo británico. Desde luego, no era el único que recordaba la era de la electrocución posterior a Galvani.

Esto sucedía porque no había pasado mucho tiempo antes de que el foco de atención se desplazara de las ondas a las herramientas

---

417 Walsh, Profesor Vincent. «Cognitive Effects of TDC at Summit on Transcranial Direct Current Stimulation (tDCS) at the UC-Davis Center for Mind & Brain», *UC Davis YouTube*, 8 de Octubre de 2013 <https://www.youtube.com/watch?v=9fz7r-8VDV4o>. La parte relevante para este libro comienza a partir del minuto 14.

para manipularlas, y en algún punto del camino, las propias ondas se perdían en la confusión. Silicon Valley también se interesó por «sobreprogramar» el cerebro y financió el desarrollo de tecnologías para potenciar las ondas alfa, y surgió una oleada de aparatos de uso doméstico, ninguno de los cuales parecía funcionar realmente. La excesiva atención prestada a la tDCS (¿Funcionaba de verdad? ¿Cambiaba el cerebro? ¿Se generaban potenciales de acción?) empañó el objetivo inicial de la herramienta, que era comprobar si se podían alterar las oscilaciones de todo el cerebro —no los potenciales de acción individuales en áreas cerebrales concretas— para que tuvieran consecuencias en el comportamiento.

A medida que la polémica sobre la tDCS se fue apagando, otros enfoques para potenciar las ondas alfa volvieron a centrar la atención en las oscilaciones y en si eran funcionales. La estimulación magnética transcraneal (básicamente ser electrocutado por un imán gigante), la estimulación cerebral profunda y la estimulación transcraneal por corriente alterna (que no era una corriente galvánica, sino una serie rápida de pulsos que cambian muy rápidamente de flujo de corriente negativa a positiva) pintaron un nuevo y amplio panorama sobre las ondas: no solo podían decir realidades profundas sobre lo que estaba pasando en el cerebro, sino que cambiarlas podía cambiar el comportamiento relacionado.

Con todo su sarcasmo, Walsh ni siquiera es un escéptico visceral de la tDCS: también ha aportado sus propios estudios al tema. Lo que le hizo (a él, a Kip Ludwig y a muchos otros) tan gruñón respecto a la tDCS fue la credulidad con la que se informaba a la prensa sobre los pequeños estudios. Algunos de ellos eran apenas más ingenuos que mi tan poco fiable aventura. Y, sin embargo, la gente no llegó a leer sobre el hecho de que los estudios no tenían un control adecuado y solo cinco sujetos. Leyeron sobre sus promesas y vieron que el dispositivo no era invasivo y pensaron que eso equivalía a no tener ningún riesgo. Así que muchos de ellos decidieron fabricarse uno. Reddit tiene un enlace dedicado a reprogramar tu cerebro, donde ofrece diagramas de circuitos y otras instrucciones. Me solidarizo. A decir verdad, yo misma acabé comprando un estimulador cerebral, ya que no tengo talento para fabricarme uno. Aun así, no podría decirte de forma concluyente si es efecto placebo o no. Solo lo uso cuando el cerebro me viene con la Lista.

Por suerte para mí, algunas personas que construyeron sus propios aparatos sufrieron graves consecuencias, de tal alcance que llegaron a quedarse ciegos y quemarse al intentar reproducir los parámetros exactos que estimularían eficazmente sus cerebros. Tanto fue así, que un grupo de neurocientíficos tuvo que publicar una carta abierta rogándoles que dejaran de hacerlo.[418]

Déjà vu de nuevo

En los últimos años han proliferado los estudios sobre tDCS. Como todos los tratamientos bioeléctricos, funciona o no en función de los factores más pequeños e impredecibles. Hay que tener en cuenta docenas de variables a la hora de diseñar los experimentos. Incluso hay que tener en cuenta la variabilidad del grosor del cráneo. (Inserta una broma aquí). Algunas personas tienen suerte y se encuentran con los parámetros adecuados para la estimulación eléctrica que reciben.

Ese parece haber sido mi caso, como deduje varios años después tras una conversación casual con una investigadora que estudia los efectos de la tDCS en la depresión. Cuando le dije que la electricidad había disipado mi monólogo negativo como la niebla matinal de San Francisco, se le iluminó la cara. Dijo que había identificado una población de personas deprimidas cuya enfermedad se manifiesta exactamente en este tipo de autoconversación castigadora, en la que gastas toda tu energía en hundirte a ti mismo. La intervención alivió en especial esos síntomas, pero, al igual que en la búsqueda de la estimulación cerebral profunda de Helen Mayberg en el capítulo 5, todavía estaba tratando de discernir entre los que respondían y los que no.

El estudio de la estimulación cerebral no está en desuso, simplemente es muy, muy difícil, como toda ciencia en general.[419] No existe

---

418 Wurzman, Rachel et al. «An open letter concerning do-it-yourself users of transcranial direct current stimulation». *Annals of Neurology*, vol 80, 1. Julio 2016.

419 Aschwanden, Christie. «Science isn't broken: It's just a hell of a lot harder than we give it credit for», *Five Thirty-Eight*, 19 de Agosto de 2015 <https://fivethirtyeight.com/features/science-isnt-broken/>

ninguna conspiración en la ciencia para que solo pasen los malos resultados a revisión, es solo que un solo estudio puede encontrarse con montones de problemas: la falta de financiación para un número suficiente de participantes en el ensayo, el sesgo de los investigadores, unos equipos no estandarizados, intensidades de estimulación… hay tantos parámetros que apenas se sabe por dónde empezar.

Por el contrario, un ensayo clínico siempre tiene que empezar con un número bajo de pacientes (el objetivo es utilizar pocos recursos, que se supone que se ahorrarán para el gran ensayo final). Es lo habitual. Sin embargo, su tamaño los hace más propensos a los sesgos. Kip Ludwig, ex director de los NIH, explica que eso no significa que los primeros datos de los ensayos pequeños carezcan de valor: se supone que, con el tiempo, se incorporarán al gran estudio definitivo que puede ofrecer un resultado claro. El problema es que hemos olvidado que esos primeros estudios no son pruebas: todas las deficiencias que he mencionado anteriormente conducen a un escenario estadístico en el que es muy probable obtener un «falso positivo» de que la intervención funciona muy bien (cuando, en realidad, no es así). Por desgracia, esto es lo que acabó ocurriendo con la ivermectina y la hidroxicloroquina para tratar el Covid, ya que hubo varias personas que no eran científicas y que dieron demasiada importancia a uno o dos estudios iniciales, con muy pocos pacientes y diseños experimentales defectuosos. Los estudios posteriores, más definitivos y con más recursos, revelaron más tarde que esos primeros resultados eran una casualidad. Pero, para entonces, la desinformación ya estaba ahí.

Puede que pronto volvamos a vivir otra ronda de este juego de promesas y recriminaciones. Al igual que la tDCS, la electroterapia se ha vuelto no invasiva. La terapia se llama ahora «tecnología de estimulación del nervio vago», o ENV. Está recibiendo una gran financiación económica por parte de Silicon Valley y está en todas las redes sociales, pero no ha tomado la forma que se predijo hace diez años. En lugar de apoyar implantes penetrantes, la mayoría de los inversores apuestan por tecnologías portátiles no invasivas que tratan de afectar al nervio desde la parte superior de la piel, como pequeños auriculares que estimulan el nervio vago desde las profundidades del cuerpo hasta casi atravesar la superficie de la piel en un punto justo dentro de la oreja. Una vez más, se propone ayudar a la concentración, la ansiedad, la depresión… A estas alturas ya conoces el resto de la historia. Al igual que ocurre con la tDCS, por cada estudio que muestra un indicio de efecto en un pequeño número de pacientes —algunos de los cuales no están muy bien realizados— hay otro estudio que demuestra que no funciona.[420]

Si queremos entender nuestro electroma lo suficientemente bien como para manipularlo con precisión con artilugios no invasivos, el primer paso es realizar enormes ensayos con tecnología invasiva que puedan mostrar de forma concluyente cómo interactúa la tecnología con nuestra bioelectricidad.

Esto plantea la siguiente pregunta: ¿quién va a dejar que le abran el cerebro para obtener esos datos? Todas las herramientas y los conocimientos que hemos reunido hasta ahora sobre las dimensiones eléctricas del cuerpo han sido proporcionados por personas para las que inscribirse en uno de estos estudios es una opción de último recurso: desde los latidos del corazón de Catharina Serafin hasta el trabajo de Matt Nagle con BrainGate, pasando por los pioneros de la ENV. La cura del cáncer, la regeneración de extremidades, la reversión de defectos congénitos, las mejoras neuronales, la modulación inmunológica —que las personas sanas utilizarán para mejorarse a sí mismas en el futuro— descansan en la próxima generación de pilotos de pruebas.

Los pilotos de prueba

En la época en que intentaba llevar a la FDA por el buen camino con el campo de estimulación de ondas, Jennifer French fundó Neurotech Network, un grupo de defensa de la neurotecnología que ayudaba a las personas con lesiones neurológicas a encontrar una tecnología de asistencia que pueda ayudarles en su circunstancia específica. «La tecnología puede convertirse en un gran igualador», afirma. «Da opciones a la gente».

---

420 Verma, N., et al. «Auricular Vagus Neuromodulation – A Systematic Review on Quality of Evidence and Clinical Effects». *Frontiers in Neuroscience* 15 (2021), artículo 664740 <https://doi.org/10.3389/fnins.2021.664740>

Sin embargo, a menudo las personas que diseñan neurotecnologías pueden centrarse en el tipo de pruebas que puede que enternezcan a las personas que son como ellos, a expensas de ayudar a las personas que de verdad necesitan la tecnología. French entiende por qué lo hacen. «Conseguir que la gente vuelva a caminar es sexy», afirma. Entre bastidores, una vez que la atención mediática se ha calmado, los investigadores presentan discretamente las subvenciones con el tipo de prioridades que son realmente importantes para los lesionados medulares: el dolor y el control de la vejiga. «Abordar las verdaderas necesidades de esta población no es algo que venda en los medios de comunicación».

En cambio, el mensaje público sigue siendo lo que la especialista en estudios sobre discapacidad Stella Young denomina «porno de inspiración», y tiene consecuencias de gran alcance.[421]

Por ejemplo, esos vídeos de investigación con personas paralizadas caminando circulan por las redes sociales y los medios de comunicación tradicionales. Despojados de su contexto —que a menudo lo están, porque ya se sabe cómo funciona Internet— dan a la gente una imagen muy sesgada de lo que es posible hacer si uno se lesiona.

«Cada vez que sale una de esas noticias —¡Hemos curado la lesión medular, hay gente que se levanta y camina!— se crea una falsa impresión», afirma French. «Entonces los grupos de defensa reciben un montón de llamadas de personas que viven con esa enfermedad, preguntando: "¿Cuándo podré tener la cura?"». Por supuesto, no es una cura, y corresponde a grupos como el suyo bajar a la gente del bombo publicitario. El bombo mediático es destructivo en más de un sentido.

La percepción errónea que siembra también dificulta que la gente tenga una idea clara de las capacidades que realmente existen. Esto dificulta la evaluación objetiva de la conveniencia de inscribirse en un ensayo. Cuando Phil Kennedy se sometió voluntariamente a una intervención quirúrgica extremadamente arriesgada (y potencialmente poco ética), fue aclamado por la prensa tecnológica como un

---

421 Young, Stella. «I'm not your inspiration, thank you very much», *TED*, Junio 2014, www.ted.com/talks/stella_young_i_m_not_your_inspiration_thank_you_very_much

abnegado héroe de la ciencia. Y sin embargo, salvo contadas excepciones, la cobertura de los voluntarios en los ensayos clínicos tiene poco de esta veneración. «Las personas que prueban la neurotecnología son pilotos de pruebas tanto como Chuck Yeager o Buzz Aldrin», afirma French. Del mismo modo que esos hombres arriesgaron sus vidas para ampliar los conocimientos científicos sobre la barrera del sonido y los vuelos espaciales, las personas que se ofrecen voluntarias para probar nuevas neurotecnologías deberían ser entendidas como temerarios que trabajan —con gran riesgo para sí mismos— para llevar la ciencia a nuevas fronteras.

Yeager y Aldrin (y Kennedy) conocían perfectamente los riesgos antes de emprender sus vuelos experimentales. No hay normas sobre cómo los médicos deben comunicar las expectativas a las personas que se presentan voluntarias a los ensayos. Hay tantas personas que se apuntan a los ensayos de nuevas neurotecnologías experimentales invasivas por razones altruistas como con la esperanza de que ese ensayo acabe siendo la cura o una ayuda. A veces, un voluntario llega a un ensayo desesperado, con la cabeza llena de ideas engañosas del «porno de inspiración». A French, esto le exaspera, porque las personas que se apuntan a ensayos clínicos no son conejillas de Indias, y no se les debe tratar con condescendencia ni tentarles con falsas esperanzas.

Convertir a alguien en piloto de pruebas solo es éticamente posible cuando esa persona tiene una visión completa de todo lo que puede salir mal y tiene unas expectativas controladas de lo que la tecnología puede y no puede hacer. «Tenemos que ser muy claros con la gente sobre lo que esto puede hacer por ellos de manera personal», afirma French. Sin embargo, no hay normas que los médicos deban cumplir a la hora de asesorar a los voluntarios de los ensayos.

Por un lado, quien diseñe interfaces bioeléctricas debería analizar la historia ética de los implantes médicos. Conocemos la espeluznante historia de personas a las que se les han colocado implantes en contra de su voluntad, pero ¿qué ocurre con los explantes? A algunas personas les retiraron implantes experimentales contra su voluntad después de que las empresas que los fabricaban quebraran. Hace un par de años pasé unas horas en un congreso de neurociencia hablando de estos temas con Frederic Gilbert, neurocientífico y filósofo de la Universidad de Tasmania que estudia la explantación.

Gilbert señala en particular un importante problema ético: a los posibles participantes en los ensayos no se les suele contar toda la historia sobre el futuro de sus dispositivos. Un estudio de la Universidad Rice y el Baylor College of Medicine descubrió que, por lo general, a los posibles participantes en un estudio no se les explica qué ocurrirá con sus implantes una vez concluido el ensayo.

Un caso típico sería el de una persona con una enfermedad resistente al tratamiento que le está robando calidad de vida. Quizá ya no pueda conducir ni trabajar. Como último recurso, se unió a un ensayo clínico de un implante que prometía cambiar todo eso. El implante funcionó y pronto pudo conducir, hacer planes y recuperar la vida bastante predecible que la mayoría de nosotros damos por sentada.

Sin embargo, su implante era un dispositivo experimental, y cuando la empresa de neurotecnología que se lo había implantado descubrió que su dispositivo no funcionaba para todos los participantes en el ensayo, se declaró en quiebra. La empresa insolvente ya no podía mantener sus dispositivos, así que necesitaban recuperarlos. Eso significaba otra operación cerebral para retirar el dispositivo en investigación. Esta persona no estaba preparada para volver a cómo era su vida anterior al implante. No había dado su consentimiento para que le retiraran el dispositivo ni para la cirugía cerebral. «¿Cómo se supone que van a recuperar estos dispositivos?» me preguntó Gilbert. «¿Cazan a esta gente? Parece algo sacado de *Blade Runner*».[422]

Cuando nuevas tecnologías médicas radicales tienen éxito, la prensa tecnológica informa sin aliento sobre personas paralíticas que pueden comer uvas solas, o resultados de ensayos que desvelan otra cosa que los implantes cerebrales podrían mejorar. Pero ¿qué ocurre cuando terminan los ensayos? La prensa tecnológica es un poco más difícil de localizar.

---

[422] La cita proviene de una entrevista con el autor en la reunión de la Sociedad Internacional de Neuroética. El 2 de Noviembre de 2018. Este tema también es tratado en Drew, Liam. «The ethics of brain–computer interfaces». *Nature*. 24 de Julio de 2019 <https://www.nature.com/articles/d41586-019-02214-2>

Te estarás preguntando: ¿por qué no pueden quedarse estos aparatos? Normalmente es porque necesitan un soporte técnico a largo plazo que una empresa de nueva creación en quiebra no puede proporcionarles. Hay que cambiar las pilas de los estimuladores o ajustar las frecuencias de estimulación. Tiene que haber alguien encargado de las revisiones médicas de las personas con implantes instalados en su materia gris. En raras ocasiones, esto es posible, si la persona a cargo de su ensayo clínico resulta ser Helen Mayberg. Tras una larga y prestigiosa carrera en la Universidad de Emory, la Facultad de Medicina Icahn del Hospital Mount Sinai de Nueva York creó un nuevo Centro de Terapéutica de Circuitos Avanzados para que ella lo dirigiera. Cuando implantan los implantes a los pacientes, dice, cada uno se convierte en dueño de estos. «No en el sentido de que puedas hacer lo que quieras con ellos, sino todo lo contrario. Ahora tienes una responsabilidad de por vida con ellos». Mayberg es una apasionada de este tema y ha conseguido que sus participantes conserven sus implantes de ECP contra la depresión después de un ensayo. También es una persona importante e influyente en el campo de la neurociencia, con muchas credenciales que la respaldan, un gran poder institucional a sus órdenes y financiación universitaria.

Hank Greely, profesor de Derecho en Stanford y experto en ética de las biociencias, cree que la respuesta es que antes de que los investigadores en neuroingeniería o bioelectricidad lleven a cabo cualquier tipo de ensayo, las empresas o universidades que los respaldan deberían verse obligadas a invertir en algo parecido a un bono: «un fondo común que permita a la gente conservar sus dispositivos, hacer que los mantengan y reparen, y que les cambien las baterías», afirma. «Estas personas no son ratas. No se les implanta, se les quitan los datos y se les elimina».

En la actualidad, French presta su experiencia a varios grupos de neuroética y de defensa del paciente, como los Institutos Nacionales de Salud, la iniciativa BRAIN y el Instituto de Ingenieros Eléctricos y Electrónicos, que trabaja en un marco de neuroética en torno a los dispositivos médicos y neurotecnológicos. Todas las nuevas normas pretenden garantizar la plena divulgación a los voluntarios que prueban la estimulación cerebral profunda, los estimuladores espinales y otras neurotecnologías de nueva generación. Todo ello forma parte de una iniciativa más amplia, los derechos neuronales, que está ganando adeptos y que recientemente se ha convertido en ley en Chile en 2021.[423]

No te metas con la electricidad

Un mayor número de voluntarios, mejor informados, aceleraría nuestra comprensión de los implantes neuronales, los electroceúticos y otros tipos de intervención eléctrica. Sin embargo, la estimulación eléctrica no es la única forma de influir en nuestras funciones bioeléctricas normales.

Estamos empezando a buscar futuros electrofármacos en los fármacos para canales iónicos que llevamos décadas utilizando. Son manipuladores de canales iónicos, capaces de bloquearlos, abrirlos o alterar su estado. Como vimos en los capítulos 7 y 8, una comprensión más completa de su importancia en la señalización bioeléctrica está impulsando nuevas investigaciones sobre cómo estos fármacos podrían reutilizarse en terapias contra el cáncer y en medicina regenerativa. Pero también abre una pregunta más inquietante: si ya estamos tomando tantos de estos fármacos, ¿tenemos una comprensión completa de lo que han estado haciendo a nuestro electroma? ¿Deberíamos empezar a averiguarlo? Empezamos a utilizar fármacos que actuaban sobre nuestros canales iónicos mucho antes de conocer realmente los canales iónicos. Los utilizábamos porque funcionaban; más tarde descubrimos cómo funcionaban.

En algunos casos, los efectos secundarios bioeléctricos ya se conocen bien. La mayoría de los medicamentos para la epilepsia, por ejemplo, causan una serie de anomalías congénitas si se toman durante el embarazo. Esto se debe a cómo afectan a nuestra bioelectricidad. Muchos de ellos suprimen los canales de sodio o calcio hiperactivos, pero aunque esto ayuda a calmar las neuronas afectadas y a detener

---

[423] Strickland, Eliza. «Worldwide Campaign For Neurorights Notches Its First Win», IEEE Spectrum, 18 de Diciembre de 2021 <https://spectrum.ieee.org/neurotech-neurorights>

los ataques, cada vez hay más pruebas de que también puede alterar la comunicación entre los canales iónicos necesaria para el correcto desarrollo de la estructura fetal. En el caso de un medicamento, la gravedad de las posibles consecuencias —riesgo significativo de las discapacidades cognitivas y del aprendizaje de por vida, y de anomalías físicas— ha llevado a restringir su uso en personas que pueden quedarse embarazadas, durante la edad reproductiva máxima.

Los fármacos para la epilepsia no son los únicos que tienen efectos de gran alcance sobre los canales iónicos y, sin embargo, apenas se ha investigado cómo otros pueden alterar las complejas formas en que los canales iónicos intervienen en el desarrollo. Al igual que Kip Ludwig, Emily Bates trabaja en los detalles de la bioelectricidad, pero lo hace como bióloga del desarrollo en la Facultad de Medicina de la Universidad de Colorado. Bates se preguntaba desde hacía tiempo qué otros fármacos podían alterar los canales iónicos y provocar defectos congénitos.

Una pequeña advertencia antes de continuar: es muy pronto para algunas de estas investigaciones. Hablar de los efectos médicos sobre el desarrollo suele estar teñido de un particular autoritarismo primario. Cuando una persona está embarazada, no se le permite hacer casi nada sin evocar severas palabras de preocupación. Me mortificaría que mi libro se utilizara como un garrote más para avergonzar a alguien en un momento de su vida en el que todo es ya bastante inquietante. Por eso, es tan importante financiar investigaciones que nos permitan saber qué es seguro para un feto en desarrollo.

Bates decidió centrarse en fármacos sobre los que ya existía un sólido corpus de investigación para demostrar sus efectos nocivos sobre el embarazo. Fumar, por ejemplo, ha demostrado ampliamente que «aumenta el riesgo de problemas de salud para los bebés en desarrollo, incluidos los nacimientos prematuros y el bajo peso al nacer», confirma el Centro de Control de Enfermedades, además de estar firmemente relacionado con defectos congénitos de la boca y el labio, como el paladar hendido. Pero ha sido difícil determinar cuál de los 7 000 ingredientes de los cigarrillos es el culpable, ya que contienen una gran variedad de sustancias químicas, como amoníaco y plomo, muchas de las cuales están relacionadas con el cáncer. Esta es en parte la razón por la que el vapeo se ha aceptado discretamente como una campaña de reducción de daños: es la nicotina sin el resto de las cosas.[424] Puede que la nicotina en esta forma siga sin ser buena, y no está recomendada por los médicos, pero no es de extrañar que las fumadoras se pasen a menudo al vapeo cuando se quedan embarazadas. Y si ya fuman, puede que no intenten dejarlo cuando descubran que están embarazadas. En cualquier caso, al vaporizar nicotina se suele consumir una dosis más alta.[425]

¿La exposición fetal a la nicotina provoca defectos de nacimiento? Bates expuso a varios ratones preñados a nicotina pura introduciéndolos en una cámara de vapeo (básicamente una cachimba gigante) y descubrió que los recién nacidos seguían presentando varios problemas de desarrollo característicos: tenían huesos más cortos, sobre todo del húmero y el fémur (correlacionados con una estatura más baja en humanos), y la exposición a la nicotina había alterado su desarrollo pulmonar.[426] Estaba claro que la nicotina no era aquí un espectador inocente, ya que estaba causando claramente estos defectos. Los vaporizadores, que proporcionan nicotina, son malos para un bebé en desarrollo.

Aún no es posible relacionar claramente estos efectos físicos con un mecanismo. Pero hay muchas otras investigaciones cuyas piezas encajan intrigantemente bien con los nuevos datos para formar una imagen convincente. Está bien establecido, por ejemplo, que la nicotina se une y bloquea un canal de potasio conocido como «rectificador interno», es decir, mantiene las concentraciones en la célula en el «lugar feliz» de la célula, porque el trabajo del canal de potasio es permitir que más iones de potasio entren en la célula que salgan de la célula. Bates ha dedicado su carrera a este canal. Según las primeras pruebas obtenidas

---

424 Coghlan, Andy. «Vaping really isn't as harmful for your cells as smoking», *New Scientist*, 4 de Enero de 2016 <https://www.newscientist.com/article/dn28723-vaping-really-isnt-as-harmful-for-your-cells-as-smoking/>

425 «Committee on the Review of the Health Effects of Electronic Nicotine Delivery Systems and Others». En: Kathleen Stratton, Leslie Y. Kwan y David L. Eaton (eds), *Public Health Consequences of E-Cigarettes*, Washington, DC: 2018, 24952 <https://www.nap.edu/catalog/24952>

426 Moehn, Kayla, Yunus Ozekin y Emily Bates. «Investigating the Effects of Vaping and Nicotine's Block of Kir2.1 on Humerus and Digital Development in Embryonic Mice». *FASEB Journal*, vol. 36, no. S1 (2022) <https://doi.org/10.1096/fasebj.2022.36.S1.R2578>

en su laboratorio, el alcohol también puede afectar a este canal, lo que podría ser el responsable de los defectos congénitos asociados al síndrome alcohólico fetal.

La anestesia también afecta a los canales iónicos de formas que aún no conocemos. Los fármacos no solo pueden afectar a la señalización bioeléctrica durante el embarazo. Si alguna vez te han administrado anestesia general, existe una pequeña posibilidad de que tengas un mayor riesgo de desarrollar cáncer más adelante,[427] o quizá problemas de memoria.[428] Incluso hay casos en los que las personas parecen estar bajo los efectos de la anestesia, pero no lo están, o presentan síntomas persistentes y misteriosos similares a los del TEPT.[429] Sin embargo, no lo sabemos, porque en realidad no sabemos exactamente cómo hace la anestesia lo que hace. Bueno, sí sabemos algunas cosas. «Sabemos lo que hace a las neuronas», dice Patrick Purdon, profesor de anestesia en Harvard. Hace que las neuronas se activen de un modo completamente distinto al de los procesos fisiológicos normales y, en algunos casos, interrumpe por completo su activación durante unos segundos. El resultado es un completo desvanecimiento, más completa que cualquier sueño. Sabemos que las neuronas se detienen, pero no tenemos una explicación molecular de cómo lo hacen.

O, para ser francos, cómo vuelven a encenderse. «Lo asombroso de la anestesia general es que ninguno de nosotros vuelve a ser la misma persona», dice Michael Levin. Pero no todos lo hacen. Algunas personas tienen alucinaciones. A esos pequeños gusanos inmortales, los planarios, cuando se les administra anestesia (y se les corta la cabeza), les vuelve a crecer una cabeza... de otra especie. Incluso las bacterias responden a la anestesia.

---

427 Benzonana, Laura, et al. «Isoflurane, a Commonly Used Volatile Anesthetic, Enhances Renal Cancer Growth and Malignant Potential via the Hypoxia-Inducible Factor Cellular Signaling Pathway In Vitro». *Anesthesiology*, vol. 119, no. 3 (2013): 593-605.

428 Jiang, Jue y Hong Jiang. «Effect of the Inhaled Anesthetics Isoflurane, Sevoflurane and Desflurane on the Neuropathogenesis of Alzheimer's Disease (Review)». *Molecular Medicine Reports*, vol. 12, no. 1 (2015): 3-12.

429 Robson, David. «This is what it's like waking up during surgery», *Mosaic*, 12 de Marzo de 2019 <https://mosaicscience.com/story/anaesthesia-anesthesia-awake-awareness-surgery-operation-or-paralysed/>

No solo los fármacos pueden pillar por sorpresa a nuestros canales iónicos. En 2019, un trabajador de la construcción de cincuenta y cuatro años se desplomó y murió a pesar de que, según los informes, se encontraba en perfecto estado de salud. Un año después, el New England Journal of Medicine publicó una investigación sobre el extraño caso.[430] En las tres semanas anteriores a su muerte, el hombre había comido de una a dos bolsas grandes de regaliz al día, todos los días. En el Hospital General de Massachusetts, donde los médicos pasaron veinticuatro horas intentando salvarlo tras su colapso, se hizo evidente que su ritmo cardiaco se había desestabilizado de forma irreversible. Resulta que el ingrediente activo del regaliz, la glicirricina, imita un proceso que el cuerpo utiliza cuando necesita retener sodio y deshacerse de potasio. Sus canales de potasio necesitaban iones, pero no los había. Sin estos iones para regular el equilibrio sodio-potasio de las células del corazón, este era incapaz de disparar potenciales de acción regulares. No era el primero al que le ocurría esto. En 2012 se habían acumulado suficientes incidentes similares como para dar lugar a un artículo de revisión titulado «Abuso del regaliz», cuyos autores advertían de que el regaliz «no era solo un caramelo». Instaron a la Administración de Alimentos y Medicamentos de Estados Unidos a regular la «sustancia» y a crear mensajes de salud pública sobre sus peligros para la salud.[431] Cinco años más tarde, la Administración de Alimentos y Medicamentos cumplió en parte, emitiendo una dura advertencia sobre los peligros del regaliz a tiempo para Halloween. Regaliz negro, preguntaban, ¿truco o trato?

Menudo batiburrillo tangencial he montado aquí. Estoy tratando de pintar un cuadro de todas las formas inesperadas en que podemos afectar involuntariamente a nuestro electroma. Espero estar abogando por una comprensión más holística de nuestras dimensiones bioeléctricas. Por desgracia, hasta ahora ha habido mucha resistencia a ello. Un buen ejemplo fue la reacción a la investigación de Bates.

---

430   Edelman, Elazer, et al. «Case 30-2020: A 54-Year-Old Man with Sudden Cardiac Arrest». *New England Journal of Medicine*, vol. 383, no. 13 (2020): 1263-75..

431   Hesham, R. Omar, et al. «Licorice Abuse: Time to Send a Warning Message». *Therapeutic Advances in Endocrinology and Metabolism*, vol.3, no. 4 (2012): 125-38.

Silos institucionales

El artículo no debería haber sido polémico. Solo era una revisión, y bastante árida, además. No parece tan polémico señalar que la bioelectricidad desempeña un papel importante en el desarrollo, aunque el mecanismo por el que lo hace sigue sin estar claro. Bates y su coautora elaboraron un resumen de los distintos mecanismos y teorías que se han propuesto para explicar la implicación de la bioelectricidad en el desarrollo fetal. Enviaron el borrador del artículo a una revista, que lo distribuyó a otros científicos, como es habitual en la revisión por pares para publicar cualquier artículo en una revista científica respetada. El director de la revista transmitió los comentarios a Bates, junto con la orden de «corregirlos». Bates cometió el error de leer el documento justo antes de irse a la cama.

Algunas de las respuestas fueron mordaces de una forma que parecía desproporcionada en relación con el artículo que comentaban. Nadie hablaba de defectos metodológicos ni le acusaba de datos fraudulentos. Simplemente eran mordaces con todo el campo. Frases como «la mitología del voltaje de membrana» inundaban los comentarios. El golpe fatal pareció ser la mención de Bates al código bioeléctrico.

No era la primera vez que oía hablar de una de estas críticas despectivas y excoriativas: Ann Rajnicek (que había trabajado con Borgens) me había hablado de una solicitud de subvención rechazada tajantemente con la única pregunta: «¿De verdad hay alguien que se siga creyendo esta mierda?» Sin embargo, como periodista científica, sé que las duras revisiones por pares forman parte del juego. Sin embargo, a medida que hablaba con más investigadores, me daba cuenta de que había un patrón.[432] La gente no creía que Laura Hinkle hubiera aplicado la electrotaxis a las células. Tampoco creían a Dany Adams o a Ai-Sun Tseng. «Nadie ha dicho nunca que no se crea nuestros datos», me dijo otro investigador de la bioelectricidad. «Simplemente no quieren oírlos». Y aquí estaba Bates con otra variación del tema. El

---

432 En realidad, observé dos patrones: la mayoría de los científicos que recibieron las críticas más mordaces eran mujeres. Los hombres a veces no parecían tener ningún problema.

factor común parecía ser que los detractores no se oponían a nada en particular, sino que emitían afirmaciones generales, despreciativas y cargadas de emoción y el lenguaje de creencias. Aunque a menudo los críticos no podían señalar problemas concretos con la ciencia o los procesos de las publicaciones, seguían utilizando frases como «no me lo creo». Eso es literalmente lo que le dijo un colega a Michael Levin en una conferencia: «No he leído los artículos ni falta que me hace. No me lo creo».

¿Pero qué es lo que no creen? Depende de quién sea el incrédulo. Levin es invitado a menudo a dar charlas sobre una amplia gama de disciplinas, desde departamentos de biología del desarrollo hasta NeurIPS, la mayor conferencia sobre IA del mundo. «Siempre hay alguien que se cabrea», me dijo. «Depende del departamento en el que esté». Lo que para un neurocientífico es una obviedad, para un genetista molecular es un sacrilegio. Sin embargo, no es una gran conspiración la que impulsa el escepticismo en torno a la relevancia de la bioelectricidad fuera del sistema nervioso. Se trata simplemente de educación.

José López, de la Fundación Nacional de la Ciencia, cree que necesitamos una nueva forma de empezar a comunicarnos entre estas disciplinas cada vez más separadas. Necesitamos un nuevo departamento y polímatas. No como los de antes, que ya han zarpado. Gente como Alexander von Humboldt y Galvani vivieron en una época en la que todavía era posible saberlo todo en ciencia. «Ahora un científico puede dedicar toda su carrera a una mutación en un gen que causa una variante de esta rara enfermedad». Stephen Badylak está de acuerdo en que, en el campo de la medicina, muchos permanecen en silos.

En el Departamento de Ingeniería Biológica del MIT se puede obtener un doctorado en polímata: los estudiantes de este departamento reciben formación específica para hablar entre disciplinas y centrarse en el vocabulario y los conceptos necesarios para salvar los abismos entre ellas. Se les anima a pensar en términos de biología de sistemas sobre cómo fluye la información, en lugar de verla como trozos aislados.

«Es muy raro que no enseñemos esto»

Emily Bates cursó cuatro años de biología del desarrollo en la licenciatura de la Universidad de Utah sin oír ni una sola vez el término «canal iónico». Después hizo el doctorado en neurociencia en Harvard y, aunque los canales iónicos ya formaban parte de su vocabulario, nunca se enteró de que tuvieran ninguna función fuera del sistema nervioso. «Por supuesto, sabía que servían para la función muscular y para la función de las células beta pancreáticas», dice, pero a lo largo de sus muchos años de estudios universitarios y de posgrado «mi percepción era que los canales iónicos se estudiaban en neurociencia y que no se estudiaban realmente en otros tejidos». Se quedó de piedra cuando se enteró, por casualidad, de que las canalopatías podían causar defectos de desarrollo que afectan a la forma y el patrón del cuerpo. «Me sorprendió», afirma. «Es muy raro que no enseñemos esto».

Sin embargo, la idea le fascinaba y empezó a trabajar en el desarrollo de canales iónicos, pero no tenía ninguna orientación. No había nadie en su departamento que la guiara. «Pensaba que estaba sola, estudiando una cosa rara que no le interesaba a nadie». Ni siquiera sabía qué términos poner en sus búsquedas bibliográficas. «Me encontraba en una especie de caja negra».

Tras la publicación del artículo, recibió un correo electrónico de Michael Levin, que le envió parte de su trabajo y le presentó a otras personas que trabajaban en investigaciones similares. Levin se convirtió entonces en un centro neurálgico. Bates empezó a asistir a conferencias y rápidamente se introdujo en una red de otros investigadores que también se interesaban por sus canales. «Antes de que Michael Levin se pusiera en contacto conmigo, me sentía como una especie de anomalía trabajando en esto».

Así que no es de extrañar que sus revisores se sintieran tan ofendidos. Para ser justos, probablemente tampoco conocían los canales iónicos. «En realidad, es bastante difícil encontrar revisores con la experiencia adecuada que estén de acuerdo en algo», dijo Levin en 2018, durante una mesa redonda celebrada por los editores que fundaron la nueva revista *Bioelectricity*. «Tratar de conseguir revisores que vean el panorama general más allá de sus silos individuales ha sido definitivamente un desafío». La nueva revista forma parte de un movimiento para hacer de la bioelectricidad una disciplina general por derecho propio, que abarque la amplia gama de fenómenos biológicos relevantes, desde la biología del desarrollo hasta la IA. Para que este proyecto tenga éxito, la investigación sobre la bioelectricidad debe empezar a parecerse a la filosofía natural que prevalecía cuando Galvani hizo sus trascendentales descubrimientos. «¿Desde cuándo la naturaleza tiene departamentos?», le gusta decir a Levin. Sin embargo, no se me ocurre ninguna alternativa sencilla a la división de la ciencia en departamentos disciplinarios.

Esta separación forma parte de una visión moderna de la biología que, paradójicamente, puede estar limitando su alcance. «La biología actual se centra intensamente en las moléculas de la vida y, en particular, en los genes que especifican sus estructuras y funciones», escribió Franklin Harold en su libro de 2017 *To Make the World Intelligible*.

Sin embargo, esto ha limitado nuestra comprensión de la vida. Una de las razones por las que los mecanismos bioeléctricos han sido tan difíciles de encontrar —lo que, sin duda, ha contribuido a la injusta asociación de la bioelectricidad con la charlatanería— es que las herramientas para observar estos procesos minúsculos y efímeros solo empezaron a ser concebibles hace unas décadas.

Antes de eso, e incluso ahora, observar células vivas ha sido la excepción, no la regla. La mayoría de los descubrimientos científicos sobre nuestra biología proceden de la disección de tejidos muertos. En una especie de «dispara primero y pregunta después»; en la mayoría de las investigaciones biológicas primero se mataban las células y luego se hurgaba en la sustancia viscosa en busca de las características relevantes. Y aunque esta ha sido una forma excelente de taxonomizar las diferentes partes de una célula, las células muertas no emiten ninguna señal eléctrica, lo que ha hecho prácticamente imposible conocer ninguno de los procesos eléctricos que tienen lugar en las células y tejidos vivos. Lo que, a su vez, ha provocado que se difícil averiguar cómo afecta la electricidad a las demás cosas. Según Paul Davies, observar las células de este modo es como «intentar comprender cómo funciona un ordenador estudiando solo los componentes electrónicos de su interior», en lugar de estudiar cómo estos componentes intercambian información.[433] Galvani y Aldini tuvieron la suerte de que algunos fenómenos bioeléctricos siguieran siendo investigables uno o dos días después de la muerte, pero en los animales vivos ha sido increíblemente difícil observar el flujo de corrientes eléctricas y los cambios de voltaje en tiempo real.

Por eso tengo tanta confianza en que estamos en el siglo bioeléctrico. Porque las herramientas que nos permiten observar las células vivas avanzan a una velocidad asombrosa. Un ejemplo es el colorante de voltaje que utilizó Dany Adams, que no se desarrolló hasta principios de la década de 2000. Hoy en día, muchos laboratorios diferentes están utilizando muchos enfoques diferentes para este mismo tipo de técnica —hacer que los parámetros bioeléctricos sean observables a simple vista— y los nuevos descubrimientos se acumulan día a día. En 2019, Adam Cohen, de Harvard, utilizó un tinte fluorescente para responder a una pregunta que le había estado preocupando sobre cómo las células y los tejidos pasan de su identidad madre de un voltaje cero a sus identidades eléctricas finales. Cohen tenía curiosidad: a medida que se desarrolla un embrión, ¿su voltaje se desliza suavemente de 0 a 70 como un deslizador, pasando por todos los números intermedios? ¿O pasa directamente de 0 a 70?

Resultó que era lo segundo, y eso significaba que así es como tejidos enteros asumen también su identidad: saltan directamente de la célula al hueso, sin detenerse en ningún otro punto del camino. Todas esas células conectadas por uniones en hendidura pasaron del estado madre 0 al estado final del mismo modo que el hielo cristaliza el agua.[434]

Actualmente, se están desarrollando muchas herramientas nuevas que nos permitirán observar los sistemas vivos en toda su complejidad eléctrica, en lugar de estancarnos en el «fervor reduccionista» que Paul Davies denuncia en su libro.[435]

---

433   Davies, Paul. *The Demon in the Machine*, 86.
434   McNamara, H. M., et al. «Bioelectrical domain walls in homogeneous Tissues». *Nature Physics* 16 (2020): 357–64. <https://doi.org/10.1038/s41567-019-0765-4>
435   Davies, *The Demon in the Machine*, 82–3.

Esto nos permitirá empezar a construir la imagen completa de nuestro electroma. En 2016, el biólogo holandés Arnold de Loof definió el término como «la totalidad de todas las corrientes iónicas de cualquier entidad viva, desde el nivel celular hasta el organismo». Tendremos que cartografiar todos nuestros canales iónicos y uniones en hendidura y averiguar cómo los voltajes celulares cambiantes pueden afectar a las células y los tejidos. Necesitaremos un atlas de nervios viscerales para entender cómo el sistema nervioso controla la función de los órganos. He descrito gran parte de este trabajo en el libro, pero hay mucho más para lo que no he tenido espacio. El biofísico Alexis Pietak ya ha empezado a desarrollar una herramienta capaz de desentrañar la asombrosa complejidad de cómo el voltaje celular conduce a la identidad celular: un programa informático llamado BETSE (*Bioelectric Tissue Simulation Engine*) permite a personas como Michael Levin simular cómo se propagan las señales bioeléctricas en un tejido virtual.[436] Durante el último medio siglo, ese honor ha recaído en máquinas e ingenieros que prometen un futuro de inteligencia artificial omnisciente, mejoras cíborg para lo que algunos han llegado a denominar despectivamente como nuestros «cuerpos de carne» inferiores, y un futuro profundo transhumanista en el que toda la materia biológica se haya convertido en silicio. Recientemente, la IA ha empezado a perder importancia al darnos cuenta de lo limitada que es la inteligencia de silicio. Los materiales actuales ni siquiera sirven para crear implantes de cadera que duren más de diez años, así que ¿cómo vamos a tener un dispositivo neural telepático permanente conectado a nuestro cerebro? La investigación que se está llevando a cabo en bioelectricidad sugiere que, en lugar de buscar sustitutos de silicio y electrones para la biología, las respuestas para un futuro mejorado podrían estar en la propia biología.

Muchos de los primeros pioneros de la bioelectricidad han sido redimidos tras ser inicialmente ignorados o ridiculizados. Este es el caso no solo de Galvani, sino también de Harold Saxton Burr, cuyas

---

[436] Pietak, A. y Levin, M. «Exploring Instructive Physiological Signaling with the Bioelectric Tissue Simulation Engine». *Frontiers in Bioengineering and Biotechnology*, vol. 4, artículo 55 (2016), doi: 10.3389/fbioe.2016.00055

predicciones sobre el cáncer y el desarrollo se han validado con el tiempo, al igual que Galvani acertó con la chispa de la vida. Las ideas individuales de Burr parecen haber sido correctas en líneas generales, pero en su libro publicado en 1974 también vinculó estos experimentos a una hipótesis más amplia. Afirmaba que el día en que la biología investigara las fuerzas en lugar de estudiar únicamente las partículas, daría un salto conceptual que rivalizaría con la importancia que tuvo para la física la división del átomo.

Con todo, hay una pregunta final. ¿Y entonces qué? Cuando conocimos el microbioma, supimos que podíamos mejorarlo comiendo kimchi y muchas verduras. Aprender sobre el electroma no va a producir una ayuda similar todavía. *Hackear* nuestra memoria o acelerar nuestra productividad hasta el infinito todavía son conceptos lejanos, y espero que mi libro haya explicado suficientemente el porqué. Y espero haberte convencido de que, de todos modos, no es el enfoque adecuado adonde debemos dirigir nuestra atención.

Piénsalo desde mi perspectiva. ¿Me ayudó el tDCS a superar una deficiencia —las constantes autorrecriminaciones— o su aplicación regular constituiría una ventaja injusta? Estoy segura de que las voces interiores castigadoras no son un rasgo único de mi paisaje cerebral. Se ha escrito mucho sobre dónde está el límite entre la intervención médica y la mejora estética. La gente se hace esta pregunta todo el tiempo sobre todo tipo de mejoras cognitivas (y cosméticas), pero nadie parece encontrar una buena respuesta. Probablemente sea porque se trata de una cuestión que resulta más inquietante cuanto más se analiza. Por supuesto, cuanta más gente adopte una mejora determinada, más presión ejercerá sobre las personas de su entorno —¡y sobre sí misma! — para no quedarse atrás, y la normalidad no mejorada se transforma, por inercia, en una deficiencia. La culpa no es de un solo individuo: se trata de la clásica tragedia de los comunes.

Especialmente en el deporte, esta conversación ha sido muy pertinente. En una entrevista con la revista *Outside*, Thomas Murray, presidente emérito del instituto de investigación bioética Hastings Centre, declaró al periodista Alex Hutchinson que «una vez que se adopta una tecnología eficaz en un deporte, se convierte en una tiranía. Hay que utilizarla». Hutchinson hizo la terrible y totalmente acertada observación de que «si los profesionales empiezan a utilizar la electricidad del cerebro, no nos engañemos pensando que no se extenderá a la universidad, al instituto e incluso a los partidos de fin de semana». Una vez que empiezas a jugar, ya no puedes parar.

Así que mi última exhortación para ti, la persona que ha llegado hasta el final de mi libro, es la siguiente: cuando veas que alguien intenta venderte estas cosas, pregúntate quién se beneficiará. ¿Por qué alguien intenta vendértelo? ¿De verdad será bueno para ti? Más allá del escepticismo básico de «¿las pruebas salieron bien?», pregúntate qué pasará después. ¿Es algo que aliviará tu sufrimiento? ¿O se limitará a posponer el asunto a un lado porque, con el tiempo, su nueva normalidad se convertirá en la nueva calidad inferior, dejando paso a la siguiente pieza del kit de mejora? La respuesta a esa pregunta es muy diferente si la intervención es un tratamiento contra el cáncer o una forma de convertirte en el mejor trabajador en tu lugar de trabajo.

De hecho, me encantaría tomar toda esta idea del cuerpo como una marioneta inferior de carne que puede ser mejorada con metal, y tirarla a la basura. La cibernética mantiene la seductora ilusión de que podemos ascender más allá del mugriento mundo de la biología humana en nuestro futuro cíborg, que podremos ser hipnotizados para actuar correctamente y gozar de buena salud (y máxima productividad, por supuesto) mediante la toma de control eléctrica de un par de terminales nerviosas relevantes.

El estudio del electroma no debería servir a estos amos. La investigación que realicé para este libro me hizo dar un cambio de opinión de 180 grados. En lugar de ser una masa de cuerpos inferiores de carne, la biología se vuelve más asombrosa cuanto más se aprende sobre ella y, también, a partes complicada, ya que, cuanto más se aprende, más se comprende que no se entiende. Somos máquinas eléctricas cuyas dimensiones aún no podemos ni imaginar.

Pero, como se desprende del programa del MIT, el mundo académico está despertando a la interconexión, y los distintos campos empiezan a hablar más entre sí para explorar este futuro eléctrico. Ahí es donde empezaremos a ver los próximos grandes pasos de la bioelectricidad. La verdadera emoción de este campo se asemeja más a la de la cosmología: comprender mejor nuestro lugar en el universo y en la naturaleza. Algunos de los descubrimientos ya están poniendo patas arriba la sabiduría convencional. Estoy impaciente por ver qué más descubriremos en la próxima década.

Este libro se terminó de imprimir en el mes de junio de 2024
en Liberdúplex, S. L. (Barcelona).